编著

赵文海　赵长伟　蔡文君

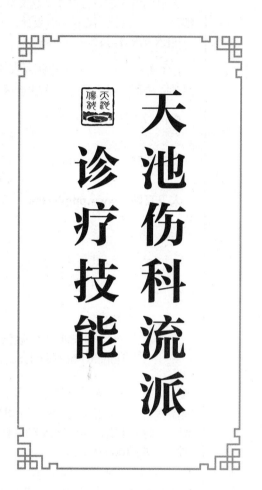

天池伤科流派
诊疗技能

人民卫生出版社
·北京·

图书在版编目（CIP）数据

天池伤科流派诊疗技能 / 赵文海，赵长伟，蔡文君
编著 . —北京：人民卫生出版社，2023.1
ISBN 978-7-117-34065-6

I.①天… Ⅱ.①赵…②赵…③蔡… Ⅲ.①中医伤
科学 – 中医流派 – 研究 – 东北地区 Ⅳ.①R274

中国版本图书馆 CIP 数据核字（2022）第 219022 号

人卫智网	www.ipmph.com	医学教育、学术、考试、健康，
		购书智慧智能综合服务平台
人卫官网	www.pmph.com	人卫官方资讯发布平台

天池伤科流派诊疗技能
Tianchi Shangke Liupai Zhenliao Jineng

编　　著：赵文海　赵长伟　蔡文君
出版发行：人民卫生出版社（中继线 010-59780011）
地　　址：北京市朝阳区潘家园南里 19 号
邮　　编：100021
E - mail：pmph @ pmph.com
购书热线：010-59787592　010-59787584　010-65264830
印　　刷：三河市潮河印业有限公司
经　　销：新华书店
开　　本：787 × 1092　1/16　　印张：13
字　　数：308 千字
版　　次：2023 年 1 月第 1 版
印　　次：2023 年 2 月第 1 次印刷
标准书号：ISBN 978-7-117-34065-6
定　　价：68.00 元

打击盗版举报电话：**010-59787491**　**E-mail：WQ @ pmph.com**
质量问题联系电话：**010-59787234**　**E-mail：zhiliang @ pmph.com**
数字融合服务电话：**4001118166**　**E-mail：zengzhi @ pmph.com**

前言

　　天池伤科流派为中医骨伤科学重要学术流派之一,始于清代,为我国北方独具特色的中医学术流派。天池伤科流派历经百年发展,在一代一代传承人的共同努力下,打造了一个学术思想鲜明、理论体系完整、诊疗经验丰富的骨伤学术流派。天池伤科流派历经刘德玉先生、刘秉衡先生、国医大师刘柏龄教授、全国名中医赵文海教授等多位具有代表性的中医骨伤科名家,到目前已传至第七代。

　　本书秉承天池伤科流派"治肾亦治骨"的学术思想,"辨证施治知根底"的诊治思路,"重而不滞,轻而不浮,稳而见准;法之所施,使患者不感觉痛苦"的手法施术特点,充分地体现了"辨病与辨证并重、手法与药物并重"的临证思维及诊疗技能。本书主要从天池伤科流派的学术思想、骨伤科基本诊疗技能、精选诊疗医案等方面展示了天池伤科流派在骨伤科疾病诊疗过程中的"术"与"技"。

　　医路漫漫,道阻且长,希望有心之人能通过本书了解天池伤科的学术思想和诊疗技能,找到适合自己的医学之路,成为真正的"明医"。本书在成书过程中收到了许多来自同道的宝贵意见及建议,虽竭力虔心,但难免有不足之处。敬请业内专家和读者不吝赐教,以使本书更加严谨、完善和实用。

目录

第一章

天池伤科流派渊源与学术思想

一、天池伤科流派起源与发展

中医骨伤科学是中医学的重要组成部分,有着悠久的历史,历代医家经过不断的临床实践和总结,至今已形成了完整的独特的理论体系和治疗方法,亦形成了一众有清晰的学术传承脉络和一定历史影响与公认度的学术派别。

长白山素有"世界生物资源宝库"之称,是我国三大中药材基因库之一,野生动植物种类繁多,药材资源丰富,著名的鹿茸、林蛙油等药材质量优良,同时负有盛名的药用植物有人参、党参、黄芪、细辛、天麻、五味子、红景天、灵芝、草丛蓉等。丰富且优质的药物资源为天池伤科流派的形成与发展奠定了一定的物质基础。

天池伤科流派始于清代光绪年间吉林省新城府孤榆树屯三岔河镇(现吉林省松原市扶余市三岔河镇),由祖籍山东省莱州府昌邑县(现山东省潍坊市昌邑市)迁来的中医刘德玉。其祖辈皆以医为业。刘德玉先生根据经验秘方,博采众家之长,依本地气候特点,充分发挥道地药材的优势,结合正骨、理筋手法,形成了独特的骨伤疾病诊治手段。精湛的医术家传于刘秉衡,后至刘柏龄,天池伤科流派日臻形成。第四代传承人赵文海,为国家中医药管理局天池伤科流派主要负责人,与第五代传承人冷向阳等,秉承着"传承精华、守正创新"的宗旨,带领天池伤科流派不断发展壮大,将传承模式由最初的族系传承发展到后来的师承传承、学系传承、培训传承、交流传承等逐渐开放的传承模式。通过建立天池伤科流派二级工作站传承天池伤科疗法,并与北京、辽宁、江苏、甘肃、海南、深圳及港、澳、台地区的多家医院建立合作关系,开展示范门诊,推广天池伤科疗法;通过招收国内外研究生,举办国际学术交流会议与培训等方式,使天池伤科疗法在东南亚及美国、加拿大、英国等地也有传承。经过几代人的不断努力,天池伤科流派在世界各地都绽放光彩。

二、天池伤科流派的学术思想

中医对疾病的研究离不开地理环境、人文历史环境、个人体质等因素。人类各个群体在相当长的一段时期内彼此隔离地生活在不同的自然地理区域之中,不同的人群便留下了各自居住环境的烙印,地理环境影响着疾病的发病特点;人文历史环境决定着不同的生活习性、饮食习惯,同时个人体质存在着差异,也间接影响着疾病的发生发展。各地医家经过不断的医疗实践,逐渐形成了具有地方特色的诊疗体系,并通过不断总结、提高和传承,形成各具特色的学术流派。天池伤科流派就是这样一步步形成的。

1. **学术思想**

(1)"从血论治":《灵枢·营卫生会》云:"血者神气也",《灵枢·平人绝谷》云:"血脉和利,精神乃居",表明血液是构成人体和维持人体生命活动的基本物质。《素问·五藏生成》云:"肝受血而能视,足受血而能步,掌受血而能握,指受血而能摄",血液充实,则筋骨强劲,肌肉丰满,感觉灵敏,运动灵活。《正体类要》认为"肢体损于外,则气血伤于内"。《杂病源流犀烛·跌扑闪挫源流》中指出:"跌扑闪挫,卒然身受,由外及内,气血俱伤病也。"气血相依,血为气母,血能载气、能化气,气血损伤,亦从血论治。当人体受到外力损伤后,常导致气血运行紊乱,形成瘀血阻滞,经脉不通,不通则痛,因而强调伤病以活血化瘀为先。

(2)"肾主骨":肾位于腰部、脊柱两侧,左右各一。肾主藏精,主水液,主纳气,为人体脏腑阴阳之本,生命之源,称为先天之本。肾与骨的生长发育密切相关。《素问·上古天真论》云:"女子七岁,肾气盛,齿更发长……三七,肾气平均,故真牙生而长极。四七,筋骨坚,发长极,身体盛壮……丈夫八岁,肾气实,发长齿更……三八,肾气平均,筋骨劲强,故真牙生而长极。四八,筋骨隆盛,肌肉满壮。五八,肾气衰,发堕齿槁……七八,肝气衰,筋不能动,天癸竭,精少,肾藏衰,形体皆极。八八,则齿发去。"体现了肾与生长发育密不可分的关系。《灵枢·本神》云:"肾藏精",《素问·宣明五气》云:"肾主骨",《素问·六节藏象论》云:"肾者……其充在骨",《素问·五藏生成》云:"肾之合骨也",《素问·阴阳应象大论》云:"肾生骨髓……在体为骨",说明肾藏精,精生髓,髓养骨,所以骨的生长、发育、修复均须依赖肾精的滋养。如果肾精不足,髓不能养骨,则骨的生长、发育、修复就会出现障碍。唐代孙思邈认为补肾药能长骨髓,在治疗骨伤科疾病时多用补肾药;蔺道人在治疗骨伤的系列药中亦多用补肾药。明代《外科集验方》中提出了"肾实则骨有生气"的论点,发展了《黄帝内经》(简称《内经》)的理论,在治疗上力主补肾治疗骨伤科疾病。在继承《内经》理论及总结前人理论的基础上,结合现代疾病的特点,创制了治疗骨伤科疾病的一系列方法和药物。

(3)"治肾亦治骨":肾主骨、生髓,髓充则能健骨。《素问·宣明五气》云:"肾主骨",《灵枢·本神》云:"肾藏精",《素问·六节藏象论》云:"肾者……其充在骨",《素问·阴阳应象大论》云:"肾生骨髓……在体为骨",说明肾藏精,精生髓,髓养骨,所以骨的生长、发育、修复均须依赖肾藏精气的滋养和推动。临床上肾的精气不足可见小儿的骨软无力、囟门迟闭,以及某些骨骼的发育畸形;对成人而言,肾精不足,骨髓空虚,不能养骨,易致下肢痿弱而行动困难,或骨质疏松、脆弱,易于骨折等。《诸病源候论》中"腰痛不得俯仰候"云:"肾主腰脚","劳损于肾,动伤经络,又为风冷所侵,血气搏击,故腰痛也。"《医宗必读》认为腰痛的病因是:"有寒、有湿、有风热、有挫闪、有瘀血、有滞气、有积痰,皆标也,肾虚其本也"。所以肾虚者,易患腰部扭闪和劳损等,而出现腰酸背痛、腰脊活动受限等症状。又如骨伤折断,必内动于肾,因肾生精髓,故骨折后如肾精不足,则无以养骨,骨折难以愈合。临床治疗时,必须用补肾之法,以续骨、接骨,即所谓"治肾亦治骨"也。

(4)"筋骨为重,不离气血":伤筋损骨亦可累及肝肾之精气。唐代孙思邈在《备急千金要方》云:"肾应骨,骨与肾合""肝应筋,筋与肝合",实践证明,举凡人之肝肾精气充足,可使筋骨强壮有力;若其人素质不壮,或久病体虚,则肝肾之精气不充盛,筋骨较弱。如遭受同一暴力,则后者更易发生骨折或脱骱。因此,筋骨伤后,若能注意调补肝肾,充分发挥精生骨髓、血荣筋络的作用,更能促进筋骨的修复。所以骨伤科临床,在三期分治的原则下,强调补益肝肾、益精填髓、固本培元的法则,是非常重要的。筋、骨是肝、肾的外合。肝主筋,肝又是藏血与调血的重要脏腑,在正常的情况下,肝通过筋的作用,主动与握。如果肝病,不但藏血的作用发生障碍,而且容易使风自内生。外风过亢,也能伤肝。内风与外风都能使筋的活动功能失常,呈现抽搐挛急或痿软无力等病理现象。《素问·阴阳应象大论》曰:"肝生筋……在变动为握……风伤筋",《素问·痿论》云:"肝主身之筋膜……筋膜干则筋急而挛,发为筋痿",即是说肝血濡润营养筋膜,肢节才"能步""能摄"。一旦肝病,则筋病丛生,表现为筋痿、筋软、筋挛等。不仅如此,一切行动坐卧的支持能力,也都取决于筋的充盛与否,而筋的机能是通过肝脉来营养的。所以,骨伤科临床特别强调柔肝以养筋,活血和血以舒筋,补血养血以续筋,是具有重要意义的。

(5)"痰湿瘀兼顾,虚实分清":骨伤科疾病多以肾虚为本,所以提出"治肾亦治骨",但并非一味用补肾中药治疗所有骨伤科疾病,而是以补肾中药为主,兼顾其他致病邪气,往往能收到良好的疗效;反对按图索骥,主张灵活应用、辨证论治骨伤科疾病。例如,腰椎疾病往往在肾虚的基础上合并有痰湿、瘀血等,所以治疗过程中以补肾为主,兼顾痰、湿、瘀。此外,筋骨的濡养不离气血,所以除应用补肾中药外,还需应用益气养血及活血类药物。

《素问·通评虚实论》云:"邪气盛则实,精气夺则虚。"对于膝关节疾病,如关节软骨损伤、滑膜炎等,如果关节腔内积液比较重,说明有湿、有瘀,且久瘀不通必化痰,阻滞经络关节,为肿为痛,这时是以实证为主,所以治疗时,往往应用祛痰湿化瘀利关节的药物为君药,而以补肾中药为辅。对于退行性骨关节病,关节软骨破坏较重、肝肾亏虚明显、关节腔缺少润滑液而伴关节疼痛、屈伸活动受限者,往往辨证以虚证为主,兼有痰、湿、瘀邪,故治疗给予补肾中药为主,兼用通络药物。

2. 治疗特色

(1)正骨理筋,内外兼顾:正骨手法是中医骨伤科学的治疗特色。天池伤科流派第三代传承人刘柏龄先生强调正骨手法应整体与局部并重,内外兼顾,尤其注重正骨手法的应用与研究。他荟萃隋、唐以来正骨手法精华,整理研究,自成体系,将手法归纳为治骨和治筋两大类。正骨手法归纳为拔伸、屈转、端挤、提按、分顶、牵抖、拿捏、按摩八法。在理筋手法治疗中,强调经络辨证、因人施术,自创了"二步十法"治疗腰椎间盘突出症、"理筋八法"治疗腰肌劳损,强调手法与针刺配合应用,创立了"一牵三扳法"治疗腰椎后关节紊乱症,疗效显著。手法治疗应秉承"机触于外,巧生于内,手随心转,法从手出""辨证施治知根底,端提挤按显功夫"的理念,施术时"重而不滞,轻而不浮,稳而见准;法之所施,使患者不感觉痛苦"。

(2)内外固定,因症施治:固定是中医骨伤治疗中的重要组成部分,目的是防止手法整复后的再移位,并可促进肌肉、韧带、关节囊等软组织的修复。《医宗金鉴·正骨心法要旨》云:"跌扑损伤,虽用手法调治,恐未尽得其宜,以致有治如未治之苦,则未可云医理之周详也。爰因身体上下、正侧之象,制器以正之,用辅手法之所不逮,以冀分者复合,欹者复正,高者就其平,陷者升其位,则危证可转于安"。说明损伤经手法复位等治疗后,需要辅以器械固定。固定的应用要因症施治。夹板固定时,一般不超上下关节,有利于关节屈伸及早期功能锻炼,又不妨碍肌肉的收缩功能;石膏固定时,近关节位置骨折,应采用超关节固定。根据骨折移位情况,应采用形状不同的固定垫固定。若骨折近段断端向前、向外移位,远段断端向后、向内移位,可将棉垫放置在近段断端的前、外侧,远段断端的后、内侧,做不超关节的固定。天池伤科改进了蛙式固定器,用于先天性髋关节脱位,具有固定可靠、使用方便等特点,在临床上收到了良好的疗效。

(3)遣方用药,分清病因:中药是治疗骨伤科疾病的重要武器,历代医家经过长期的医疗实践,积累了丰富的用药经验。骨伤科疾病的病因分为内因和外因。外因多因外界暴力作用于人体,对人体局部造成损伤,临床上常分为3期。①初期:由于筋骨脉络损伤,血离经脉,瘀积不散,气血凝滞,经络受阻,伤处肿痛,痛处固定,舌质紫暗或有瘀点、瘀斑,舌苔黄或薄白,脉数或弦涩;治宜活血祛瘀、消肿止痛。②中期:肿胀逐渐消退,疼痛明显减轻,但瘀肿虽消而未尽,骨痂尚未生长,活动受限,舌质暗,苔薄白,脉弦;治宜和营生新、接骨续筋。③后期:疼痛缓解,已有骨痂生长,尚不坚固,且病久体虚,筋骨润养不足,舌质淡暗,苔薄白,脉弦细;内治宜补肝肾、壮筋骨、养气血,外治宜舒筋活络。骨伤科疾病内因常与皮肉筋骨、气血津液、脏腑经络有关,在临床应用中,根据证之阴阳、寒热、虚实、瘀湿之不同,随证加减,灵活变通,疗效更佳。同时,应根据损伤部位辨证施法。损伤虽同属瘀血,但由于损伤的部位不同,治疗的方药也不尽相同。《活法机要·坠损》云:"治登高坠下,重物撞打……心腹胸中停积瘀血不散,以上、中、下三焦分之,别其部位,上部犀角地黄汤,中部桃仁承气汤,下部抵当汤之类下之"。故可根据损伤部位,适当应用引经药,使药力作用于损伤部位,加强治疗效果。

(4)针刺治疗,辨证选穴:针灸是中医骨伤治疗中不可或缺的重要手段。《灵枢·九针十二原》载:"欲以微针通其经脉,调其血气,营其逆顺出入之会……令各有形,先立针经"。明示针灸可以刺激经络腧穴,疏通调节气血。《玉龙歌》云:"脊背强痛泻人中,挫闪腰痛亦可攻。"水沟穴(亦名人中穴)系督脉穴位。督脉循行于脊中,纵贯腰背,诸阳经均来交会,故有"阳脉之海"之称。故针水沟穴可达疏通督脉之气的效果,使瘀散肿消而伤病痊愈。经过大量的文献古籍整理及临床探索,天池伤科特色疗法针刺水沟穴治疗急性腰扭伤收效确切,已收录于《中华人民共和国针灸穴典》。

第二章

四诊基本技能

第一节 望 诊

对骨伤科患者进行诊治时,应该首先通过望诊来进行全面观察。骨伤科的望诊,除了对神色、形态、舌象及分泌物等进行全面的观察外,对损伤局部及其邻近部位必须特别认真察看。《伤科补要》中明确指出"凡视重伤,先解开衣服,遍观伤之重轻",要求暴露足够的诊察范围。一般采用与健肢对比,及进行功能活动的动态观察的方法。通过望全身、望损伤局部、望舌质舌苔等方面,初步确定损伤的部位、性质和轻重。

一、望全身

1. **望神色** 首先通过察看神态、色泽的变化来判断损伤轻重、病情缓急。如精神爽朗、面色清润,则提示正气未伤;若面容憔悴、神气委顿、色泽晦暗,则提示正气已伤,病情较重。对重伤患者要观察其神志是否清醒。若神昏谵语、目暗睛迷、瞳孔缩小或散大、面色苍白、形羸色败、呼吸微弱或喘急异常,多属危候。

2. **望形态** 望形态可了解损伤部位和病情轻重。形态发生改变多见于骨折、关节脱位以及严重筋伤。如下肢骨折时,患者多不能直立行走;肩、肘关节脱位时,多用健侧手扶持患侧前臂;颞颌关节脱位时,多用手托住下颌;腰部急性扭伤,身体多向患侧倾斜,且用手支撑腰部慢行。

二、望局部

1. **望畸形** 畸形往往标志有骨折或脱位存在,因此可通过观察肢体标志线或标志点的异常改变,进行判断。关节脱位后,原关节处出现凹陷,而在其附近出现隆起,同时患肢可有长短、粗细等变化。如肩关节前脱位有方肩畸形;四肢完全性骨折因重叠移位而出现不同程度的增粗和缩短,在骨折处出现高凸或凹陷等;股骨颈骨折和股骨转子间骨折,多有典型的患肢缩短与外旋畸形;桡骨远端骨折可出现"餐叉"样畸形等。

2. **望肿胀、瘀斑** 损伤后因气滞血凝,多伴有肿胀、瘀斑,故需要观察损伤部位肿胀、瘀斑的程度以及色泽的变化。肿胀较重,而肤色青紫者为新伤;肿胀较轻,而青紫带黄者多为陈伤。

3. **望创口** 对开放性损伤,须注意创口的大小、深浅、边缘是否整齐,是否被污染及有异物,色泽鲜红还是紫暗,以及出血情况等。如已感染,应注意流脓是否畅通,脓液的颜色及稀稠等情况。

4. **望肢体功能** 肢体功能活动对了解骨与关节损伤有重要意义。除观察上肢能否上举、下肢能否行走外,还应进一步检查关节能否进行屈伸、旋转等活动。如肩关节的正常活动有外展、内收、前屈、后伸、内旋和外旋,上肢外展不足 90° 而外展时肩胛骨一并移动者,提示外展动作受限制;当肘关节屈曲、肩关节内收时,肘尖不能接近中线,说明内收动作受限制;若患者梳发的动作受限制,提示外旋功能障碍;若患者手背不能置于背部,提示内旋功能障碍。肘关节虽仅有屈曲和伸直的功能,但上下尺桡关节的联合活动可产生前臂旋前和旋后活动。如有活动障碍,应进一步查明是何种原因。为了明确障碍出现的情况,除嘱患者主动活动外,往往与摸法、量法、运动检查结合进行,并通过与健肢对比观察以测定主动与被动活动情况。

三、望舌

望舌亦称舌诊。观察舌质及苔色,虽然不能直接判断损伤部位及性质,但心开窍于舌,舌为脾胃之外候,舌与各脏腑均有密切联系。《辨舌指南·辨舌总论》曰:"辨舌质,可诀五脏之虚实;视舌苔,可察六淫之浅深。"所以它能反映人体气血的盛衰、津液的盈亏、病邪的性质、病情的进退、病位的深浅,以及伤后机体的变化。因此望舌是辨证的重要部分。天池伤科舌诊的内容主要包括察舌质、望舌苔和望舌下络脉。

舌质和舌苔都可以诊察人体内部的寒热、虚实等变化,两者既有密切的关系,又各有侧重。舌质的变化以气血为重点,舌苔的变化以脾胃为重点。观察舌苔的变化,还可鉴别疾病属表属里、属虚属实,察舌质和舌苔可以相互印证。

1. **察舌质**

(1) 正常舌质为淡红色。舌色淡白为气血虚弱,或阳气不足而伴有寒象。

(2) 舌色红绛为热证,或为阴虚。舌色鲜红,深于正常,称为舌红,进一步发展而成为深红者称为绛。两者均表现热证,但绛者热势更甚,多见于里热实证、感染发热和较大创伤后。

(3) 舌色青紫为伤后气血运行不畅,瘀血凝聚。局部紫斑表示局部有瘀血,或血瘀程度较轻;全舌青紫表示全身血行不畅或血瘀程度较重。舌紫而滑润,表示阴寒血凝,为阳气不能温运血液所致;舌绛紫而干表示热邪深重,津伤血滞。

2. **望舌苔**

(1) 薄白而润多为正常舌苔,或为一般外伤复感风寒,初起在表,病邪未盛,正气未伤;舌苔过少或无苔表示脾胃虚弱;苔厚白而滑为损伤伴有寒湿或寒痰等兼证;苔厚白而腻为湿浊;苔薄白而干燥为寒邪化热,津液不足;苔厚白而干燥表示湿邪化燥;苔白如积粉见于创伤感染、热毒内蕴之证。

(2) 黄苔一般主热证,在创伤感染、瘀血化热时多见。脏腑为邪热侵扰,皆能使白苔转黄,尤其是脾胃有热。舌苔薄黄而干为热邪伤津;舌苔黄腻为湿热;老黄苔为实热积聚;舌苔淡黄薄润表示湿重热轻;舌苔黄白相兼表示由寒化热,由表入里。舌苔白、黄、灰黑色泽变化标志着人体内部寒热以及病邪发生变化。若由黄苔而转为灰黑苔时表示病邪较盛,多见于严重创伤感染伴有高热或失水津涸。

(3) 舌苔的厚薄与邪气的盛衰成正比。舌苔厚腻为湿浊内盛,舌苔越厚则邪气越重。根据舌苔的消长和转化,可监测病情的发展趋势。舌苔由薄增厚为病进,舌苔由厚减薄为病退。但舌红光剥无苔则属胃气虚弱或阴液耗伤,老年人股骨颈骨折后多见此舌象。

3. 望舌下络脉 望舌下络脉主要观察舌下舌系带两侧络脉的异常变化。舌下络脉的变化有时会出现在舌色变化之前,因此,望舌下络脉是分析气血运行情况的重要依据,对血虚、血瘀等的辨证有较大的意义。

(1) 舌下络脉的正常颜色为淡紫色。脉络无怒张、紧束、弯曲、增生,排列有序。绝大多数为一侧单支,极少有双支出现。

(2) 舌下络脉细而短,周围小络脉不明显,且舌色和舌下黏膜色偏淡者,多属气血不足、脉络不通。

(3) 舌下脉络粗胀,色呈青紫、绛、绛紫、紫黑色;或细小络脉呈暗红色或紫色网状;或舌下络脉曲张,如紫色珠子状大小不等的结节等改变,都是血瘀的征象。其形成原因有寒凝(色多青紫)、热郁(色绛或绛紫)、气滞、痰湿、阳虚(色多淡紫)的不同,须结合全身表现进行综合分析。

第二节 闻 诊

闻诊一般是指从听患者的语言、呻吟、呼吸、咳嗽的声音,以及嗅呕吐物、伤口、大小便或其他排泄物的气味等方面获得临床资料。骨伤科的闻诊尤其要注意听骨擦音、听骨传导音、听入臼声、听筋的响声、听创伤皮下气肿的捻发音等方面。

一、听骨擦音

骨擦音是骨折的主要体征之一。注意听骨擦音,不仅可以帮助辨明是否存在骨折,而且还可进一步分析骨折属于何种性质。如《伤科补要》曰:"骨若全断,动则辘辘有声;如骨损未断,动则无声;或有零星败骨在内,动则淅淅之声"。骨骺分离的骨擦音与骨折的骨擦音相同,但较柔和。骨擦音出现处即为骨折处。骨擦音经治疗后消失,表示骨折已接续。但应注意,骨擦音多数是触诊时偶然感觉到的,不宜主动去寻找骨擦音,以免增加患者的痛苦和损伤。

二、听骨传导音

听骨传导音主要用于检查某些不易发现的长骨骨折,如股骨颈骨折、股骨转子间骨折等。检查时将听诊器置于伤肢近端的适当部位，或置于耻骨联合，或放在伤肢近端的骨突起处，用手指或叩诊锤轻轻叩击远端骨突起部，可听到骨传导音。骨传导音减弱或消失说明骨的连续性遭到破坏。但应注意与健侧对比，检查时伤肢不附有外固定物，并与健侧位置对称，叩诊时用力大小相同。

三、听入臼声

关节脱位在整复成功时，常能听到类似"格得"一声的关节入臼声，《伤科补要》曰："凡上髎时，髎内必有响声活动，其髎已上；若无响声活动者，其髎未上也。"当复位时听到此响声时，应立刻停止增加拔伸牵引力，避免肌肉、韧带、关节囊等软组织被过度拔伸而增加损伤。

四、听筋的响声

部分伤筋或关节病在检查时可有特殊的摩擦音或弹响声，最常见的有以下几种。

1. **关节摩擦音** 检查者一手放在关节上，另一手移动关节远端的肢体，可检查出关节摩擦音，或有摩擦感。关节活动时，一些慢性或亚急性关节疾病可出现柔和的关节摩擦音；骨关节炎可出现粗糙的关节摩擦音。

2. **肌腱弹响声与捻发音** 屈拇肌腱与屈指肌腱狭窄性腱鞘炎患者在做伸屈手指的检查时可听到弹响声，多由于肌腱通过肥厚的腱鞘产生，所以又把这种狭窄性腱鞘炎称为弹响指或扳机指。腱周围炎在检查时常可听到似捻干燥头发时发出的声音，即"捻发音"，多在有炎性渗出液的腱鞘周围可以听到，好发于前臂的伸肌群、大腿的股四头肌和小腿的跟腱部。

3. **关节弹响声** 膝关节半月板损伤或关节内有游离体时，在进行膝关节屈伸旋转活动时，可发生较清脆的弹响声。

五、听创伤皮下气肿的捻发音

创伤后发现皮下组织有大片不相称的弥漫性肿起时，应检查有无皮下气肿。检查时手指分开，轻轻揉按患部，当皮下组织中有气体存在时，可感到一种特殊的捻发音或捻发感。肋骨骨折后，若断端刺破肺脏，皮下组织可能形成皮下气肿；开放骨折合并气性坏疽时也可能出现皮下气肿。

六、听啼哭声

听啼哭声可用于辨别少儿患者的受伤部位。少儿不能够准确表达病情，家属有时也不能提供可靠的病史资料。检查患儿过程中，当检查到某一部位时少儿啼哭或哭声加剧，则往往提示该处可能是损伤的部位。

七、闻气味

除闻大、小便气味外,骨伤科疾病诊察的闻气味主要是闻局部分泌物的气味。如局部伤处分泌物有恶臭,多为湿热或热毒;带有腥味,多属虚寒。

第三节　问　诊

问诊是骨伤科辨证的一个非常重要的环节,在四诊中占有重要地位,正如《四诊抉微》所云"问为审察病机之关键"。通过问诊可以更多更全面地把握患者的发病情况,更准确地辨证论治,从而提高疗效,缩短疗程,减少损伤后遗症。

一、一般情况

了解患者的一般情况,如详细询问患者姓名、性别、年龄、职业、婚否、民族、籍贯、住址,明确记录就诊日期、病史陈述者(患者本人、家属或亲朋等),并建立完整的病案记录,以利于查阅、联系和随访。特别是对涉及交通意外、民事纠纷等方面的伤者,这些记录更为重要。

二、发病情况

1. **主诉**　即患者主要症状、发病部位及发生时间。主诉是促使患者前来就医的主要原因,可以提示病变的性质。骨伤科患者的主诉有疼痛、肿胀、功能障碍、畸形及挛缩等。记录主诉应简明扼要。

2. **发病过程**　应详细询问患者的发病情况和急缓,受伤的过程,有无昏厥,昏厥持续的时间,醒后有无再昏迷,经过何种方法治疗,效果如何,目前症状情况怎样,是否减轻或加重等。生活损伤一般较轻,工业损伤、农业损伤、交通事故或战伤往往比较严重,常为复合性创伤或严重的挤压伤等。应尽可能问清受伤的原因,如跌仆、闪挫、扭捩、坠堕等,询问打击物的大小、重量和硬度,暴力的性质、方向和强度,以及损伤时患者所处的体位、情绪等。如伤者因高空作业坠落,足跟先着地,则损伤可能发生在足跟、脊柱或颅底;平地摔倒者,则应问清着地的姿势,如肢体处于屈曲位还是伸直位,何处先着地;若伤时正与人争论,情绪激昂或愤怒,则在遭受打击后不仅有外伤,还可兼有七情内伤。

3. **伤情**　问损伤的部位和各种症状,包括创口情况。

(1) 疼痛:详细询问疼痛的起始日期、部位、性质、程度。应问清患者是剧痛、酸痛还是麻木;疼痛是持续性还是间歇性;麻木的范围是在扩大还是缩小;痛点是固定不移还是游走,有无放射痛,放射到何处;服止痛药后能否减轻;各种不同的动作(负重、咳嗽、打喷嚏等)对疼痛有无影响;与气候变化有无关系;劳累、休息及昼夜对疼痛程度有无影响等。

(2) 肿胀:应询问肿胀出现的时间、部位、范围、程度。如系增生性肿物,应了解是先有肿物还是先有疼痛,以及肿物出现的时间和增长速度等。

（3）功能障碍：如有功能障碍，应问明是受伤后立即发生的，还是受伤一段时间后才发生的。一般骨折或脱位后，大多会立即发生功能障碍或丧失。骨病则往往是得病后经过一段时间才影响肢体的功能。如果病情许可，应在询问的同时，由患者以动作显示其肢体的功能。

（4）畸形：应询问畸形发生的时间及演变过程。外伤引起的肢体畸形，可在伤后立即出现，亦可经过若干年后才出现。与生俱来或无外伤史者应考虑为先天性畸形或发育畸形。

（5）创口：应询问创口形成的时间、污染情况、处理经过、出血情况，以及是否使用过破伤风抗毒素等。

三、全身情况

1. **问寒热**　恶寒与发热是骨伤科临床上的常见症状。除指体温的高低外，还有患者的主观感觉。要询问寒热的程度和时间的关系，恶寒与发热是单独出现抑或并见。感染性疾病，恶寒与发热常并见；损伤初期发热多为血瘀化热，中后期发热可能为邪毒感染，或虚损发热；骨关节结核有午后潮热；恶性骨肿瘤晚期可有持续性发热；颅脑损伤可引起高热抽搐等。

2. **问汗**　问汗液的情况，可了解脏腑气血津液的状况。严重损伤或严重感染，可出现四肢厥冷、汗出如油的险象；邪毒感染可出现大热大汗；自汗常见于损伤初期或手术后；盗汗常见于慢性骨关节疾病、阴疽等。

3. **问饮食**　应询问饮食时间、食欲、食量、味觉、饮水情况等。对腹部损伤应询问其发生于饱食后还是空腹时，以估计胃肠破裂后腹腔污染程度。食欲不振或食后饱胀，是胃纳呆滞的表现，多因伤后血瘀化热导致脾虚胃热，或长期卧床体质虚弱所致。口苦者为肝胆湿热，口淡者多为脾虚不运，口腻者属湿阻中焦，口中有酸腐味者为食滞不化。

4. **问大小便**　伤后便秘或大便燥结，为瘀血化热。老年患者伤后可因阴液不足，失于濡润而致便秘。大便溏薄为阳气不足，或伤后机体失调。对脊柱、骨盆、腹部损伤者尤应注意询问二便的次数、量和颜色。

5. **问睡眠**　伤后久不能睡，或彻夜不寐，多见于严重创伤，心烦内热。昏沉而嗜睡，呼之即醒，闭眼又睡，多属气衰神疲；昏睡不醒或醒后再度昏睡，不省人事，为颅内损伤。

四、其他情况

1. **既往史**　应自出生起详细追询，按发病的年月顺序记录。对过去的疾病可能与目前的损伤有关的内容，应记录主要的病情经过，当时的诊断、治疗情况，以及有无合并症或后遗症。如对先天性斜颈、新生儿臂丛神经损伤，要了解是否难产儿或有无产伤史；对骨关节结核要了解有无肺结核史。

2. **个人史**　应询问患者从事的职业或工种的时长，劳动的性质、条件和常处体位及个人嗜好等。对妇女要询问月经、妊娠、哺乳史等。

3. **家族史**　询问家族内成员的健康状况。如已死亡，则应追询其死亡原因、年龄及有无可能影响后代的疾病。这对骨肿瘤、先天性畸形的诊断尤有参考价值。

第四节 切 诊

切诊又称脉诊,通过切脉可掌握机体内部气血、虚实、寒热等变化。

一、脉象

损伤常见的脉象有如下几种。

1. **浮脉** 浮脉的特点是轻按应指即得,重按之后反觉脉搏的搏动力量稍减而不空,举之泛泛而有余。在新伤瘀肿、疼痛剧烈或兼有表证时多见之。大出血及长期慢性劳损患者出现浮脉,说明正气不足,虚象严重。

2. **沉脉** 沉脉的特点是轻按不应,重按始得。一般沉脉主病在里,内伤气血、腰脊损伤疼痛时多见。

3. **迟脉** 迟脉的特点是脉搏缓慢,每息脉来不足四至。一般迟脉主寒、阳虚,在筋伤挛缩、瘀血凝滞等证常见。迟而无力者,多见于损伤后期气血不足,复感寒邪。

4. **数脉** 数脉的特点是每息脉来超过五至。数而有力,多为实热;虚数无力者,多属虚热。在损伤发热时多见之。浮数热在表,沉数热在里。

5. **滑脉** 滑脉的特点是往来流利,如盘走珠,应指圆滑,充实而有力,主痰饮、食滞。在胸部挫伤血实气壅时及妊娠期多见。

6. **涩脉** 涩脉的特点是形细而行迟,往来艰涩,如轻刀刮竹,主气滞、血瘀、精血不足。损伤血亏津少不能濡润经络的虚证、气滞血瘀的实证多见之。《四诊抉微》载:"滑伯仁曰:提纲之要,不出浮沉迟数滑涩之六脉。夫所谓不出于六者,亦为其足统表里阴阳虚实、冷热风寒湿燥、脏腑血气之病也"。

7. **弦脉** 弦脉的特点是脉来端直以长,如按琴弦,主诸痛、肝胆疾病、阴虚阳亢。在胸胁部损伤以及各种损伤剧烈疼痛时多见之,还常见于伴有肝胆疾病、动脉硬化、高血压等状况的损伤患者。弦而有力者称为紧脉,多见于外感寒盛之腰痛。

8. **濡脉** 濡脉的特点与弦脉相对,浮而细软,脉气无力以动,气血两虚时多见。

9. **洪脉** 洪脉的特点是脉形如波涛汹涌,来盛去衰,浮大有力,应指脉形宽,大起大落,主热证、伤后邪毒内蕴、热邪炽盛,或伤后血瘀化热时多见。

10. **细脉** 细脉的特点是脉细如线,多见于虚损患者,以阴血虚为主,亦见于气虚或久病体弱患者。

11. **芤脉** 芤脉的特点是浮大中空,为失血之脉,多见于损伤出血过多时。

12. **结、代脉** 结、代脉均为间歇脉。脉来缓慢而时一止,止无定数为结脉;脉来动而中止,不能自还,良久复动,止有定数为代脉。在损伤疼痛剧烈,脉气不衔接时多见。

二、伤科脉诊纲要

清代钱秀昌《伤科补要》阐述了损伤脉诊要领,归纳如下。

1. 闭合性损伤瘀血停积或阻滞,脉宜洪大,坚强而实者为顺证。开放性损伤失血之证,难以摸到洪大脉象,或呈芤脉,或为缓小,亦属脉证相符的顺脉。反之,如蓄血之证脉见缓小,失血之证脉见洪大,是脉证不相符的逆脉,往往病情复杂、比较难治。

2. 脉大而数或浮紧而弦者,往往伴有外邪。

3. 沉脉、伏脉为气滞或寒邪凝滞。沉滑而紧者,为痰瘀凝滞。

4. 乍疏乍数,时快时缓,脉律不齐者,重伤时见此脉象应注意是否发生传变。

5. 六脉(左、右手之寸、关、尺)模糊不清者,预后难测,即使伤病较轻,亦应严密观察其变化;脉象和缓有神者,损伤虽危重,但一般预后较佳。

6. 严重损伤,疼痛剧烈,偶尔出现结、代脉,往往是痛甚或情绪紧张所致,并非恶候。但如频繁出现,则应注意鉴别是否有其他疾病。

第三章

骨伤科常用检查

　　骨科检查时,必须牢记几个要点。首先,应该形成全身情况与局部情况并重的观念,切忌只注意检查局部而忽略了整体及全身情况。其次,应充分暴露被检查部位,必要时对侧也要暴露。这是做好检查的首要条件。对比是骨科检查中常用的方法。应注意左右对比或患侧与健侧对比,上下邻近的组织也应对比。骨科各部位检查的顺序,目前尚无统一的规定和标准,但是必须遵循一个原则,即不遗漏重要的阳性体征和有意义的阴性体征,以保证得到尽可能全面、详尽和准确的资料。

第一节　四肢关节检查

一、普通检查

1. **肩部**　检查时患者取坐位或卧位。

（1）望诊

1）肩部畸形

　　方肩:是指肩部丧失正常饱满的外形,呈扁平或方形。多数由于肩关节脱位,或者由于腋神经麻痹而引起三角肌萎缩或失用性肌萎缩。

　　垂肩:是指患侧肩部与健侧对比,患侧肩部明显低于健侧。常见于肩关节脱位、肱骨外科颈骨折、肱骨大结节骨折、锁骨骨折。患者虽然用手托扶患侧,但患肩仍低于健侧。此外,腋神经麻痹和其他肩部疾患,也可见垂肩。

　　肩锁关节高凸:当肩锁关节发生炎症或挫伤及半脱位时,肩锁关节高凸呈半球状。若锁骨肩峰端明显抬高,则是肩锁关节全脱位,不但肩锁韧带断裂,而且喙锁韧带也发生断裂。

　　胸锁关节高凸:当胸锁关节发生炎症、挫伤或半脱位时也可出现高凸,但不十分明显;若有明显高凸,则是胸锁关节脱位,因受胸锁乳突肌牵拉,锁骨内侧端向前、向上移位。

　　其他:如先天性高肩胛症、翼状肩胛等。

2）肿胀:由任何外力造成的肩部骨折,如锁骨骨折、肩胛骨骨折、肱骨外科颈骨折、肱骨大结节骨折等均可出现肩部肿胀,并且皮肤有瘀斑。引起肩部急性肿胀最常见的原因是肩关节急性化脓性关节炎,患者往往出现全身和局部发热及肩部疼痛,被动活动时疼痛加剧。若肩部肿胀,疼痛轻,起病缓慢,局部不红、不热,则多为肩关节结核。

3) 肌肉萎缩:肩部各种骨折中晚期,由于固定时间过长,未能进行有效的功能锻炼,可使肩部肌肉发生失用性萎缩。肩关节周围炎的特点是肩部活动时疼痛,又因疼痛限制了活动,则可发生失用性肌萎缩。结核、炎症及肿瘤的晚期都可发生失用性肌萎缩。腋神经损伤可致三角肌萎缩。失用性与神经源性肌萎缩均可影响肩部运动功能,或发生肩关节半脱位。

(2) 触诊:患者取坐位,沿其锁骨内侧向外侧触诊,检查有无压痛、畸形、骨擦音,肩峰外下方有无明显凹陷和空虚感。触诊胸骨上切迹,注意胸锁关节位置有无改变。触诊肱骨大结节,注意有无压痛、骨擦音、异常活动。

(3) 运动检查:检查肩关节中立位的前屈、后伸、外展、内收、外旋、内旋等运动。

1) 前屈运动:前屈肩关节,正常可达 90°。

2) 后伸运动:后伸上臂,正常可达 45°。

3) 外展运动:屈肘 90°,再做上臂外展运动,正常可达 90°。

4) 内收运动:屈肘,使上臂于胸前向内移动,正常在 20°~40°。

5) 外旋运动:肘部屈曲 90°,前臂于中立位,肘部贴近躯干侧方以固定肢体,然后嘱患者前臂外展,前臂外展范围即肩关节外旋活动范围,正常达 30°。

6) 内旋运动:患者体位同外旋运动,嘱患者前臂做内收动作,前臂内收活动范围即肩关节内旋活动范围,正常可达 80°。

7) 上举运动:正常可达 90°。

2. 肘部

(1) 望诊

1) 畸形:包括肘外翻、肘内翻。

正常人体上臂的纵轴与前臂的纵轴相交,在肘部形成一个外翻角,称为携带角,男性为 5°~10°,女性为 10°~15°。

肘外翻:因肘部骨骼先天性发育异常、肱骨远端骨折复位不良或损伤肱骨远端骨骺,在生长发育中逐渐形成畸形,当肘部携带角超过正常范围时,即为肘外翻畸形。

肘内翻:由于上述原因引起肘部携带角变小、消失甚至出现向内翻的角度,即为肘内翻畸形。

2) 肿胀:关节肿胀表现为尺骨鹰嘴两侧正常凹陷消失。积液量多时肘关节常处于半屈曲姿势,见于肘关节内损伤;较持久的关节积液,应鉴别是否是结核性积液或类风湿所致。在急性损伤中,肘部弥漫性肿胀,提示有骨折,如肱骨髁上骨折、尺骨鹰嘴骨折等。

(2) 触诊:通过骨触诊了解肘部骨结构有无变化,检查时注意有无压痛、骨擦音等情况。对肘部的骨性凸起依次触诊,包括肱骨内上髁、尺骨鹰嘴及肱骨外上髁,检查其骨轮廓有无改变,有无压痛、异常活动等。

(3) 运动检查:肘关节的运动包括屈曲、伸展、前臂旋后、前臂旋前。

1) 屈曲:正常可达 140°。

2) 伸展运动:正常为 0°~10°。

3）旋后运动：患者坐位或站立位，前臂置中立位，屈肘90°，两上臂紧靠胸壁侧面，两手半握拳，拇指向上，嘱患者前臂做旋后动作，正常可在80°~90°。

4）旋前运动：患者体位及上肢放置位置同旋后运动，嘱患者做旋前动作，正常可在80°~90°。

3. 腕与手部

（1）望诊

1）腕和手的姿势：观察手的休息位与功能位的变化以帮助诊断。手的休息位是手处于自然静止状态，此时手部的肌肉处于相对的平衡状态。休息位时腕关节背伸10°~15°，并有轻度尺偏，手的掌指关节及指间关节半屈曲，拇指轻度外展，第2~5指的屈曲度逐渐增大，呈放射状指向舟骨。手的功能位为腕关节背伸20°~30°，拇指充分外展，掌指关节及指间关节微屈，其他手指掌指关节及近端指间关节半屈曲，远端指间关节微屈曲。

2）腕和手部肿胀：腕部出现肿胀，多因关节内损伤或病变。鼻烟窝肿胀，正常的生理凹陷消失，多因腕舟骨骨折。腕背侧肿胀，多见于伸指肌腱腱鞘炎、腕骨骨折、腱鞘囊肿等。掌指关节与指间关节肿胀，可因外伤引起。如无明显外伤，远端指间关节肿胀，中年以上患者多见于骨性关节炎；近端指间关节梭形肿胀，多见于类风湿关节炎。

3）腕和手部畸形

腕部餐叉样畸形：发生于伸直型桡骨远端骨折。

爪形手：若因前臂缺血性肌挛缩所致，出现掌指关节过伸，近端指间关节屈曲畸形；由尺神经损伤所致者，掌指关节过伸，指间关节半屈曲，环指、小指不能向中间靠拢，且小鱼际肌萎缩。

腕下垂：桡神经损伤后，前臂伸肌麻痹，不能主动伸腕，形成腕下垂。此外，外伤性腕伸肌腱断裂亦可出现垂腕畸形。

锤状指：主要由指伸肌腱止点及附近断裂，或止点处发生撕脱骨折，引起远端指间关节屈曲，不能主动伸指。

并指畸形：多属先天性畸形，也可由损伤、烧伤后处理不当引起。常为2个指并连，也有3个或4个手指连在一起，涉及拇指者少见。

多指畸形：为先天性畸形，大多发生在拇指桡侧，其次发生在小指尺侧。

4）手部肌肉萎缩

大鱼际肌萎缩：多由正中神经损伤，肌肉麻痹造成，或腕管综合征正中神经长期受压所致。大鱼际处外伤，造成正中神经运动支损伤，也可引起大鱼际肌萎缩。

小鱼际肌萎缩：尺神经损伤，或肘后内侧尺神经沟处长期受压，或尺神经炎，可造成小鱼际肌萎缩。

骨间肌萎缩：掌侧骨间肌萎缩，因解剖位置关系，临床表现不明显，而背侧骨间肌萎缩可清楚看到。

（2）触诊：先检查患者的桡骨茎突、尺骨茎突、桡骨及尺骨远端，触诊其骨轮廓及有无压痛。然后检查近排、远排腕骨，依次触诊掌骨、指骨，注意有无骨中断、触痛。检查掌指关节、近端及远端指间关节有无肿胀、触痛、畸形、运动障碍。

（3）运动检查

1）伸腕运动：患者屈肘90°前臂旋前位，掌心向下，做伸腕运动，正常可在35°~60°。

2）屈腕运动：患者屈肘 90° 做屈腕运动，正常可在 50°~60°。

3）腕桡偏运动：患者屈肘 90° 手做桡偏运动，正常可在 25°~30°。

4）腕尺偏运动：患者屈肘 90° 手做尺偏运动，正常可在 30°~40°。

5）拇指背伸：患者拇指向手背侧外展，拇指与示指之间的夹角可达 50° 左右，两指间的夹角即为拇指背伸的运动角度。

6）拇指屈曲：患者掌心向上，拇指运动横过手掌，拇指端可触及小指基底，拇指掌指关节屈曲正常可达 50°，指间关节屈曲可达 90°。

7）拇指对掌：先将拇指置于掌侧外展位，然后向各指端做对掌运动，正常时拇指端可触及其他各手指指端。

4. 膝部

（1）望诊：观察股四头肌有无萎缩，膝关节有无肿胀，皮肤有无色斑、瘢痕、窦道、浅静脉怒张等。

1）肿胀：膝关节前侧及内、外侧缺乏脂肪组织和肌肉的保护，因此，外伤发生率较高，外伤是膝部肿胀最常见的原因。若损伤后膝关节出现弥漫性肿胀，应考虑关节内骨折，如股骨髁间骨折或胫骨平台骨折；如为髌骨骨折，则见关节前部呈弥漫性肿胀伴有瘀斑；如为关节的一侧明显肿胀，则多为股骨或胫骨的内侧髁或外侧髁骨折；如见腘窝部的严重肿胀，应特别注意是否在骨折或脱位的同时并发腘动脉或腘静脉的损伤。膝关节滑膜炎时，滑膜分泌滑液明显增多，关节肿胀表现为两膝眼部饱满，严重时髌上囊部（膝部髌上部位）明显肿胀；膝关节的梭形肿胀，形似"鹤膝"，多见于膝关节结核、风湿性关节炎或类风湿关节炎；膝关节的化脓性炎症，常呈现弥漫性红肿，如已破溃或破溃已愈合者，可遗留窦道和瘢痕。

2）畸形：检查下肢长轴是否有弯曲或旋转，可在下肢伸直位，从髂前上棘到足第 1、2 趾蹼中点作一直线，如髌骨内侧缘在此直线内侧即为正常。成年人女性有 10° 左右的生理性外翻，男性有 5°~10° 的外翻。如果超过这个范围，应视为有畸形存在。大于生理外翻角度称为膝外翻，单侧膝外翻患者直立时两下肢呈 "K" 形，双侧膝外翻患者直立时两下肢呈 "X" 形。若正常生理外翻角消失，则形成小腿内翻畸形，称为膝内翻；若两下肢同时膝内翻则呈 "O" 形。正常膝关节可有 0°~5° 的过伸，如过伸超过 15°，则称为膝反张畸形。膝部以上畸形常见于佝偻病、脊髓灰质炎后遗症、骨折畸形愈合、骨骺发育异常等。

（2）触诊：膝关节前面髌韧带两侧可扪及股骨和胫骨之间的关节间隙；在膝关节内侧可触及股骨内侧髁和胫骨内侧髁，在膝关节外侧可触及股骨外侧髁和胫骨外侧髁、腓骨头；在膝关节的前方可触到髌骨，髌骨在屈膝位时固定不动、伸直时可以活动。膝部触诊时应注意有无压痛。骨折时骨折部位常有明显压痛，或有骨擦音，骨折移位明显时可触及移位的骨块。骨肿瘤时局部常有压痛和肿块。如骨软骨瘤，可在股骨下端或胫骨上端触到逆关节方向生长的骨性隆起；青少年胫骨结节骨骺炎时，可在胫骨结节处有压痛和异常隆起。髌骨软化症时向下按压髌骨，使髌骨轻轻移动，可出现明显的疼痛反应。

（3）运动检查：膝关节的运动主要有屈曲、伸直、内旋、外旋等。

1）屈曲：正常可达 145°。

2）伸直：正常伸直为 0°，青少年及女性可有 5°~10° 过伸。

3）内、外旋：膝关节完全伸直后没有屈曲和内、外旋转运动。当膝关节屈曲 90° 时，内旋运动可达 10°,外旋运动可达 20°。

5. 踝与足部

（1）望诊

1）踝关节肿胀:常见的原因是踝部筋伤、骨折、结核、骨性关节炎等。踝关节滑膜炎和积液常在踝关节前或内、外踝下有肿胀。

2）畸形:①足踝部畸形。马蹄足:表现为行走时足前部着地负重,踝关节跖屈位,足跟悬起。仰趾足:表现为行走时足跟着地负重,踝关节保持在背伸位,足前部仰起。扁平足:表现为足的纵弓塌陷变平,足跟外翻,足前部外展。高弓足:表现为足的纵弓异常升高,行走时足跟和跖骨头着地。②足趾畸形。

（2）触诊:在内踝远端的后面可摸到距骨内侧结节,注意骨轮廓有无改变,是否有触痛。触诊足外侧面,沿第 5 跖骨向近端触诊第 5 跖骨粗隆,检查有无肿胀、压痛;检查外踝及其前下方的跗骨窦,指压其深部可触及距骨颈,触诊有无压痛。足后区检查跟骨,于跟骨距面内侧,触诊跟内侧结节,触诊其骨轮廓,注意有无压痛。检查足距面时,逐个检查距骨头有无压痛,注意足前部的横弓是否正常。

（3）运动检查:患者两膝关节屈曲 90°做以下检查。

1）踝关节背伸:正常可在 20°~30°。

2）踝关节跖屈:正常可在 40°~50°。

3）中跗关节内翻:正常可达 30°。

4）中跗关节外翻:正常可在 30°~35°。

5）跖趾关节背伸:正常约 45°。

6）跖趾关节跖屈:正常可在 30°~40°。

二、特殊检查

1. 肩部

（1）搭肩试验:又称 Dugas 征。患者站立位或坐位,将患肢肘关节屈曲,患肢手搭在对侧肩部,同时肘关节能贴近胸壁为正常。若患肢肘关节不能靠近胸壁,或患肢肘关节贴近胸壁时而手不能搭在对侧肩部,或两者均不能,为阳性征,提示肩关节脱位或重度肩关节周围炎。

（2）直尺试验:以直尺置于上臂外侧,一端贴紧肱骨外上髁,另一端不能触及肩峰者为正常;直尺另一端若能触及肩峰,则为阳性征,提示肩关节脱位。

（3）冈上肌腱断裂试验:在肩外展 30°~60°范围内时,三角肌用力收缩却不能外展举起上臂,外展越用力,肩越高耸;但被动外展到此范围以上时,患者能主动举起上臂。30°~60°范围内主动外展障碍为阳性征,提示冈上肌腱断裂。

（4）肩外展疼痛弧试验:在肩外展 60°~120°范围内时,因冈上肌腱与肩峰下摩擦,肩部出现疼痛为阳性征;这一特定区域内的疼痛称为疼痛弧,见于冈上肌腱炎。

（5）肱二头肌抗阻力试验:嘱患者屈肘 90°,检查者一手扶住患者肘部,一手扶住其腕部,嘱患者用力屈肘、外展、外旋,检查者拉前臂抗屈肘。如结节间沟处出现疼痛为阳性,提示肱二头肌肌腱滑脱或肱二头肌长头肌腱炎。

(6) 落臂试验:患者取立位,先将患侧上肢伸直,被动外展至90°,去除检查者的帮助,令其缓慢地放下上肢。如不能慢慢地放下上肢,而出现突然直落到体侧,则为本试验阳性,提示肩袖破裂。

2. 肘部

(1) 肘后三角:正常的肘关节在完全伸直时,肱骨外上髁、内上髁和尺骨鹰嘴在一条直线上。肘关节屈曲90°时,3个骨突形成一个等腰三角形,称为肘后三角。肘关节脱位时,此三角点关系改变。用于肘关节脱位的检查及肘关节脱位与肱骨髁上骨折的鉴别。

(2) 腕伸肌紧张试验(Mills 征):患者肘关节伸直,前臂旋前位,做腕关节的被动屈曲,引起肱骨外上髁处疼痛者为阳性征,见于肱骨外上髁炎。

(3) 肘关节外展内收试验:患者肘关节置伸直位,检查者一手握住患者肘关节上方,另一手握其前臂,然后外展或内收前臂。若肘关节被动外展内收,出现异常侧方运动,提示侧副韧带撕裂、肱骨外髁骨折、肱骨内上髁骨折或桡骨头骨折。

3. 腕与手部

(1) 握拳试验:又称尺偏试验。嘱患者拇指内收,并屈曲各指,在紧握拳后向尺侧倾斜屈曲。若桡骨茎突部出现疼痛,即为阳性。有些患者在拇指内收时,即可产生疼痛,尺偏时疼痛加重,提示患有桡骨茎突部狭窄性腱鞘炎。

(2) 腕三角软骨挤压试验:腕关节位于中立位,然后使腕关节被动向尺侧偏斜并纵向挤压。若出现下尺桡关节疼痛,即为阳性,见于腕三角软骨损伤、尺骨茎突骨折。

(3) 屈腕试验:检查者手握患者腕部,拇指按压在腕横纹处,同时嘱患腕屈曲,若患手麻痛加重,并放射到中指、示指,即为阳性,提示患腕管综合征。

(4) 舟状骨叩击试验:使患手偏向桡侧,叩击第3掌骨头部,若舟状骨骨折时,可产生剧烈的叩击痛,有时叩击第2掌骨头时也可出现剧烈疼痛,即为阳性体征,在叩击第4~5掌骨头时则无疼痛出现。

(5) 指深屈肌试验:将患者掌指关节和近端指间关节固定在伸直位,然后让患者屈曲远端指间关节。若能正常屈曲,则表明该肌腱有功能;若不能屈曲,则该肌腱可能有断裂或该肌肉的神经支配发生障碍。

(6) 指浅屈肌试验:将患者的手指固定于伸直位,然后嘱患者屈曲需要检查的手指的近端指间关节,这样可以使指浅屈肌单独运动。如果关节屈曲正常,则表明指浅屈肌是完整的;若不能屈曲,则该肌腱有断裂或阙如。

4. 髋部

(1) 髋关节屈曲挛缩试验(Thomas 征):一种方法是患者取仰卧位,腰部放平,嘱患者分别将两腿伸直,注意腿伸直过程中,腰部是否离开床面、向上挺起。如某一侧腿伸直时,腰部挺起,本试验为阳性。另一种方法是当一侧腿完全伸直,另一侧腿屈膝、屈髋,使大腿贴近腹壁,腰部下降贴近床面,伸直的腿则自动离开床面、向上抬起,亦为阳性。本试验常用于检查髋关节结核、类风湿关节炎等疾病所引起的髋关节屈曲挛缩畸形。

(2) 伸髋试验:又称髋关节过伸试验。患者俯卧位,患侧膝关节屈曲90°,检查者一手握其踝部,将下肢向上提起,使髋关节过伸。若骨盆亦随之抬起,即为阳性,提示髋关节不能过伸。腰大肌脓肿、早期髋关节结核或髋关节强直可有此征。

(3) 髋关节承重功能试验(Trendelenburg 征):即单腿独立试验,又称臀中肌试验。此试验是检查髋关节的承重功能。嘱患者先用健侧下肢单腿站立,患侧骨盆向上提起,患侧臀沟随之上升,再嘱用患侧下肢单腿站立,健侧下肢抬起,健侧骨盆及臀沟下降为阳性。此试验常用于脊髓灰质炎后遗症、小儿先天性髋关节脱位、股骨粗隆间骨折后遗髋内翻畸形等疾病的检查。

(4)下肢短缩试验(Allis征):患者取仰卧位,两腿屈髋屈膝并拢,两足并齐放于床面,观察两膝的高度,如两膝等高为正常。若一侧膝部比另一侧低,即为阳性,提示有髋关节后脱位、股骨或胫骨短缩、先天性髋关节脱位等。

(5)望远镜试验:患者仰卧位,检查者一手固定骨盆,另一手握患侧腘窝部,使髋关节稍屈曲,将大腿纵向上下推拉,若患肢有上下移动感即为阳性,提示髋关节不稳或有脱位。常用于小儿髋关节先天性脱位的检查,往往进行双侧对照检查。

(6)蛙式试验:患儿仰卧位,使双膝双髋屈曲90°,并使患儿双髋外展、外旋至蛙式位,双下肢外侧接触到检查床面为正常。若一侧或两侧下肢的外侧不能接触到床面,即为阳性,提示有先天性髋关节脱位。

(7)髋关节撞击试验:患者仰卧位,患肢伸直,检查者一手将患肢抬高30°~45°,另一手握拳叩击患肢足跟部,若出现明显的传导叩击痛,提示髋关节负重部位关节面破坏,且为晚期。常用于检查股骨头坏死。

5. 膝部

(1)浮髌试验:患者仰卧位,伸膝,放松股四头肌,检查者一手虎口压在髌上囊部,并固定髌骨两侧,向下挤压使积液流入关节腔内;另一手拇指或中指轻压髌骨后快速松开,可察觉到髌骨撞击股骨前面又浮起,即为阳性。常提示关节腔内积液(一般大于50ml)。

(2)抽屉试验:患者仰卧屈膝90°,检查者轻坐在患者足背,双手握小腿上段,向后推再向前拉。后交叉韧带断裂时可向后推0.5cm以上;前交叉韧带断裂时可向前拉0.5cm以上。将膝关节置于屈曲10°~15°进行试验,可增加本试验的阳性率,有利于判断前交叉韧带的前内束或后外束的损伤。

(3)挺髌试验:患侧下肢伸直,检查者用拇、示指将髌骨向远端推压,嘱患者用力收缩股四头肌,引起髌骨部疼痛为阳性征,常见于髌骨软骨软化症。

(4)髌骨研磨试验:挤压髌骨,或者上下左右滑动髌骨时有粗糙感和摩擦音,并伴有疼痛不适,或者一手尽量将髌骨推向一侧,另一手直接按压髌骨,则髌骨后出现疼痛,均为阳性,常见于髌骨软骨软化症。

(5)半月板回旋挤压试验(McMurray征):患者仰卧,检查者一手拇指及其余四指分别按住膝内、外侧间隙,另一手握住足踝部,极度屈膝。在屈膝的过程中,当小腿内收、外旋时有弹响或合并疼痛,说明内侧半月板有病变;当小腿外展、内旋时有弹响或合并疼痛,说明外侧半月板有病变。

(6)研磨提拉试验(Apley征):又称膝关节旋转提拉试验或旋转挤压试验。患者俯卧,检查者将膝部或手放于患者大腿的后侧以固定大腿,手握持患肢足部,向上提拉膝关节,并向内侧或外侧旋转,如发生疼痛,提示韧带损伤。反之,双手握持患肢足部向下挤压膝关节,再向外侧或内侧旋转,同时从屈到最大限度再伸直膝关节,若发生疼痛,则提示内侧或外侧半月板有破裂。

(7)侧方挤压试验:又称膝关节分离试验、侧位运动试验。患者伸膝,并固定大腿,检查者用一只手握踝部,另一手扶膝部,做侧方运动,检查内侧或外侧副韧带。若有损伤,检查牵扯韧带时,可以引起疼痛或异常活动。

(8) 膝过伸试验:患者仰卧,膝关节伸直平放。检查者一手握伤肢踝部,另一手按压膝部,使膝关节过伸。如果有疼痛,可能是半月板前角损伤、髌下脂肪垫肥厚或股骨髁软骨损伤。髌下脂肪垫处有疼痛,即为阳性,提示髌下脂肪垫损伤。

(9) 交锁征:患者膝关节活动时,突然在某一角度卡住,使膝关节不能伸屈并感到疼痛,当患者慢慢伸屈膝关节,听到"咔嚓"一声响,则交锁解除,膝关节又能活动。此现象称为"关节交锁征",见于半月板损伤或关节内有游离体的患者。

6. 踝与足部

(1) 踝关节背伸试验:患者仰卧位,如果膝关节屈曲时,踝关节能背伸,膝关节伸直时,踝关节不能背伸,说明腓肠肌挛缩。若伸膝或屈膝时,踝关节均不能背伸,说明比目鱼肌挛缩。该试验用于鉴别腓肠肌挛缩和比目鱼肌挛缩。

(2) 提踵试验:患足不能提踵 30° 站立,仅能提踵 60° 站立,为试验阳性,说明跟腱断裂。因为 30° 提踵站立是跟腱的作用,而 60° 提踵站立是胫后肌、腓骨肌的协同作用。

(3) 腓肠肌挤压试验:患者取俯卧位,嘱其放松,膝关节屈曲 90°,检查者用拇指和其他手指从内、外侧两个方向挤压小腿中段。阳性表现为足部无法跖屈,提示跟腱断裂。

(4) 伸踝试验:检查时让患者伸直小腿,然后用力背伸踝关节,如小腿肌肉发生疼痛,则为阳性。若在小腿肌肉深部触诊时出现疼痛,更证实小腿有深静脉血栓性静脉炎。

第二节　脊柱检查

一、普通检查

1. 头部检查　检查时,患者采取坐位或卧位。

(1) 望诊:观察患者的神志、表情、姿态、行动、对周围事物的反应等是否正常。观察头颅形状、大小与其年龄是否相称;头部位置及头皮表面有无异常。注意睑裂的大小变化,两侧是否对称;眼球位置及活动有无改变,两侧瞳孔是否等大等圆,对光反射是否存在。注意鼻、耳有无出血,咽后壁有无红肿;口开合是否正常。舌有无肌萎缩和震颤,伸舌时有无偏歪。

观察头部有无畸形、活动是否自如、颜面是否对称。先天性斜颈患者,头部向一侧倾斜,五官、颜面多不对称,患侧胸锁乳突肌呈紧张的索条状隆起;寰枢关节脱位者,下颌偏向一侧,头部不能转动,感觉沉重,须用手扶持头部,加以保护;强直性脊柱炎颈椎强直的患者,垂头驼背,头部旋转障碍,视侧方之物时,须全身转动;患有晚期颈椎结核,椎体破坏者,颈椎不能支撑头部,头部不能自由转动,患者常常用双手托着下颌,以减轻疼痛。

(2) 触诊:检查时注意颅骨有无压痛、凹陷,有无头皮下血肿,颅骨有无局限性隆起。鼻骨有无压痛、畸形。下颌关节有无空虚感。

2. 颈部检查

(1) 望诊:观察颈椎的生理前凸是否存在,有无平直或后凸、侧弯、扭转等畸形,颈部肌肉有无痉挛或短缩。颈部皮肤有无瘢痕、窦道、脓肿。高位病变要注意观察咽后壁有无脓肿，低位病变则脓肿多在颈部出现，寒性脓肿多为颈椎结核。

（2）触诊：首先检查颈部前面的骨结构。检查舌骨时，检查者用示指和拇指夹住舌骨两侧，嘱患者做吞咽动作，可摸到舌骨运动。检查甲状软骨时，检查者手指从颈中线向下移动，甲状软骨顶部相当于第 4 颈椎水平，甲状软骨下部相当于第 5 颈椎水平。嘱患者做吞咽动作，可摸到第 1 环状软骨随之运动。颈动脉结节可从第 1 环状软骨向侧方 2~5cm 处摸到，即第 6 颈椎横突前结节。检查颈部后面，检查者可用双手手指在患者颈后中线触诊骨性标志。

（3）运动检查：颈椎的中立位为直立位，头向前，下颌内收作为 0°。颈部的活动有屈伸、旋转、侧弯。

1）屈伸活动：前屈 35°~45°，后伸 35°~45°。

2）旋转活动：正常旋转范围为 60°~80°。

3）侧弯运动：正常可达 45°。

3. 胸背部检查　检查时通常采取坐位或卧位。

（1）望诊：观察脊柱有无后凸及其程度，后凸的形状；有无脊柱侧弯，弯向何侧；行走步态有无异常。

（2）触诊：在胸部腹面沿肋骨走行方向触诊，如有明显压痛，进一步做胸廓挤压试验，以了解有无肋骨损伤。触诊胸背部棘突可了解胸椎有无侧弯及后凸畸形。

（3）运动检查：胸椎运动受胸廓的限制，活动范围较小。应注意各段活动度是否一致，可以通过测量棘突之间的距离来比较。

4. 腰骶部检查　检查时通常需要采取立、坐、卧不同的姿势。

（1）望诊：观察有无脊柱侧弯或腰前凸加大、变平或后凸，走、立、坐、卧位有无姿势异常，有无肌肉痉挛，有无包块、窦道、脓肿。腰骶部有丛毛、色素沉着等应考虑隐性脊柱裂及相关疾病。从侧面看腰椎生理性弯曲是否正常，从后面观腰椎棘突连线是否位于正中线。

（2）触诊：检查时患者站立，逐个触诊腰椎棘突是否有压痛、畸形。

（3）运动检查：腰部运动有前屈、后伸、侧屈、旋转。

1）前屈运动：正常可达 90°。

2）后伸运动：正常可达 30°。

3）侧屈运动：正常可在 20°~30°。

4）旋转运动：正常可达 30°。

二、特殊检查

1. 颈部

（1）头部叩击试验：又称"铁砧试验"。患者端坐，检查者以一手掌面平置于患者头部，掌心接触头顶，另一手握拳轻叩击放置于头顶部的手背。如果患者感到颈部不适、向上肢窜痛、酸麻则为阳性。该试验使椎间孔变窄，加强对颈神经根的刺激，常见于神经根型颈椎病。

(2) 椎间孔分离试验：检查者一手托住患者颏下部，另一手托住枕部，逐渐向上牵引头部，如患者感到颈部和上肢的疼痛减轻，即为阳性。该试验可以拉开狭窄的椎间孔，减少颈椎小关节周围关节囊的压力，缓解肌肉痉挛，减少对神经根的挤压和刺激，从而减轻疼痛。

(3) 椎间孔挤压试验：患者坐位，检查者双手手指互相嵌夹相扣，以手掌面压于患者头顶部，同时向患侧或健侧屈曲颈椎，也可以前屈后伸，若出现颈部或上肢放射痛加重，即为阳性。该试验使椎间孔变窄，从而加重对颈神经根的刺激，故出现疼痛或放射痛。多见于神经根型颈椎病或颈椎间盘突出症。

(4) 臂丛神经牵拉试验：又称 Eaten 试验。患者端坐，检查者一手握住患者患侧手腕，另一手放在患者患侧头部，双手向相反方向推拉；若患者感到颈部疼痛并向上肢放射，即为阳性，多用于颈椎病的检查。但应注意，除颈椎病根性压迫外，臂丛神经损伤、前斜角肌综合征者均可为阳性。

(5) 深呼吸试验：患者端坐凳上，两手置于膝部，先比较两侧桡动脉搏动力量，然后让患者尽力抬头，进行深吸气，并将头转向患侧，同时检查者下压患侧肩部，再比较两侧脉搏或血压，若患侧桡动脉搏动减弱或血压降低，即为阳性，提示锁骨下动脉受到挤压，同时往往疼痛加重。然后，抬高肩部，头面转向前方，则脉搏恢复，疼痛缓解。主要用于检查有无颈肋综合征和前斜角肌综合征。

(6) 旋颈试验：又称前屈旋颈试验（Fenz 征）。患者端坐，先令患者头颈部前屈，再行左右旋转活动，若出现疼痛或出现头晕、头昏现象即为阳性，提示有椎动脉型颈椎病。

2. 胸腰背部

(1) 胸廓挤压试验：检查分两步。①先进行前后挤压：检查者两手分别置于胸骨和胸椎，前后挤压胸廓，如有肋骨骨折，则骨折处有明显疼痛感或出现骨擦音、摩擦感；②再进行侧方挤压：检查者两手分别置于胸廓两侧，缓缓用力挤压，如有骨折或胸肋关节脱位，则在损伤部位出现疼痛。

(2) 拾物试验：置一物于地面，嘱患儿拾起，注意观察患儿的取物动作和姿势。正常时，应直立弯腰伸手拾起；当脊柱有病变、腰不能前屈时，患儿则屈髋、屈膝，腰部板直，一手扶住膝部下蹲，用另一手拾起该物，即为拾物试验阳性。主要用于判断小儿脊柱前屈功能有无障碍，如胸腰椎结核。

(3) 直腿抬高试验：患者仰卧位，两下肢伸直靠拢，检查者用一手握患者被检查肢体的踝部，一手扶住被检查肢体的膝部保持下肢伸直，逐渐抬高患者下肢，正常者可以抬高70°~90°而无任何不适感觉；若小于以上角度即感该下肢有传导性疼痛或麻木者为阳性，多见于坐骨神经痛和腰椎间盘突出症患者。当直腿抬高至疼痛角度时，降低5°左右，再背伸踝关节，如大腿后侧疼痛加重，为直腿抬高加强试验阳性。直腿抬高加强试验用于鉴别是神经受压还是下肢肌肉等原因引起的抬腿疼痛。

(4) 仰卧挺腹试验：通过增加椎管内压力，刺激神经根产生疼痛，以诊断椎间盘突出症。具体操作分4个步骤：①患者仰卧，双手放在腹部或身体两侧，以头枕部和双足跟为着力点，将腹部及骨盆用力向上挺起。若患者感觉腰痛及患侧传导性腿痛即为阳性；若传导性腿痛不明显，则进行下一步检查。②患者保持挺腹姿势，先深吸气后停止呼吸，用力鼓气，直至脸面潮红约30秒，若有传导性腿痛即为阳性。③在仰卧挺腹姿势下，用力咳嗽，若有传导性腿痛即为阳性。④在仰卧挺腹姿势下,检查者用手轻压双侧颈内静脉,若出现患侧传导性腿痛即为阳性。

（5）俯卧背伸试验:主要用于检查婴幼儿脊柱是否有保护性僵硬或脊柱病变。患儿俯卧,两下肢伸直并拢,检查者提起其双足,使腰部过伸。正常脊柱呈弧形后伸状态;有病变者则大腿和骨盆与腹壁同时离开床面,脊柱呈强直状态。

（6）股神经牵拉试验:患者俯卧位,伸直下肢,检查者以手托住患者膝关节,保持膝关节伸直,同时上抬使髋关节出现过伸位。如果患者出现大腿前方放射样疼痛,则为股神经牵拉试验阳性。该检查是判断高位椎间盘突出症的一个常用检查。

（7）屈颈试验:患者仰卧,检查者一手按其胸前,一手托于枕后,徐徐用力使患者头颈前屈,若出现腰部及患肢后侧放射性疼痛则为阳性。用于腰椎间盘突出症及椎体压缩性骨折的检查。

（8）腰部背伸试验:患者站立,嘱患者腰部尽量背伸,如有后背疼痛为阳性,提示患者腰肌、关节突关节、椎板、黄韧带、棘突、棘上韧带或棘间韧带有病变,或为腰椎椎管狭窄症。

第三节 骨盆检查

一、普通检查

1. **望诊** 观察骨盆是否倾斜,两髂前上棘是否在一条直线上,骨盆骨折、脊柱侧弯、下肢短缩、臀肌瘫痪、内收肌痉挛等均可引起骨盆倾斜。观察臀肌有无萎缩,双侧臀沟是否对称,臀部有无瘢痕、窦道、脓肿。

（1）前面观察:除观察局部皮肤情况（擦伤、色泽、瘀斑、窦道、肿胀、隆起、皮肤皱襞）、姿势的变化外,还应观察骨性标志。

1）髂前上棘:两侧是否在同一水平线上。如下肢短缩,在髋关节疾病中最常见的疾病有髋关节结核、股骨头坏死、小儿股骨头骨骺炎、骨骺滑脱等。

2）股骨大转子:大转子向上移位,常见于股骨颈骨折和髋关节后脱位。如为双侧上移,则出现会阴部平宽,或明显的双侧髋内翻表现,多见于双侧股骨头无菌性坏死和小儿双侧先天性髋关节脱位。

（2）侧面观察:骨盆和脊柱的力线改变,一般能反映髋部病变。髋关节屈曲畸形的患者在直立时,表现出脊柱腰段产生代偿性前凸。双侧髋关节先天性脱位的患者,往往形成明显的臀部后凸畸形。大转子局部有肿胀包块,若皮肤色泽不变,临床上常见于大转子结核或大转子滑囊炎。

（3）后面观察:对比两侧臀沟是否对称,如果不对称,伴有皱褶增多、加深、升高,双侧大转子向外突出,会阴部增宽,则要考虑先天性髋关节脱位。若坐骨结节部高凸,可能是坐骨结节滑囊炎或坐骨结核。

2. **触诊** 先检查髋部的前面,触诊髂前上棘、髂嵴、股骨大转子的骨轮廓,注意有无压痛,两侧对比是否等高;触诊耻骨联合处有无压痛。进一步检查髋部后面,触诊股骨大转子后面骨轮廓,注意有无压痛、肿胀及波动感。

3. **运动检查** 髋关节的活动方向有前屈、后伸、内收、外展、内旋、外旋,检查时患者仰卧位,注意防止脊椎代偿动作。

(1) 前屈运动:两下肢中立位,将骨盆放平,正常髋关节屈曲可达 145°。

(2) 后伸运动:两下肢伸直,检查者将一侧手臂放在患者髂嵴和下部腰椎上固定骨盆,正常可达 40°。

(3) 内收运动:两下肢中立位,检查者一手按住髂骨,固定骨盆,嘱患者下肢内收,从健侧下肢前方越过中线继续内收,至骨盆开始移动为止,正常可在 20°~30°。

(4) 外展运动:两下肢中立位,检查者一手按住髂骨,固定骨盆,另一手握踝部缓慢地将患者下肢向外移动,当检查者感到骨盆开始移动时,停止外展运动,正常可在 30°~45°。

(5) 内旋运动:下肢屈髋、屈膝各 90°,检查者一手扶患者膝部,另一手扶足部,使小腿外展,则大腿沿纵轴内旋,测出小腿外展的角度,即为髋关节内旋的角度数,正常可在 40°~50°。

(6) 外旋运动:下肢屈髋、屈膝各 90°,检查者一手扶患者膝部,另一手扶足部,使小腿内收,则大腿沿纵轴外旋,测出小腿内收的角度,即为髋关节外旋的角度数,正常可在 40°~50°。

二、特殊检查

1. **骨盆挤压试验** 患者仰卧位,检查者用双手分别置于髂骨翼两侧同时向中线挤压骨盆;或患者侧卧,检查者挤压其上方的髂嵴。如果患处出现疼痛,即为骨盆挤压试验阳性,提示有骨盆骨折或骶髂关节病变。

2. **骨盆分离试验** 患者仰卧位,检查者两手分别置于两侧髂前上棘前面,两手同时向外下方推压。若出现疼痛,即为骨盆分离试验阳性,提示有骨盆骨折或骶髂关节病变。

3. **骨盆纵向挤压试验** 患者仰卧位,检查侧的髋关节、膝关节半屈曲位,检查者用左、右手分别置于髂前上棘和大腿根部,双手用力挤压,若出现疼痛,即为骨盆纵向挤压试验阳性,提示单侧骨盆骨折。

4. **屈膝屈髋试验** 患者仰卧位,双腿靠拢,嘱其尽量屈曲髋、膝关节,检查者也可两手推膝使髋、膝关节尽量屈曲,使臀部离开床面,腰部被动前屈,若腰骶部发生疼痛即为阳性;若行单侧髋、膝屈曲试验,患者一侧下肢伸直,检查者用同样方法,使对侧髋、膝关节尽量屈曲,则腰骶关节和骶髂关节可随之运动,若有疼痛即为阳性。提示有闪筋扭腰、劳损,或者有腰椎椎间关节、腰骶关节或骶髂关节等病变。但腰椎间盘突出症患者该试验为阴性。

5. **梨状肌紧张试验** 患者仰卧位,伸直患肢,做内收、内旋动作,若有坐骨神经放射痛,再迅速外展、外旋患肢,若疼痛立刻缓解即为阳性,提示有梨状肌综合征。

6. **床边试验** 患者靠床边仰卧位,臀部稍突出床沿,大腿下垂。健侧下肢屈膝屈髋,贴近腹壁,患者双手抱膝以固定腰椎。检查者一手扶住髂前上棘以固定骨盆,另一手用力下压于床边的大腿,使髋关节尽量后伸。骶髂关节发生疼痛者为阳性,提示有骶髂关节病变。

7. **髋外展外旋试验("4"字试验)** 患者仰卧位,被检查一侧下肢膝关节屈曲,髋关节屈曲、外展、外旋,将足架在另一侧膝关节上,使双下肢呈"4"字形。检查者一手放在屈曲的膝关节内侧,另一手放在对侧髂前上棘前面,然后两手向下按压,如被检查侧骶髂关节处出现疼痛即为阳性,提示有骶髂关节病变。

第四节 软组织损伤检查

一、肩部软组织检查

肩部软组织触诊分4个区:肩袖、肩峰下滑液囊和三角肌下滑液囊、腋窝、肩胛带突出的肌肉群。通过肩部软组织触诊了解其正常关系,发现有无变异、肿块、肿瘤。进一步了解肌肉的张力、质地、大小和形状。依次检查冈上肌、冈下肌、小圆肌、肩胛下肌,注意有无压痛、形状改变、肌张力变化。检查肩峰下滑液囊和三角肌下滑液囊,注意有无肥厚、肿块、触痛等情况。检查腋窝前壁的胸大肌、后壁的背阔肌、内侧的前锯肌、腋窝顶部的臂丛神经和腋动脉、外侧壁的喙肱肌和肱三头肌及触扪此两肌之间肱动脉的搏动情况。

二、肘部软组织检查

尺神经沟触诊尺神经有无疼痛及放射痛。触诊旋前肌及前臂屈肌附着处有无压痛,检查肘关节内侧副韧带有无触痛,沿肱骨内上髁向上检查内侧髁上嵴处是否有淋巴结肿大。于肘关节外侧触诊腕伸肌起点处有无压痛。触诊环状韧带时,结合前臂旋前、旋后,检查局部是否有触痛及松弛。

三、腕与手部软组织检查

1. **腕管触诊** 由各种原因引起的腕管内压力增高,使正中神经受压出现功能障碍,为腕管综合征。检查时可发现正中神经分布区皮肤感觉迟钝,拇短展肌肌力弱、肌萎缩,甚至完全麻痹。嘱患者屈腕,检查者用拇指压迫腕管近侧缘,麻木加重,疼痛可放射至示指、中指。

2. **腕尺管触诊** 触诊腕尺管,检查小指及环指尺侧半,若有皮肤感觉迟钝,小鱼际及骨间肌肌力减弱、肌萎缩或麻痹,提示有腕尺管综合征。

3. **肌腱触诊** 触诊屈肌主要为桡侧腕屈肌、掌长肌、尺侧腕屈肌;腕伸肌主要为桡侧腕长、短伸肌及尺侧腕伸肌;触诊伸指肌,依次检查指总伸肌腱、示指固有伸肌腱、小指固有伸肌腱。接着触诊拇长展肌、拇短伸肌、拇长伸肌。注意其肌张力有无变化,有无触痛,运动有无障碍。

4. **肌肉触诊** 固定患者拇指的掌指关节,嘱患者屈曲指间关节,检查拇长屈肌收缩运动。嘱患者屈曲示指、中指、环指、小指掌指关节并伸展两指间关节,以检查骨间肌及蚓状肌功能。并可嘱患者外展手指,检查者触诊背侧骨间肌收缩;内收手指,触诊掌侧骨间肌收缩。检查大鱼际的拇短展肌、拇短屈肌、拇内收肌,触诊其收缩;拇指对掌肌因位置深,不易触及,拇指充分对掌时,可触到该肌收缩。检查小鱼际的掌短肌、小指展肌、小指短屈肌,触诊其收缩;小指对掌肌被小指短屈肌所覆盖,不易触及。

四、颈部软组织检查

检查颈部前面的软组织,嘱患者仰卧,检查胸锁乳突肌的大小、形状和张力,注意有无疼痛、肿块。检查胸锁乳突肌内缘的淋巴结,有无增大、触痛。甲状腺呈"H"形覆盖甲状软骨,正常时不易触到,若有异常改变时腺体局限性增大,常有触痛。颈动脉位于第6颈椎的颈动脉结节旁,逐侧检查其搏动情况,两侧对比。自枕外隆凸至第7颈椎棘突,检查项韧带有无触痛。若在肌肉或筋膜内有广泛的压痛,则有颈部肌筋膜炎的可能。颈椎棘突连线上若触到硬结或索条,可能为项韧带钙化。

五、胸背部软组织检查

触诊胸壁有无肿胀、压痛。辨别压痛的深浅及范围。触诊胸背部软组织以了解有无肿物,胸椎棘突附近有无脓肿。

六、腰骶部软组织检查

沿腰椎棘突线上触诊,如棘上韧带或棘间韧带撕裂伤,触诊时有压痛。触诊竖脊肌时,嘱患者头部后仰,使竖脊肌松弛,触诊时注意肌肉有无触痛、痉挛或萎缩。两侧肌肉是否对称,局部是否有肿物。检查腹股沟区时注意有无腰肌脓肿。

七、骨盆软组织检查

患者仰卧位,双膝关节屈曲,触诊骨盆前面的髂窝区,注意有无囊性肿物及压痛,腹股沟区有无肿胀。患者俯卧位,检查臀大肌区及梨状肌下缘有无压痛。

八、髋部软组织检查

在股三角区触诊淋巴结是否肿大,局部有无肿胀、压痛等。于腹股沟韧带中点的下方触诊股动脉搏动是否正常。腹股沟中点下2cm是髋关节的前壁,如触之隆起、饱满,提示髋关节肿胀;如触到凹陷,提示髋关节后脱位;压痛多见于髋关节炎症、股骨颈骨折、风湿性关节炎、股骨头无菌性坏死、髋关节结核。梨状肌综合征的患者,梨状肌部位压痛明显。弹响髋的患者,可触到阔筋膜在大转子上的滑动感。

九、膝部软组织检查

膝前面触诊时注意,若髌下脂肪垫肥厚,在髌韧带两侧可触到饱满柔韧的硬性包块。膝部损伤时,如在髌韧带两侧关节间隙向胫骨平台平面按压有明显疼痛,可能为半月板前角损伤。此外,注意触摸股四头肌中的股内侧肌和股外侧肌是否有萎缩。侧面触诊时,在关节两侧间隙处压痛,则可能是半月板边缘部损伤。股骨、胫骨内侧髁和外侧髁压痛,可能是膝关节内、外侧副韧带损伤。半月板囊肿以外侧居多,囊肿位于关节间隙,腓侧副韧带的前方。腓总神经损伤者,可在腓骨小头下方有触痛,或传导麻、痛。后面触诊时,触摸腘窝内有无肿块,有无压痛,有无传导痛,有无腘窝部搏动性肿物或股骨下端肿物。

十、踝与足部软组织检查

在第 1 跖趾关节的内侧触诊有无皮肤增厚及滑囊,有无触痛。在内踝下方触诊踝关节内侧副韧带,在内踝与跟腱之间触诊胫骨后肌腱、趾长屈肌腱、胫后动脉、胫神经,注意肌腱和韧带有无触痛,动脉有无搏动减弱,神经检查皮肤有无触痛、麻木,两侧做对比。于足背部检查胫骨前肌腱、足背动脉、趾长伸肌腱,注意肌腱的张力,有无触痛及缺损,动脉搏动的强弱。在外踝的前、下、后方,检查距腓前韧带、跟腓韧带、距腓后韧带有无触痛。在足后侧检查跟腱有无触痛,检查跟骨后滑囊及跟腱滑囊有无局部增厚及触痛。足跖面触诊有无结节和触痛。

第五节　常用测量方法

一、人体力线的测量

1. **人体重力线**　位于人体的正中,从侧面观,相当于乳突、下颈椎、肩关节、第 12 胸椎体、第 2 骶椎体、髋关节、膝关节、内踝的连线。

2. **上肢力线**　肱骨头中心、桡骨头和尺骨头应当在一条直线上。正常肘关节有生理外翻角(携带角)。

3. **下肢前负重线**　即取下肢伸直位,做髂前上棘至第 1、2 趾蹼间的连线。正常时该线通过髌骨中点或稍偏外。正常膝关节有 10° 左右的外翻角,如果前负重线经过髌骨内侧缘或更远,则为膝内翻畸形;反之,经过髌骨外侧缘或更远,则为膝外翻畸形。在治疗股骨下端、胫骨上端骨折,或手术矫正膝内、外翻畸形时,应注意前负重线的恢复。

4. **下肢侧负重线**　即站立位,自大粗隆顶点至外踝的连线。正常时,该线通过腓骨小头侧方骨中点。如果侧负重线通过腓骨小头前方,则为膝反张;通过腓骨小头后方,则为膝关节伸不直(屈曲畸形)。治疗近膝关节或关节内骨折,或矫正膝反张、膝关节屈曲畸形时,应注意侧负重线的恢复。

二、长度测量

1. **骨科测量的常用标志**
(1) 骨性标志:枕外隆凸、第 7 颈椎棘突、肩峰、肱骨外上髁、髂前上棘、外踝、内踝等。
(2) 表浅静脉标志:头静脉、贵要静脉、大隐静脉等。

(3) 肌腱标志：股二头肌肌腱、肱二头肌肌腱、跟腱等。

(4) 皮肤皱襞标志：臀沟、腘横纹等。

(5) 身体标志线：前正中线、锁骨中线、腋中线、腋后线、后正中线等。

2. 长度测量的注意事项

(1) 测量前应注意有无先天、后天畸形，防止混淆。

(2) 患肢与健肢须放在完全对称的位置上，如患肢在外展位，健肢必须放在同样角度的外展位；肢体有挛缩而不能伸直时，可分段测量。

(3) 先定出测量的标志，定点要准确，可在起点及止点做好标记，皮尺要拉紧。

3. 长度测量的方法及适用范围

(1) 目测比拟法：取肢体的对称点，比较其高低，可以了解肢体有无长短上的差别。此法特别适用于 3 岁以下的儿童，因年幼用皮尺测量可能因不合作而难以准确。

1) 上臂长短：两上臂紧贴胸壁，肘关节屈曲，比较鹰嘴突的高低。

2) 前臂长短：双手合掌，两前臂并拢，肘部支撑于桌面上，比较尺骨茎突和手指尖的高低。

3) 大腿长短：仰卧，髋关节和膝关节屈曲度相等，比较两膝盖的高低。

4) 小腿长短：仰卧，髋关节和膝关节屈曲度相等，足掌平置在检查桌上，比较两膝盖的高低。

(2) 皮尺测量法：测量时应将两侧肢体置于对称位置，常是以健肢仿效患肢的姿势。测量时先定出测量标志，并做好记号，然后用皮尺测量两标志点间的距离。如有肢体挛缩而不能伸直时，可分段测量。测量中若发现肢体长于或短于健侧，均为异常。

1) 上肢长度：从肩峰至桡骨茎突尖（或中指尖）。

上臂长度：肩峰至肱骨外上髁。

前臂长度：肱骨外上髁至桡骨茎突，或尺骨鹰嘴至尺骨茎突。

2) 下肢长度：髂前上棘至内踝下缘，或脐至内踝下缘（骨盆骨折或髋部病变时用）。上述测量方法均为下肢的间接长度，表示下肢与骨盆的位置关系；而下肢的直接长度则是下肢的真正长度，即股骨大粗隆顶点至外踝下缘的距离。

大腿长度：髂前上棘至膝关节内缘，为大腿的间接长度；股骨大粗隆至膝关节外缘为大腿的直接长度。

小腿长度：膝关节内缘至内踝下缘，或腓骨头顶点至外踝下缘。

(3) X 线片测量法：此法较精确，但需要拍摄 X 线片，仅在个别病例中应用，如对股骨干骨折判断有无过度牵引时，应以 X 线片测量为准。

(4) 肢体真假长短的判断：肢体的长短差别有实际性长短（真性）与形式上长短（假性）之不同。

1) 实际性长短差别：主要是肢体正常骨骼结构的实质性破坏所致，常见如下原因。①真性延长：多见于创伤、慢性炎症对骨骺局部的刺激，使骨骺加速生长。②真性缩短：常见于关节脱位、关节结核等所致的骨质破坏、骨折断端嵌插或重叠移位，脊髓灰质炎后遗症及骨骺损伤等。

2) 形式上长短差别：无骨骼结构的实质性破坏，主要是肢体畸形所致，常见如下原因。①假性延长：见于髋关节前脱位、髋关节半脱位、髋关节外展强直位、马蹄足等。②假性短缩:髋关节屈曲畸形、内收畸形及骨盆倾斜等。

三、肢体周径测量

两肢体取相应的同一水平测量,测量肿胀时取最肿处,测量肌萎缩时取肌腹部。

1. 上肢 上臂在腋皱褶平面、三角肌止点处环绕肱二头肌中段做测量。前臂在最粗处测量最大周径,在最细小处测量最小周径。

2. 下肢 大腿在髌骨上缘 10~15cm 处做测量。小腿在小腿最粗处做测量。

通过肢体周径的测量,可了解其肿胀程度或有无肌肉萎缩等。肢体周径变化可见如下几种情况:①粗于健侧,较健侧显著增粗并有畸形者,多属骨折、关节脱位;如无畸形而量之较健侧粗者,多系伤筋肿胀等。②细于健侧,多为陈伤或有神经疾患而致筋肉萎缩。

四、角度测量

常用的方法有 3 种,最简单的是目测比拟法,比较准确的是量角器测量法,更准确的是 X 线片测量法。这里介绍前两种。

1. 目测比拟法 方法简便、迅速,叮嘱患者做几项简单动作,视其完成情况,如果某项动作不能正常完成时,再进一步做个别检查。

(1)上肢:患者直立位,双侧上肢自然下垂,观察对比肘关节伸直功能。双侧上肢上举,两手合拢,放在颈后,观察对比肩肱关节外展、外旋及肘关节屈曲功能。双手置于背后,手指触及对侧肩胛骨下角,观察对比肩肱关节内旋、后伸功能。两肘屈曲,靠紧胸壁,掌心向上下翻转,观察对比尺桡关节的旋转功能。合掌法观察对比桡腕关节的屈伸。

(2)下肢:双足跟提起,足尖着地,慢慢下蹲,至足跟能触及臀部再站起,观察对比髋关节屈曲、外展,膝关节屈曲、伸直及踝关节背伸、跖屈活动情况。

(3)颈部:屈颈时颏部可触及胸骨柄,后伸时鼻尖与额部在同一水平,为屈伸活动正常;耳垂能触及同侧肩部,为侧屈活动正常;下颌能触及同侧肩部,为旋转活动正常。

(4)腰部:伸膝位,腰前屈中指指尖可达到或接近足部,后伸时中指指尖达到腘窝上方,为屈伸活动正常;侧屈时,中指指尖达同侧膝关节侧方,为侧屈活动正常;腰椎旋转,双肩连线与骨盆横径成 30° 交叉角时,旋转活动正常。

2. 量角器测量法 此方法简便、数据准确,是临床上最常用的测量方法。注意量角器的选择,大关节的屈伸、内收、外展等活动,常用双叉式量角器测量;前臂旋前、旋后活动度的测量,以罗盘式量角器更为适宜;指关节活动用指关节量角器测量更为准确。测量角度时,应先确定顶角和形成该角的 2 条边,即其上下肢体的轴线。可先在肢体两端找出定点,在此两点间定出轴线,将角度尺的轴心放于顶角,两臂置于与轴线一致的直线上,即可测出其角度。根据各关节的特点,确定所测的运动平面,按常规可选用冠状、矢状水平位进行。

常用的记录方法有两种。

(1)中立位 0° 法:即以关节中立位为 0°,每个关节从中立位到关节运动所达到的最大角度。如肘关节完全伸直时定为 0°,完全屈曲时可成 140°。

各关节中立位(0°)的标准如下。

1）肩关节：上臂自然下垂，并靠近胸壁，屈肘90°，前臂伸向前。

2）肘关节：上臂与前臂成一直线。

3）前臂：上臂贴胸，屈肘90°，拇指向上。

4）腕：手与前臂成一直线，手掌向下。

5）拇指：拇指伸直，与第2指相并。

6）第2~5指：伸直位，以中指为中心测量第2及第4、5指外展，测量掌指关节及指间关节的屈曲和过伸。

7）脊柱：直立，两眼平视，下颌内收，测量屈、伸、左侧屈、右侧屈、左旋、右旋。

8）髋关节：平卧位，腰不过分前凸，两侧髂前上棘在同一水平线上，下肢自然伸直，髌骨向前。

9）膝关节：股与小腿成一直线，测量屈曲及过伸。

10）踝关节：足纵轴与小腿成90°位，测量跖屈及背伸。

11）足：足尖向前方，趾与足底平面成一直线。

（2）邻肢夹角法　以2个相邻肢体所构成的夹角计算。如肘关节完全伸直时定为180°，完全屈曲时可成40°，那么关节活动范围是140°（180°~40°）。

对不易精确测量角度的部位，关节功能可用测量长度的方法以记录各骨的相对移动范围。例如，颈椎前屈，可测下颏至胸骨柄的距离；腰椎前屈时，测下垂的中指尖与地面的距离等。

第六节　骨伤科常用影像学检查

骨与关节疾病多而复杂，除骨与关节外伤、炎症和肿瘤等疾病外，全身性疾病如营养代谢性疾病、内分泌疾病等也可引起骨与关节的改变。X线检查、计算机体层成像（CT）、磁共振成像（MRI）、超声检查、放射性核素显像等技术，是骨骼、肌肉系统的影像学检查方法，正确合理地运用各种检查技术和方法，才能有效地发挥其在诊断骨与关节疾病中的作用。各种影像学诊断方法各有优缺点，不能相互替代，X线检查仍是临床诊治首选的检查方法，在此基础上选择其他方法，可相互印证、相互补充、取长补短，更好地发挥其定位、定性、定量的诊断作用，为临床检查提供更全面、更有价值的资料信息。切忌单纯追求影像学检查而忽视体格检查与骨伤科专科检查。

一、X线检查

1. X线检查方法

（1）X线透视：主要用于四肢骨折、关节脱位的检查或软组织异物定位。其优点是简单易行，多方位动态观察病变的形态变化；缺点是分辨率低，不能显示细节，且对患者和医生都有一定的辐射损害。

（2）X线摄片：是临床最常用、最基本的检查手段，通过观察骨的密度、皮质形态，对大多数骨关节疾病可作出定性、定量、定位的初步诊断，适用于人体任何部位。其优点是分辨率高、图像清晰,可永久保存、便于复查和会诊;缺点是此为静态影像,不能观察器官的运动功能。

(3) 计算机 X 线摄影(computed radiography,CR):与 X 线摄片比较,CR 图像实现了数字化,可在计算机上进行灰阶和窗位等处理,提高了图像质量,改善了影像的细节。

(4) 数字 X 线摄影(digital radiography,DR):使用电子暗盒,将 X 线影像信息直接转化为数字影像。和 CR 相比,由于减少了中间环节(IP 读取)信息的丢失,图像的分辨率更高。

2. X 线检查的位置选择

(1) 常规摄影位置:四肢长骨、关节和脊柱通常采用正、侧位 2 个位置,这对检查外伤性病变尤为重要。某些部位还可摄斜位、切线位或轴位等。如掌、跖骨拍摄正、斜位片;肩、髋关节先摄正位片,再视情况加摄其他位片;跟骨、髌骨先摄侧位片,必要时加摄轴位片;对一侧病变可疑时,可对健侧相同位置拍片对照。

(2) 特殊检查位置:根据病情所需和局部损伤的解剖特点,常见的有寰枢椎张口位、穿胸位(肱骨头颈侧位)、四肢与脊柱的应力位检查,断层摄影等。

3. X 线片的阅读

(1) X 线片质量评价:在进行阅片前,要根据病变的性质、部位,以及投照的位置、条件等因素来综合评定。高质量的 X 线片对比清晰,骨小梁、软组织的纹理清楚。

(2) 阅片按一定的程序进行:阅片时应养成良好的习惯,由周围至中心,由上至下,由软组织到骨骼及关节,逐步进行。不可为发现一两个明显的病变或损伤,而忽略了其他较为隐蔽的征象。阅片时要认真观察骨结构,骨关节形态、大小、曲线弧度,周围软组织,骨骺等,全面地进行对比分析,依次观察,以免漏诊。

(3) 根据组织的形态及密度变化进行分析:骨骼含有大量的钙盐,密度高,同周围的软组织有明显的对比。而在骨骼本身的结构中,周围的密质骨密度高,内部的松质骨和骨髓比密质骨密度低,也有明显的对比。由于骨与软组织具备良好的自然对比,使 X 线检查时能显示出清晰的影像。通过 X 线检查,不仅可以了解骨与关节伤病的部位、类型、范围、性质、程度和周围软组织的关系,进行一些疾病的鉴别诊断,为治疗提供参考,还可在治疗过程中指导骨折、脱位的手法整复、牵引、固定,以及对治疗效果、病变的发展等预后进行判断。此外,还可以利用 X 线检查观察骨骼生长发育的情况,以及某些营养代谢性疾病对骨骼的影响。骨骼肌肉系统疾病繁多,X 线表现复杂多样,相同疾病或疾病不同时期可具有不同的 X 线征象,而有些不同的疾病却有相似的 X 线征象。但实际上这些疾病都是由几种基本病变在不同的组成下所构成的,阅片时应重点观察组织的形态及密度变化。在熟悉正常肢体组织的 X 线形态后,即可对异常的病理改变作出大致的判断。

4. 骨骼系统病变的基本 X 线表现

(1) 骨质疏松:指单位体积内骨量低于正常为特征的骨骼疾患。X 线表现为松质骨骨小梁变细并且数目减少,间隙增宽;骨皮质变薄,骨髓腔增宽,因而骨密度减低。在脊椎,椎体内结构呈纵形条纹,重则椎体变扁或上下缘内凹。

(2) 骨质软化:指单位体积骨组织内矿物质含量减少,骨骼代谢过程中矿化不足。X 线表现与骨质疏松有许多相似之处,另外骨小梁边界模糊不清,呈所谓的"绒毛状",支重的骨骼因受重力影响而变形。

(3) 骨质增生硬化:指单位体积内骨盐增多,即骨的形成增多。X 线表现为骨质密度增高、骨小梁粗密、骨皮质变厚、髓腔变窄甚至消失。

(4) 骨质破坏:原有骨组织被炎症、肿瘤、肉芽组织取代而消失,称为骨质破坏。X 线表现为早期局部骨密度减低,以后破坏范围扩大,产生形态不定的骨质缺损,其间骨结构消失,该范围可广泛或局限,边缘可清楚或模糊,破坏区周围骨质的密度可以正常、增高或减低。可区别良、恶性骨肿瘤及急性骨髓炎。

(5) 骨质坏死:即局部骨质丧失新陈代谢能力,成为死骨。X 线表现早期可无异常,中后期可见骨质局限性密度增高,多见于慢性化脓性骨髓炎、骨缺血性坏死及外伤骨折后。

(6) 骨膜反应:骨膜受到某些原因刺激后,骨膜内层的成骨细胞活动增加,久之形成骨膜新生骨称为骨膜反应。骨膜反应的 X 线表现多种多样,类型有平行型、花边型、垂直型等。此征象常见于炎症、肿瘤、外伤等,意味着骨质有破坏或损伤。

(7) 骨内或软骨内钙化:X 线表现为局限性颗粒状、斑片状或无结构的致密阴影,可大可小。

(8) 骨骼变形:局部病变或全身性病变均可引起骨骼变形,X 线表现为骨的增大或缩小,增长或缩短,可累及一骨、多骨或全身骨骼。常见疾病如骨肿瘤、垂体功能亢进、骨软化症、骨纤维异常增殖症等。

(9) 周围软组织病变:许多骨骼疾病可引起或伴有周围软组织改变,而软组织病变也可导致骨骼改变。外伤和感染时,X 线表现为局部软组织肿胀、层次模糊、密度增高;软组织肿瘤或恶性骨肿瘤侵犯软组织时,可见软组织肿块;外伤性骨化性肌炎时,可见软组织内钙化与骨化。

5. 关节病变的基本 X 线表现

(1) 关节肿胀:常见于炎症刺激、外伤等。X 线表现为关节周围软组织肿胀、密度增高,难以区别病变的结构;大量关节积液时,可见关节间隙增宽等征象。

(2) 关节破坏:关节内软骨破坏时,X 线表现为不同程度的关节间隙狭窄,或在累及区域出现关节面模糊、毛糙、缺损,重者可见关节半脱位和变形。

(3) 关节强直:是关节破坏的后果,可分为骨性和纤维性。前者 X 线表现为关节间隙明显变窄或消失,并有骨小梁贯通关节面,常见于急性化脓性关节炎后遗表现;后者 X 线表现为关节间隙不同程度变窄,且无骨小梁贯穿,常见于关节结核等。

(4) 关节脱位:是组成关节骨端的正常相对应关系的改变或距离增宽。依据程度可分为完全脱位和半脱位,依据原因可分为外伤性、病理性及先天性。微动关节脱位多称为分离。

6. X 线平片脊柱检查　脊柱分为颈、胸、腰、骶、尾 5 段,一次摄片往往不能全部包括,因此摄片应首先定位摄片中心,以避免遗漏。

常规检查宜摄前后位和侧位片。为了检查椎弓和椎间孔可摄两侧斜位片。疑为高颈位病变时,摄片应包括颅底。第 1、2 颈椎前后位摄片时,为了避免与下颌骨重叠,可摄张口位,或于曝光时使下颌骨均匀不停地上下移动,使下颌骨影模糊而上颈椎被清楚显示。为了便于椎骨计数,摄上胸椎时应包括下颈椎,摄下胸椎时应包括上腰椎。脊柱的 X 线表现及检查方法是随颈、胸、腰、骶、尾 5 段的 X 线解剖特点不同而异的。

(1) 颈椎与颈椎异常的 X 线表现

1) 颈椎特征:寰椎在椎体的发育上与其他颈椎不同,寰椎体部的骨化中心,脱离此椎和枢椎的椎体融合而形成齿状突。寰椎由前弓、后弓和介于它们之间的 2 个侧块组成,前弓后缘的中部有关节面与枢椎的齿状突前缘形成关节,寰枢关节在侧位时的宽度是一重要指征。侧位 X 线片上正常寰齿间距,成人不超过 2.5mm,在屈曲时的距离最大。在前后位 X 线片上,齿状突两侧缘与寰椎间的关系一般是对称的。齿状突骨化中心与椎体未联合前,它们之间为一裂隙影像,不可误以为是骨折。显示寰、枢椎的常规位是侧位、张口位,枢椎平面以下的各椎体排列规则,形状相似;但第 4、5 颈椎椎体的前部稍窄扁,不可误以为病变。在颈椎正位片上,第 4 颈椎水平由于声门裂的空隙与椎体重叠,可造成密度降低的阴影,其似椎体纵行骨折或脊柱裂。第 7 颈椎的一侧或双侧可有肋骨存在,称为颈肋,这是常见的畸形。颈椎椎间孔需斜位投照,多数呈卵圆形,亦有少数呈圆形、肾形或不规则形,纵径大于横径,自第 2 颈椎至第 5 颈椎逐渐变小,向下则轻度增大。在同一片上测量,变窄的椎间孔比其上下椎间孔小 1/3 时,可出现压迫症状;如小于 1/2,则说明症状较为严重。

颈椎前方软组织包括鼻咽部、口咽部、喉咽部及食管上端。咽后壁软组织在儿童期由腺样体组成,故较厚,成人腺样体萎缩而变薄。第 3~7 颈椎椎体两侧缘偏后各有 1 个向上的唇状突起,称钩突。它与上一个椎体下外侧缘的斜坡间组成钩椎关节,作用是防止椎体、椎间盘向后、外方脱位或突出。钩椎关节与许多重要结构相毗邻,后部邻近脊髓,后外侧部构成椎间盘孔的前部,邻接颈神经根或后神经节,外侧为椎动脉、椎静脉和围绕在椎动脉外面的交感神经丛,紧贴钩突后面,有脊神经脊膜支和营养椎体的动脉。当颈椎的内外平衡失调,如椎间隙变窄,必然影响钩椎关节,而压迫其毗邻结构。颈段椎管矢径与硬膜囊矢径(包含脊髓和各层膜间的间隙)之比,正常为 1:0.73,比值均较胸、腰段小,说明颈段椎管缓冲余地较小,硬膜囊容易受压。

2)常见的颈椎异常 X 线表现

生理曲度改变:正常颈椎生理曲度为一较光滑的连续的前凸弧线。颈椎生理曲度消失或反张,多见于颈椎软组织急性损伤、颈椎间盘突出或变性,以及有神经根刺激症状者临床上除具有各自病损所致的症状外,尚有咽部异物感、吞咽障碍、恶心及颈肩沉重、酸累等症状。

颅底凹陷征:自硬腭后缘至枕骨大孔后唇之间的连线称"枕腭线"。正常情况下,齿状突顶部不超越此线。若超越此线,应考虑为"颅底凹陷征"。大多数属于先天发育异常。由于齿状突占据了枕骨大孔的部分空间,通过枕骨大孔的脊髓、神经、血管遭受不同程度的挤压而产生症状。表现为程度不同的枕部胀闷不适甚至疼痛,有时出现跳痛、头昏头胀、睡眠障碍等。上述症状,在持久地低头或仰头后出现或加剧,多能自行缓解。随着年龄的增长,症状日益频繁发作和加重。查体可见患者颈项粗短,后发际低下为其特点。

项韧带钙化:是颈椎病的典型 X 线征之一。此为颈椎屈曲性损伤、项韧带撕裂出血机化所致。侧位片上可见钙化影同一水平的椎体前缘骨质增生或有椎间盘变性等改变。临床症状多见低头受限或不持久,颈肩酸累或有肩、肘疼痛,上肢乏力等。

椎体骨质增生:是颈椎病的重要征象。前缘及后缘骨质增生多在侧位片上能观察到。前缘骨质增生多为唇状、突状,甚至如鸟嘴样,是由颈椎陈旧性损伤或老年退行性病变所致。骨质增生的程度与临床症状不成比例。但相邻 2 个椎体前后角骨质增生伴有椎间隙狭窄,说明该椎间盘有损伤、变性,临床症状则较明显。

寰枢关节半脱位:张口位上若寰椎侧块偏移、齿状突不居中、两侧寰枢关节间隙不等宽,是寰枢关节半脱位的 X 线征。临床症状以头面部和五官症状多见,如眩晕、偏头痛、眼睛不适、流泪、视力障碍、鼻塞、流清涕、鼻腔异样感觉,还可有血压异常、睡眠障碍等症状。

钩椎关节骨质增生性改变:正位片上如显示单个椎间隙钩椎关节增生,说明该相邻椎体有陈旧性损伤或椎间盘变性,病损一侧或两侧钩突变尖、密度增高。严重者钩突骨质增生往外突向椎间孔,斜位片可见椎间孔变形狭窄。临床症状多见于肩、肘、上肢的疼痛、麻胀,以及不同程度的功能障碍、麻木、肌肉萎缩等。

(2) 胸椎与常见胸椎异常的 X 线表现

1) 胸椎特征:胸椎椎体自上而下逐渐增大,椎体后部的高度大于前部,第 12 胸椎及第 1 腰椎呈前高后矮的楔形,并非为压缩骨折胸椎椎体的上下面十分平坦。有时其正中央可出现一不清楚的凹陷,这无特殊意义。若凹陷边缘较清楚,同时伴有椎体上、下两面呈波浪起伏,则有肯定的病理意义。各椎体的后面,略呈凹面。第 12 胸椎与其他胸椎不同,横突较短,第 11、12 胸椎有时可出现多余的副突。胸椎椎间孔呈圆形,大小比颈椎及腰椎小。

胸椎的常规位为侧位和前后位,第 1~3 胸椎因肩部影像重叠,侧位不易显示,故常用稍斜侧位。在前后位像上,沿胸椎的左侧由第 4 胸椎至第 10 或第 11 胸椎可见一条致密白线,称为胸椎旁线,系左肺内缘后部胸膜反折线。此线可因脊柱病变而出现增宽凸出,如脊柱结核及骨髓炎的早期脓液积聚在椎旁,使其略有凸出;新鲜骨折因血肿常致胸椎旁线凸出;部分强直性脊柱炎可有胸椎旁线增宽的现象。

2) 常见的胸椎异常 X 线表现:单个椎间隙相邻椎体的增生改变提示该相邻椎体有陈旧性损伤或异常的应力存在。临床症状有相对应肋间神经分布区的疼痛和相应交感神经支配脏器的功能紊乱症状。这些症状常由于过度劳累和气候变化而诱发或加剧。例如,胸椎正位片显示第 8、9 胸椎相对应椎体右侧季肋部的慢性疼痛和胃肠、胆道功能紊乱症状,仅是其程度不等而已。

下胸段椎体楔形改变多见于第 11、12 胸椎。如该椎体无明显的骨质增生性改变且骨结构正常,则属于正常范围,无临床意义。如该楔形改变的椎体有明显的骨赘形成,则属于陈旧性压缩骨折。此类患者,一般可有下腹不适、腹股沟牵扯痛或者胃肠功能紊乱等症状。

(3) 腰椎与常见的腰椎异常 X 线表现

1) 腰椎特征:腰椎的正侧位 X 线片,要求显示从第 12 胸椎至骶椎和两侧骶髂关节。在腰椎的正侧位 X 线片上,可见椎体宽度自上而下逐渐增大或大小一致,但第 5 腰椎椎体呈前部高、后部矮的楔形。第 5 腰椎与骶骨的间隙通常较其他处窄,若无合并其他病理征象,则无临床意义。其他腰椎间隙的宽度均近乎相等,或者第 3、4 腰椎间隙略宽。腰椎横突最长,大小、形状变异较大,一般第 3 腰椎横突最长,第 4 腰椎横突上翘,有时在横突附近可出现多余的副突。

关节间部或峡部为位于上下关节突之间较窄细的骨段,此处持久而不骨化者亦不少见。此段由软骨或纤维组织形成,若有断裂常为脊椎滑脱的原因。显示腰椎的常规位是侧位和前后位,腰椎小关节、椎弓及椎间孔在斜位时显示较清楚,腰椎的椎间孔最大。

2) 常见的腰椎异常 X 线表现:腰椎两旁的腰大肌呈自上向外下斜的三角形软组织影

像。椎旁脓肿(结核、骨髓炎)或腰椎骨质破坏向腰椎浸润(肿瘤),均可使腰大肌膨隆。有时在腰大肌之外可见腰方肌阴影,腰大肌或腰方肌外缘的脂肪线可能与腰椎横突重叠,不可误认为是骨折线。以下讨论较易被忽略的 X 线征。

水平骶椎侧位片显示腰曲加深,腰骶角(大于 43°)增大。由于脊柱重心前移,腰骶关节负荷增加,机体为维持重力平衡致腰肌持续收缩,易致腰肌劳损。患者表现为不能持久站立、端坐或仰卧,喜欢屈曲腰部或下蹲借以缓解腰部酸胀和不适。任何促使躯体重心前移、腰曲加深的姿势均能导致腰部症状加剧,因此,患者往往自觉或不自觉地舍弃高跟鞋而穿平底鞋,仰卧时喜在臀部垫薄枕或屈曲下肢侧卧。严重者出现间歇性跛行症状。查体可见腰曲明显加深,两腰肌代偿性肥厚且腰肌紧张,菱形窝明显,骶部后凸。

一侧骶髂关节密度增高表示该侧骶髂关节有慢性劳损。可能是该侧关节的病损所致或是对侧关节病损、该侧关节长期代偿的结果。此 X 线征多见于慢性腰腿痛和骶髂关节错位的患者。临床表现为一侧骶髂关节疼痛,伴有同侧下肢的放射痛或酸胀不适,患者自觉患肢乏力,两下肢"不等长",以及不同程度的歪臀跛行;部分患者有一侧下腹隐痛或盆腔脏器功能紊乱症状(如尿频、尿急、排尿不畅、遗尿、排便习惯改变、阳痿等);个别患者有骶尾部疼痛不适和尾骨痛,患肢怕冷或灼热感,多汗或无汗。查体发现该侧(或对侧)骶髂关节压痛,两侧髂后上棘不在同一水平高度。

(4) 骶椎及尾椎的特征:第 1 骶椎的上面可轻度凹陷,骶、尾椎相邻,形成少动关节。常规投照位是前后位及侧位。

总之,脊椎各节段 X 线片所显示的影像,是脊髓损伤性疾患在 X 线片上的客观反映。由于其解剖结构上的特点,常引起头面部、五官、脑神经血管至全身和内脏的症状。但由于个体的差异,机体代偿能力不同,X 线片所显示的与临床症状相关联的 X 线征,在不同的患者身上,不可能完全出现相应的症状,且 X 线片上的阳性征与临床症状也不完全成比例。但是,一旦机体代偿失调,将会不同程度地出现相应的症状。

二、计算机体层成像(computed tomography,CT)

1. CT 检查方法　根据照射源不同,CT 可分为 X 射线计算机体层成像(X-CT)、超声计算机体层成像(UCT)、γ 射线计算机体层成像(γ-CT)等。这里主要介绍 X-CT。CT 图像是由一定数目、不同灰度的像素按矩阵排列所构成的灰阶图像,这些像素反映的是相应体素的 X 线吸收系数。CT 图像反映器官和组织对 X 线的吸收程度。所以,CT 可更好地显示有软组织构成的器官,并在良好的解剖图像背景上显示出病变的影像。CT 的设备主要有 3 个部分,扫描部分由 X 线管、探测器和扫描架组成,控制及数据处理部分由计算机系统负责,图像显示和存储部分由显示器和照相机或磁带、光盘刻录仪组成。常用的 CT 设备有普通 CT、螺旋 CT、多层螺旋 CT 和电子束 CT 等。基本 CT 扫描技术分为平扫、增强扫描和造影扫描;其他扫描技术有高分辨率扫描、多期螺旋扫描、CT 血管成像、CT 灌注成像等。CT 图像是断层图像,密度分辨率高,解剖关系清晰,对脊柱病变的检出率和诊断率较高,能准确地观察椎管的形状和大小,椎骨及椎间关节的形态和结构,以及椎管内外软组织,如脊髓、蛛网膜下腔、神经根、黄韧带、大血管及椎间盘、肌肉等的情况,且 X-CT 能迅速、准确作出诊断,被检查的患者没有痛苦。它具有简便、迅速、安全、无痛苦的优势,所以极受欢迎,应用越来越广,不断显示 CT 技术的优越性,成为医学诊断上的重大革新,因而得到越来越广泛的应用。

CT 与普通 X 线检查的区别:普通 X 线摄影时人体的许多不同组织重叠在一张 X 线片上;而 CT 则是沿着人体的横断的解剖和病理结构。CT 图像的空间分辨力不如 X 线片高,但密度分辨力则比 X 线片高 1 020 倍,可分辨许多 X 线无法分辨和不易分辨的组织结构和病变。

CT 在骨伤科的适用范围:①脊柱、骨盆、髋、肩胛带等部位的外伤,用常规 X 线片难以显示者,如脊柱椎体或附件的纵裂骨折、旋转移位、寰椎弓骨折、嵌入椎管内的骨片、椎间盘、血肿压迫脊髓的情况;髋臼的某些骨折、骨盆骨折、髋关节脱位后股骨头的位置,以及这类骨折治疗后的复位情况。②椎间盘病变及椎管狭窄症。③先天性及发育异常疾病,如先天性髋关节脱位等。④感染性脊柱炎,椎前、椎旁及腰大肌脓肿。⑤骨和软组织肿瘤,特别是椎体和椎管内的肿瘤以及骨转移病变。

2. CT 片的阅读

(1) 骨骼系统 CT 片骨窗像示骨皮质为致密线状或带状影,骨小梁为细密的网状影,骨髓腔为低密度影。软组织窗上骨皮质和骨小梁均为致密影不能区分,肌肉、肌腱、关节软骨为中等密度。

骨骼系统病变的基本 CT 表现的病理基础和临床意义,与其基本 X 线表现相同,但由于 CT 是断面显像且分辨力高,能区分骨皮质和骨松质破坏。骨皮质破坏表现为虫蚀状而致骨皮质变薄或缺损;骨松质破坏则表现为斑片状缺损区。CT 能很好地显示肿瘤内的钙化和骨化,也能清楚地显示软组织肿块及病变特点,并能明确病灶内的液化、坏死及出血等情况,以及与周围的关系。CT 增强扫描更利于区分肿瘤的性质,实质性肿瘤往往有强化,而囊变及坏死区则无强化。CT 增强扫描后,较大的血管常因密度增高而便于了解病变与邻近血管的关系。

脊柱 CT 横断像上,经椎体中部层面,由椎体、椎弓根和椎板构成环形椎管,椎管两侧有横突,后侧有棘突;侧隐窝呈漏斗状,前后径不小于 3mm,隐窝内有神经根穿出;椎板内侧黄韧带厚度为 2~4mm,为软组织密度。经椎体上下缘层面,可见椎体以及椎体后方椎间孔、上下关节突。经椎间盘层面,椎间盘中等密度,椎管内硬膜囊为软组织密度。临床多用于椎间盘突出症、椎管狭窄症及脊柱损伤的检查。

(2) 关节 CT 片骨窗像示关节骨端骨皮质线状高密度影,骨髓腔低密度影中可见高密度影的骨小梁。软组织窗像示肌肉、韧带、增大的关节囊为中等密度影,正常关节腔内的少量关节积液 CT 难发现。关节病变基本 CT 表现的病理基础和临床意义,与其 X 线表现相同。关节肿胀在 CT 上显示关节囊肿胀、增厚为中等密度影,关节腔内呈水样密度影,如合并出血或积液可呈现高密度影。关节附近的滑液囊积液,CT 多显示为关节邻近含液的囊状影。关节破坏包括关节软骨破坏和骨质破坏,CT 显示软骨尚有一定的限度,但软骨破坏导致的关节间隙狭窄却易于发现,对关节软骨下的骨质破坏也能清晰地显示。关节退行性病变的各种 X 线征象在 CT 上均可发现,而对关节强直的征象显示整体性不如 X 线片。CT 图像因不受骨骼重叠及内脏器官遮盖的影响,对一些 X 线片难以发现的关节脱位与微细骨折,如胸锁关节前、后脱位和骶髂关节脱位等也能很好显示,有利于对损伤程度、移位状态的判断。

3. 正常脊柱的 CT 影像

(1) 颈椎：寰椎由 2 个侧块和前后弓组成，无椎体、棘突及关节，侧块由上下关节凹分别与枕骨和枢椎上关节突形成关节。第 3~7 颈椎椎体上面两侧缘向上突起称为椎体钩，椎体钩与上位椎体的唇缘相接，形成了钩椎关节。同钩突构成椎间孔的一部分，因此钩突增生可引起椎间孔狭窄。

颈段椎管大致呈圆钝的三角形，从第 1~3 颈椎逐渐变小，第 3~7 颈椎大小相似。颈椎椎管前后径变异较大，小于 12mm 可考虑为椎管狭窄症。但是在临床诊断中不能单纯地根据测量数字，而应该结合全部临床表现作出判断。颈段椎管内脂肪很少，仅在背侧和两侧有很少的脂肪组织，因而平扫硬膜囊显影不满意，须借助 CT 脊髓造影确诊。颈段椎间盘的厚度介于胸段和腰段间，CT 扫描需要用 2~3mm 的薄层扫描。颈髓横断面呈椭圆形，前缘稍平，正中有一浅凹（为前中裂），后缘圆隆，颈髓横径大于前后径，以颈 4~5 横径最大。颈髓前后径从颈 2~7 逐渐减小。

(2) 胸椎：12 个椎体从上向下依次增大，上位胸椎体近似颈椎，而下位胸椎体近似腰椎。整个胸段椎管外形大小一致。上胸段椎管继承下颈段的外形，类似椭圆形，下胸段椎管逐渐过渡到腰段，类似三角形，椎管内脂肪组织较颈段稍多，但仍限于背侧和椎间孔内。胸段椎间盘最薄，故更需要 CT 薄层扫描上、下胸段，脊髓的横断面呈圆形，位于蛛网膜下腔稍偏前，下胸段（第 9~12 胸段）膨大，然后很快缩小为脊髓圆锥。

(3) 腰骶椎：腰椎椎体粗大，椎间孔大，呈三角形。骶骨由 5 个骶椎融合而成，骶髂关节间隙正常宽度为 2~3mm。上腰段椎管的横断面呈卵圆形或圆形，有些人下腰段椎管为三角形。腰 1~4 椎管矢径逐渐轻微减小，而腰 4~5 则轻度增加，CT 测量椎管前后径的正常范围为 15~25mm，椎弓根距离的正常范围通常为 10~30mm。骨性侧隐窝是神经根通过处，故又称为骨性神经根管。其前界为椎体后缘，外壁为椎弓根，后界为上关节突的前缘。侧隐窝的前后矢径正常范围较大，一般在 5mm 或 5mm 以上，如小于或等于 3mm 则提示狭窄，如小于或等于 2mm 则肯定为狭窄。

腰椎间盘的横断面呈肾形，后缘相当于后纵韧带经过的部位轻度内凹；老年人后缘变为平直。腰 5 至骶 1 的椎间盘比上位腰椎间盘薄，从不超过 10mm，往往只有 5mm，后缘平直，甚至轻度外凸。CT 片上椎间盘呈软组织密度；在椎间盘的周缘，有时可见环形高密度影，此系椎体骨质的部分容积效应。与颈、胸段椎管不同，腰 4 至骶 1 椎管内有较多的脂肪组织，分布在硬膜囊的周围和侧隐窝内，因而在脂肪组织低密度的对比下，平扫就可以清楚显示硬膜囊和神经根，脊髓 CT 造影显示更清楚。以正常腰 5 至骶 1 椎管为例，硬膜囊呈圆形，骶 2 神经根从硬膜囊引出，呈"熊猫脸"状，骶 1 神经根嵌在两侧隐窝内，腰 5 神经根在椎管外，位于两侧骶翼与椎体移行处；而腰 4~5 间隙以上，硬膜囊与椎间盘边缘紧密相邻，没有或仅有少量硬膜外脂肪介于其间。

(4) 黄韧带：黄韧带是一对厚而有弹性的黄韧带，沿脊椎全长延伸，CT 上最易确认。黄韧带呈"V"字形，"V"字尖端的肥厚部代表棘间韧带，大致可将其分为 2 个部分：内侧部，位于椎管内后侧面，起自上一椎板的前下缘，连接到下一椎板的后上缘；外侧部，向外延伸融合于椎间小关节囊前部，逐渐变薄，参与组成中央椎管侧壁、侧隐窝和椎间盘的后壁。在 CT 片上，其密度介于脂肪和骨质之间。CT 上不能显示未钙化的前、后纵韧带。

(5) 硬膜外间隙：位于硬脊膜与骨性椎管之间，含有丰富的脂肪、神经、淋巴和结缔组织等。神经鞘表现为硬脊膜前外方侧隐窝内直径 1~3mm 的圆形或类圆形影,为类似脑脊液密度,CT 脊髓造影(CTM)上神经鞘内可有造影剂分布,腰神经鞘可呈囊状扩大,属解剖学变异。

椎静脉丛可分为椎后静脉丛、椎体静脉、椎前静脉和根静脉。椎后静脉丛在椎体可形成类组织影,密度接近椎间盘,有时尚可见钙质沉着,不可误认为椎间盘突出或后纵韧带骨化。鉴别要点是椎后静脉丛无神经根及硬膜囊受压变形,推注造影剂,椎后静脉丛呈均匀强化,而突出的椎间盘不强化以及强化的静脉丛被推移。有时可见"Y"形椎静脉穿入椎体的静脉沟(椎静脉管),识别特征为清晰的骨壁,缺乏在多个连续层面的延伸,无移位和主要定位于椎体中份平面,不要误以为是骨折线。

4. 常见脊柱疾病的 CT 影像

(1) 椎间盘突出症:椎间盘边缘局部突出,密度较鞘囊为高。脱出椎间盘超过椎体边缘,由正常或侧方突入椎管内。椎管前外侧的硬膜外脂肪被推移。神经根受压移位。鞘囊受压移位。但是有些椎间盘髓核脱出的 CT 表现并不典型,如钙化的椎间盘脱出,向头侧或足侧扩展的椎间盘脱出等,都可能漏诊或误诊。

(2) 脊椎退行性病变及椎管狭窄症:脊椎退行性病变主要发生在椎体、椎间盘、椎弓关节,可单独或合并存在。CT 可发现或证实脊柱的退行性病变,如韧带肥厚、韧带钙化、骨刺及膨出或突出的变性椎间盘,还可精确地观察椎管的形态、大小、骨质结构和连接方式。CT 可见关节突退变性肥厚、椎弓切迹处骨性嵌压、单侧隐窝狭窄等。

(3) 骨转移瘤:骨转移瘤可为单发或多发性的,累及脊柱、骨盆或肢体长骨。成骨性转移瘤,CT 表现为密度增高区,与良性病变相比,边缘较模糊。溶骨性转移瘤表现为密度降低区,边缘相对较清楚。CT 对诊断骨转移瘤的有效率为 80%。

(4) 骨髓炎:骨髓炎急性期,病变骨髓的 CT 值升高,在 40~60HU;亚急性期仍高于正常肢体,在慢性期清楚地显示骨外壳。但 CT 检查对感染的效果不大,不能提供关键性的帮助。

三、磁共振成像(magnetic resonance imaging, MRI)

磁共振成像是利用磁共振的原理,测定各组织中运动质子的密度差加以判定,较 CT 更为先进,且图像十分清晰,甚至被誉为活的解剖图谱。MRI 有多个成像参数,能提供丰富的诊断信息,比 CT 有更高的软组织的分辨力,切层方向多,能直接行轴位、矢状位、冠状切面及任意方向的斜切面,无需造影剂,能直接显示心脏和血管结构,无骨性伪影,并且无电离辐射,安全可靠。其对 CT 扫描和超声系统既是一个补充,又是一项新技术。

1. MRI 检查方法 MRI 设备主要包括主磁体、梯度线圈、各种发射频和接收信号的线圈,以及计算机和控制台等。检查技术有平扫、增强扫描、脂肪抑制技术、水抑制成像技术、水成像、血管成像、弥散加权成像、灌注成像、频谱成像及脑功能成像等。其图像具有多参数、多方位成像,质子弛豫增强效应与对比增强等特点。其检查优点在于无 X 线电离辐射,对人体安全无创;可进行功能成像和生化代谢分析;扫描参数多、软组织分辨率高、提供的信息多。应用时须注意:体内带有铁磁性物质或心脏起搏器者禁用;戴监护设备的危重患者不能进行检查;设备昂贵,检查费用高,检查所需时间长,对某些疾病的诊断还有限度,需要掌握检查适应证。

2. **MRI 片的阅读** MRI 可很好地显示骨骼及软组织的解剖形态。骨组织，在所有序列呈低信号；黄骨髓，与脂肪信号相似，T_1W_1、T_2W_1 上均呈高信号；红骨髓，T_1W_1 信号强度等于或高于肌肉，低于脂肪，T_2W_1 信号强度类似皮下脂肪。关节软骨，T_1W_1 和 T_2W_1 上呈中等或略高信号，表面光滑；骨性关节面，沿骨表面在 T_1W_1、T_2W_1 上呈线状低信号；骨髓腔，T_1W_1、T_2W_1 均呈高信号；关节内韧带、关节囊，T_1W_1、T_2W_1 上均呈低信号；正常关节腔内少量滑液，T_1W_1 呈薄层低信号，T_2W_1 上呈高信号。椎间盘，T_1W_1 呈中等信号，T_2W_1 呈高信号；椎管内，脑脊液呈 T_1W_1 低信号，T_2W_1 高信号，脊髓 T_1W_1 和 T_2W_1 均呈中等信号；椎体，T_1W_1 呈高信号，T_2W_1 呈中等或略高信号；椎体骨皮质，前、后纵韧带，黄韧带，T_1W_1、T_2W_1 上均呈低信号。肌肉、神经，T_1W_1 呈中等信号，T_2W_1 呈低信号；纤维组织、肌腱、韧带，在各种序列均呈低信号；脂肪组织，T_1W_1、T_2W_1 均呈高信号。

应用 MRI 检查的脊椎与脊髓主要病变有脊髓空洞症，原发性脊髓肿瘤如神经纤维瘤、原发性脊椎骨肿瘤、脊椎转移性肿瘤，脊椎与脊髓炎症性疾病，脊椎与脊髓外伤，脊椎退行性病变如颈椎病、腰椎间盘退行性病变、椎管狭窄，脊椎滑脱及脊髓血管畸形等。在肌肉骨骼系统，临床主要应用于膝关节病变，如半月板病变、膝交叉韧带和侧副韧带病变、关节软骨病变以及滑膜病变。此外，亦可用于诊断股骨头坏死以及骨与软组织肿瘤。但是 MRI 检查和诊断也有一定的缺点，主要包括 MRI 速度慢；MRI 不能像 CT 一样一次采集迅速完成三维重建；MRI 对钙化不敏感；MRI 有来自设备、人体的运动和金属异物的伪影；MRI 检查有禁忌证，对危重患者的应用受限制，少数患者有幽闭恐惧症。

3. **脊柱和脊髓的正常 MRI 表现**

(1) 脊椎：椎体的信号主要由骨髓中水分、脂肪比例及缓慢血流所产生。椎体边缘的骨皮质在 T_1 和 T_2 加权上呈低信号；黄骨髓在 T_1W_1 上为中等信号，基本上与皮下脂肪信号类似，在自旋回波序列（SE）T_2W_1 上为中等信号，而在快速 SE T_2W_1 上为高信号；黄骨髓在脂肪抑制技术上为低信号强度。在梯度回波成像上，脂肪信号强度随骨小梁数量多少而变化，增强 MRI 检查中，黄骨髓信号强度无变化。

红骨髓在 T_1W_1 的信号强度低于黄骨髓，但一般高于椎间盘的信号强度。在 SE 及快速 SE T_2W_1 上，红骨髓信号强度轻度低于黄骨髓，但差别不如 T_1W_1 明显。在脂肪抑制 SE、快速 SE T_2W_1 和短反转时间反转恢复序列像上，红骨髓为中等信号强度，相对高于黄骨髓的信号强度。在梯度回波成像上，红骨髓信号强度依据回波序列特征而异。在 T_1W_1 上，成人很少发现注射 Gd-DTPA 对比剂红骨髓强化的现象，但在部分儿童和婴儿，椎体骨髓可有广泛且明显的信号增高。红骨髓的分布和成分与年龄和性别有关。红黄骨髓的转变是一个动态的生理变化过程。出生以后椎骨的红骨髓被黄骨髓逐渐替代，2 个月以上的婴儿骨髓（以红骨髓占主导）集中分布于上、下部分，在 T_1W_1 上多低于或等于肌肉或椎间盘信号，随着年龄的增长，信号强度也进行性增高，这反映生理上骨髓脂肪组织进行性增多的现象。

(2) 椎间盘：由髓核、纤维环、上软骨板和下软骨板（厚度约为 1mm）所构成。上下软骨板紧贴于椎板上下面。在 T_1 和 T_2 加权像上呈低信号，纤维环为围绕于髓核周围的纤维软骨，前部较厚，后外侧较薄。由于椎间盘后缘和后纵韧带均在 T_1、T_2 加权像上呈低信号，因此椎间盘外纤维环与后纵韧带往往难以区分。髓核为胶冻状物质，含水分、胶质蛋白和糖蛋白，内纤维环则以 IV 型胶原蛋白为主，因此，髓核和内纤维环在 T_1W_1 呈低信号，而 T_2W_1

上均呈高信号,两者难以区分。髓核的水分随着年龄的增长而减少,在 T_2W_1 上信号强度逐渐减弱,且信号的减弱多从中心向周边延伸发展。值得注意的是,成人椎间盘中央可见一横行低信号带,以 T_2W_1 明显,有学者认为是折入的纤维环组织造成的,属于正常现象,也有学者认为与椎间盘的开始退变有关。

4. MRI 对脊柱疾病的诊断意义

(1) 对骨性组织的判定:MRI 在获取脊椎的三维结构的同时,还可以从矢状面、冠状面及横断面观察椎管内外解剖状态的变异,如椎管的矢径、椎体后缘的骨质增生、髓核的突出与脱出、骨折的形态、骨折片的位移以及局部有无炎症或肿瘤等,使人一目了然。

(2) 对脊髓组织的判定:与其他检查相比,更有意义的是 MRI 可以早期发现脊髓组织本身的病理及生化改变。这主要是由于灰质中的氢几乎都存在于水中,而在白质内却有相当数量的氢包含在脂质内,根据此种差异,当脊髓本身发生病变,如脊髓损伤、变性、空泡形成,很容易检查出来。

(3) 对椎间盘突/脱出症的判定:由于 MRI 可以清晰地在图像上显示出髓核的位置、移动方向及大小等,可以使椎间盘突/脱出症及时获得明确诊断,从而有利于治疗方法的决定与手术方法的选择。

(4) 对椎旁软组织的判定:当因各种原因(如术后)椎管周围有炎性反应及脓肿形成时,利用 T_1 值升高这一特性,可以清楚地反映出感染的范围及程度。

(5) 其他:MRI 尚可用于对肿瘤组织的普查,对与血供及血流相关某些疾患的判定等,均具有其自身的特点。

1) MRI 在骨伤科的应用目前主要是通过骨与其周围软组织如肌肉、脂肪、肌腱等组织间信号强度的对比来显示骨的轮廓。软组织的 MRI 显像对比明显,所以还可用来检测膝关节交叉韧带、滑膜肥厚、软组织肿瘤、原发性的肌肉疾患等。某些骨肿瘤和炎症时的持续时间增长,可对这类疾病的诊断和判断疗效有帮助。

2) MRI 是直接显示椎间盘和四肢关节详细结构的一种检查方法,能用于椎间盘突出等矫形外科领域。对骨髓的显像则更是 MRI 技术的一个独到之处。用它检查可以了解骨髓的供血和转移癌的情况。通过显示变化了的 T_1 信号,可以使向骨髓供血减少的情形成像;显示的骨髓分布有利于诊断血液病及转移到骨髓的肿瘤病灶,选择骨髓穿刺部位,观察骨髓的走行。因此,在诊断肿瘤与外伤骨髓病方面,当可成为一种新的有效方法。

四、放射性核素显像

放射性核素显像是利用亲骨性放射性核素及其标记物注入机体在骨骼和关节部位凝聚的方法,通过扫描仪或 γ 照相机探测,使骨和关节在体外显影成像,以显示骨骼的形态、血供和代谢情况。因此,对于各种骨伤科疾病的诊断、检测和疗效观察具有重要价值。应用新的显像技术,如单光子发射型计算机,将放射性核素显像与 CT 的三维成像技术结合在一起,可以显示不同层面内放射性核素的分布图像,不仅能清晰显示形态学异常,而且能显示脏器的局部血流量、血容量、氧与葡萄糖代谢等生理生化改变,对判断各类疾病的早期代谢障碍有重要价值。目前全身主要脏器几乎皆可实现放射性核素显像。因为放射性核素显像灵敏度高,该检查主要适用于:恶性骨肿瘤,用以判断病变的边界和跳跃病灶,寻找和排除全身其他部位的恶性肿瘤有无骨转移,以帮助疾病分期和确定治疗方案;临床疑为急性骨髓炎而X线检查正常者;观察移植骨的血供和成骨活性;观察股骨头的血供情况等。其次适用于诊断各种代谢性疾病和骨关节病;诊断应力性骨折;判断骨折是否为病理性;放射治疗照射野的确定;估计骨病治疗的疗效;椎体压缩骨折时间的估测;鉴别非风湿性疾病引起的血清碱性磷酸酶升高;确定骨病区范围等。

放射性核素显像分为阳性显像和阴性显像。阳性显像是以放射性浓集来显示病变。阴性显像则是以放射性的异常稀疏或缺损来表示病变的存在。显像分静态和动态,前者以观察形态为主,后者将形态与功能的观察结合起来。放射性核素显像广泛应用于恶性肿瘤的骨转移和代谢性骨病的诊断、急性骨髓炎和蜂窝织炎鉴别诊断,以及植骨成骨活性的观察。

1. **正常骨显像**

(1) 全身骨骼放射性呈对称性分布。

(2) 脊柱因有生理弯曲的存在,前后位骨显像时,重力作用使显像剂聚集于颈椎下端和腰椎下端,肩胛骨下角、双侧胸锁关节及骶髂关节处放射性增加。

(3) 扁平骨、长骨干骺端较长骨骨干显像清晰。

2. **异常骨显像**

(1) 全身骨骼中出现非对称性分布,表现为有异常浓集区或降低区。如恶性肿瘤骨转移,可出现多个孤立病灶,多表现为放射性增高。骨显像较X线检查能更早期地发现原发或转移性骨肿瘤,并能发现X线检查不能发现的病灶。动态观察病灶的放射性物质浓度可用于评价治疗效果。

(2) 骨外软组织显像:软组织内有炎症、钙化或出现某些软组织肿瘤时可有放射性增高。

放射性核素显像在骨伤科的应用主要有骨肿瘤、转移性骨肿瘤、急性血源性骨髓炎、移植骨成活的判断,诊断股骨头缺血性坏死、骨折(如应力性骨折、病理性骨折、延迟愈合甚至不愈合)、骨代谢性疾病;其次还用于类风湿关节炎、骨关节炎、人工关节显像等,对深部不易诊断的骨关节炎、早期化脓性关节炎等有很高的灵敏度。

五、超声检查

应用于医学影像检查的超声频率范围是2~10MHz。超声在介质中传播的过程中,遇到不同声抗的界面,声能发生放射折回。超声仪将这种声的机械能转变为电能,再将这种电信号处理放大,在荧光屏上显示出来。骨科临床常用的超声检查有B型超声诊断法,即显示为灰度不同的光点,进而组成图像;D型超声诊断法,即显示超声的多普勒效应所产生的差频时。超声检查是一个无损伤的检查法,在骨伤科主要应用于椎管的肿瘤、黄韧带肥厚、腰椎间盘突出症和椎管狭窄症;帮助诊断骨肿瘤(特别是恶性骨肿瘤)的大小、部位、范围和性质等;关节积液、膝关节半月板损伤、肩袖撕裂、化脓性关节炎、骨髓炎和骨关节结核等的检查;还可用于先天性髋关节脱位、幼儿股骨颈前倾角测定、外伤性肌腱断裂、髌骨半脱位、膝关节滑膜嵌顿等的诊断。

六、骨密度测定

骨密度,全称为骨骼矿物质密度,是骨质量的一个重要标志,反映骨质疏松程度,也是预测骨折危险性的重要依据。由于测量仪器的日益改进和先进软件的开发,使该方法可用于不同部位,测量精度显著提高。除可诊断骨质疏松症之外,尚可用于临床药效观察和流行病学调查,在预测骨质疏松性骨折方面有显著的优越性。目前临床常用的主要是双能X射线吸收法(DEXA),其次还有定量CT(QCT)、骨超声和生化检查法等检查技术,其中以DEXA、超声波法应用最为普遍。DEXA通过X射线管球经过一定的装置获得两种能量,即低能和高能光子峰。此种光子峰穿透身体后,扫描系统将所接受的信号送至计算机进行数据处理,得出骨骼矿物质含量。该仪器可测量全身任何部位的骨量,精确度高,对人体危害较小。DEXA测量结果的准确性与精确性高,临床上主要应用于对代谢性骨病的评价;建立骨质疏松症的诊断并预测其严重性;观察治疗效果或疾病的过程。

第四章

骨伤科常用手法技能

第一节　骨折治疗手法

骨折治疗手法一般是指以《医宗金鉴·正骨心法要旨》外治法中的"摸、接、端、提、按、摩、推、拿"八法为基础而发展形成的"正骨八法"。

一、手摸心会

手摸心会是在骨折整复前后，必在患处仔细触摸，先轻后重，由浅入深，从远到近，两头相对，以了解骨折移位的情况及整复结果。

二、拔伸牵引

拔伸牵引是正骨八法中的重要步骤，也是整复骨折、脱位的基本手法，主要作用是克服肌肉抗力，矫正重叠移位，恢复肢体的长度。按照"欲合先离，离而复合"的原则，开始牵引时，肢体先保持在原来的位置，沿肢体纵轴，将远、近骨折段对抗牵引，然后按照正骨步骤改变肢体的方向，持续牵引。牵引力的大小因人而异，小儿、老年人及女性患者，牵引力不能太大；反之，青壮年男性患者肌肉发达，须用大力。对肌肉丰厚的患肢如股骨干，则应结合骨牵引。但肱骨干骨折，虽然肌肉比较发达，在麻醉下重叠移位比较容易纠正，因而不能用力过大而导致断端分离。

三、旋转屈伸

旋转屈伸主要矫正骨折断端间的旋转及成角。接近躯体的近侧骨折段位置不易改变，而远侧骨折段因已失去连续，故可移动。在牵引下将骨折的远端或旋转或屈伸，使其与近侧骨折段方向一致，用远端对近端，将骨折的远近两端恢复到正常轴线上，使成角畸形得以矫正，重叠移位也易于克服。如伸直型肱骨髁上骨折须在拔伸牵引手法下屈曲，屈曲型则须伸直。多轴性关节,如肩、髋关节附近的骨折,一般在 3 个平面上移位(矢状面、冠状面及水平面),复位时要改变几个方向,才能将骨折复位。如肱骨外科颈内收型骨折复位时,牵引方向是先在内收内旋位,而后外展,再前屈上举过顶,最后做向内旋转动作,然后用手指扣紧骨折端,防止再次移位,把上举的肩关节慢慢落下,方能矫正骨折断端的嵌插重叠、向外向前成角及旋转移位。总之,骨折断端最常见的 4 种移位(侧方移位、重叠移位、成角移位、旋转移位)经常是合并发生的。所以,在拔伸牵引下,为矫正旋转及成角移位而必须应用旋转屈伸或外展内收手法。

四、端挤提按

端挤提按又称提按端挤或端提捺正,主要用于纠正侧方移位。侧方移位可分为前后侧(即上下侧)和内外侧(即左右侧)移位,前后侧移位以提按手法为主,内外侧移位用端挤手法。操作时,术者借助掌、指分别置于骨折断端的前后、左右,用力挤压,迫其复位。手法应用力适当,方向明确,部位确实,着力点稳固。术者的手指与患部皮肤要紧密相贴,透过皮下软组织而直接作用于骨折断端,切忌在皮肤上来回摩擦。

五、摇摆触碰

摇摆触碰主要用于横断骨折、锯齿型骨折和短斜形骨折,纠正其尚存的裂隙。术者可用双手固定骨折部,由助手在维持牵引下稍稍左右或上下摇摆骨折远端,待骨折断端骨擦音逐渐变小并消失后,骨折断端即紧密吻合。横断骨折易发生于骨骺端松、密质骨交界处。骨折复位固定后,可用一手固定骨折部位的夹板,另一手轻轻叩击骨折的远端,使骨折部紧密嵌插,复位后更加稳定。

六、按摩推拿

按摩推拿主要用于调理骨折周围的软组织,使受扭曲的肌肉、肌腱随着骨折复位而得以理顺,对关节附近的骨折更为重要。操作时手法要轻揉,按照肌肉肌腱的走行方向自上而下进行。

七、夹挤分骨

夹挤分骨主要用于纠正并列骨的骨折,如尺桡骨双骨折、胫腓骨双骨折,骨折段因骨间肌或骨间膜的收缩而互相靠拢。复位时,应以两手拇指及示、中、环三指,由骨折部位的掌背侧夹挤骨间隙,使靠拢的骨折断端分开,远近骨折段相应稳定,并使双骨折就像单骨折一样一起复位。

八、折顶回旋

折顶回旋用于横断或锯齿形骨折。若患者肌肉发达,牵引力量不够而不能完全矫正重叠移位时,用折顶手法。术者两拇指用力按压突出的骨折端,加大骨折端原有成角。依靠拇指感觉,估计远近断端的骨皮质已经相连,而后骤然反折。反折时环抱于骨折段的四指将下陷一端猛一上提,而拇指仍然用力将突出的骨折另一端继续向下推,用力大小以原来重叠移位的多少而定。单纯前后方重叠移位者,正位折顶;同时有侧方移位者,侧向折顶。此手法多用于前臂。

回旋手法多用于骨折断端之间有软组织嵌入的股骨干骨折或肱骨干骨折或经过不正确处理造成背向移位的斜面骨折。有软组织嵌入的横断骨折,须加重牵引,使两骨折端分离,嵌入的软组织常可自行解脱,而后放松牵引。术者两手分别握住远、近骨折段,按原来骨折移位的方向逆向回旋,导引断端相对,从断端触碰音的有无和强弱来判断嵌入的软组织是否完全解脱。

背向移位的斜面骨折,虽大力牵引亦不能使断端分离,必须参照受伤原理,判断背向移位的路径,以骨折移位时的相反方向,施行回旋手法。回旋时,必须谨慎,以免损伤血管、神经。如感觉有软组织阻挡,即应改变回旋方向,使背对背的骨折断端变成面对面后,再整复其他移位。

第二节　脱位治疗手法

脱位也称为脱骱、脱臼或脱膠,是指组成关节的各骨的关节面失去正常的对合关系。脱位可分为先天性、外伤性、病理性和习惯性脱位。如按脱位程度来分,可分为半脱位和全脱位。如按脱位的时间来分,可分为新鲜脱位和陈旧性脱位(指脱位时间超过 3 周者)。脱位的关节必须进行复位,以恢复其功能,整复脱位的手法谓之"上骱""上膠"。脱位治疗手法属正骨手法的一个组成部分,关节脱臼的治疗手法与骨折断裂的治疗手法不尽相同。《伤科汇纂》云:"上膠不与接骨同,全凭手法及身功,宜轻宜重为高手,兼吓兼骗是上工,法使骤然人不觉,患如知也骨已拢。"突出强调了拔伸的牵引力量与手法的灵活性。脱位治疗手法所用力量的大小,需要根据关节脱臼部位的筋肉痉挛性收缩与僵硬程度决定,再配合敏捷灵活的手法技巧,是脱位治疗手法的关键。对于陈旧性脱位,则需先用熏洗药物熏洗局部,并用理筋手法按摩舒筋数日,再行整复手法。陈旧性关节脱位因时日已久,筋肉痉挛僵硬较重,所用的力量比新鲜的脱臼要相对大一些。

一、手摸心会

手摸心会是指通过手法仔细触摸,辨明脱臼是全脱位、半脱位、后侧方移位等,做到了然于胸。

二、拔伸牵引

拔伸牵引是整复脱臼的基本手法,在整复手法中很重要。要按照"欲合先离""离而复合"的原则进行拔伸牵引。

在四肢关节脱位时,杵骨头从关节臼中脱出,欲将其复位,必须克服肌肉的痉挛性收缩,故拔伸牵引必不可少,在《伤科汇纂》中称为"拉""拽"。在脱位治疗手法治疗时,还可应用布带协助牵拉,或借助脚蹬、手拉足蹬同时进行。此外,还可借助自身重量,进行悬吊牵引。

三、屈伸收展与旋转回绕

当肩、髋等关节脱臼后,杵骨头常被关节周围的关节囊、肌腱、韧带等软组织卡住或锁住,越拉越紧,不易拔伸。这时需采用屈伸收展与旋转回绕,两法可使其循原路复位。收展即内收、外展,在行脱臼复位手法时,与拔伸牵引及旋转回绕关系极为密切。操作时,常一面拔伸,一面外展,一面旋转,一面内收,数法复合应用,尤对陈旧性关节脱臼极为重要。

四、端提捺正

端提捺正是端、提、挤、按法的综合应用,是各种脱臼复位时的重要步骤,常与拔伸牵引配合。脱臼复位时,对于力学原理非常考究,如杠杆作用、力点、支点、力臂等,端提捺正都应加以考虑。早在《仙授理伤续断秘方》中就有利用椅背协助脱臼整复的记载。目前常用的有膝顶复位法及杠杆上骱法。

第三节 理 筋 手 法

理筋手法即伤科治筋手法,由推拿按摩手法组成,是治疗软组织损伤的主要方法。其作用为活血散瘀,消肿止痛;舒筋活络,解除痉挛;梳理经络,整复错位;松解粘连,通利关节;通经活络,祛风散寒。

一、常用理筋基本手法

1. **按揉** 按,是用拇指或示指、中指的指腹或用手掌的大、小鱼际肌部位,接触肢体表面的特定部位或穴位进行按压。用力大小应视病情需要和患者耐受程度而定。揉,是指在按的基础上,不离原位或左或右旋转揉动,揉时应用腕力。临床上按、揉手法往往同时合并使用。点穴按揉或小面积按摩常用指,大面积按揉常用掌,能散瘀结、调气血、解痉止痛,新伤、陈伤、劳损等都可用,常作为一个治疗方案或数种理筋手法合用时的第一步。

2. **推摩** 推,是用指或手掌大、小鱼际部,平稳地置于肢体表面,稍加按压之力,缓缓向上下或左右推动。摩,是在推的基础上摩动、滑擦,较推法用力略小、速度稍快。两手法亦常常配合使用。下推则上摩,上推则下摩,面积小用指推摩,面积大用掌推摩。推摩手法,要求有刚有柔、刚柔并重,体表感觉轻柔,内里力量刚劲,并非在表皮摩来擦去。该手法可舒筋活络、通经散结、散风祛寒,是治疗各种软组织损伤的常用手法,特别对陈旧性损伤和劳损效果更佳。

3. **捏拿** 捏拿是用拇指与示指、中指、环指相对,捏住筋肉稍提起,然后放松的手法。捏时应稍加用力,指劲要柔韧,提时只有上提之意,并非将筋肉提起。放松时手指不要离开体表皮肤。捏拿时应顺筋肉的走行方向,从上而下依次进行。捏拿法能解痉、疏通气血,常用于四肢及颈项部的陈旧性软组织损伤和劳损。急性损伤若用捏拿手法应轻柔。

4. **拨筋** 拨筋是用拇指或示指、中指、环指按于筋肉的一侧,顺筋肉走行的垂直方向用力弹拨筋肉,反复进行,并自筋肉一端依次向另一端弹拨,用力大小应视病情与患者耐受程度而定。拨筋法可起顺筋、解痉、松解粘连的作用。多用于陈旧性伤损和慢性劳损,四肢关节部及颈、背、腰、臀等部位均可应用。

5. **转摇** 转即旋转和环转;摇即摇摆晃动。转摇是用手握住患者肢体,使其在某一个方向或几个方向上旋转和摆动,进而环转运动的手法。用于肢体各关节部位,使关节在生理活动限度之内做某种运动,以恢复正常的活动范围。

转摇手法应轻柔、循序渐进,活动范围由小到大,转摇的次数应由少到多,以不引起剧痛为原则。转摇时关节部最好用一手握持,以起保护和体察作用。转摇手法主要用于治疗肢体大关节部位的急性损伤、陈旧性损伤及劳损,能舒筋解痉、松解粘连、滑利关节、恢复关节的生理活动范围。疑有肌肉、韧带、肌腱断裂者禁用。

6. **屈伸** 屈伸是使关节做被动屈伸活动的手法。操作时,术者一手握住患者关节部位,一手握住肢体远端稍加拔伸之力,在其生理活动范围内,缓慢轻柔地做屈伸活动。屈伸活动度由小到大,达到一定活动度时,在患者能耐受的情况下,猛力做一次屈伸动作,以活动错缝关节或松解粘连、恢复最大生理活动范围。

屈伸手法的作用与转摇大致相同。但只有肩、髋和脊柱等能做旋转运动的关节,才使用转摇手法。而屈伸手法,则只适用于肘、膝、踝等以屈伸运动为主的关节。

7. **斜扳** 斜扳为颈、腰部的常用理筋手法。以腰部为例,患者侧卧,一腿在下取伸位,一腿在上取屈曲位。术者立于患者背侧,一手置于患者臀部高处,一手从患者肩背部绕至腋部,两手反向用力进行推扳数次,活动范围逐渐加大,并嘱患者全身放松,至最大活动度时,做一次超过最大活动范围的推扳动作,此时往往能听到清脆的响声。必要时可再改换患者为对侧卧位,术者换手再做对侧斜扳。腰部斜扳亦可由两人操作,患者卧法同前,术者分别立于两侧,一人将两手同时置于臀部,另一人将两手同时置于肩部进行推扳。做推扳时必须动作协调一致,因两人操作,尤其须防止用力过猛。斜扳手法用于颈部扭伤、落枕、腰部扭伤、腰椎后关节紊乱症、腰部劳损等,可松解痉挛,活动关节,使关节恢复功能。有时也需和其他手法配合应用。

8. **叩击** 叩击是用手掌或小鱼际部或拳叩击所伤部位的体表,自上而下,或自左而右反复叩击,稍微用力;太轻不起作用,但过重会产生疼痛或震动不适,要求叩击时要"蓄力收提",击于体表的时间短暂,以患者感觉舒适为度。叩击手法多用于陈旧性损伤和劳损,且肌肉丰满的部位较适宜。能舒筋解痉、疏通气血,常和其他理筋手法配合运用,新鲜损伤则不宜使用。

9. **滚法** 滚法是用手的小鱼际尺侧缘及第3、4、5掌指关节的背侧,按于体表,利用腕力和前臂的前后旋转,反复滚动(掌指关节与指间关节半屈位),顺着筋肉的走向,自上而下或自左而右,按部位顺序操作。力的大小需根据病情和患者的耐受程度及部位而定。

筋肉薄弱处宜轻,筋肉丰满处宜重,新伤宜轻,体壮宜重。滚法常用于陈旧性损伤和急性劳损,面积大的部位如肩、背、腰、臀等更为适宜,用以舒筋活血、疏通经络、祛风散寒、解痉止痛。

10. 搓法 搓法是两手掌相对,自然按于患者肢体两侧,如环抱状,来回搓动,顺筋肉走行的方向,自上而下,反复数遍。两手对挤的力量视部位与病情而定,一般不宜过大,动作应轻快、柔和、协调,且嘱患者尽量放松筋肉。搓法常用于四肢及腰部损伤,对于缓解肌肉痉挛与紧张效果较好,多用于其他理筋手法后的调理。

11. 牵法 牵法是术者用手握住患者肢体远端向远端牵拉(常由助手配合同时进行反向牵引),同样需要嘱患者放松肌肉。牵引时,力量需要持续、逐渐加大。牵引力量的大小和持续时间的长短,需根据病情需要和部位而定。肌肉丰满部位牵引力应稍大,时间也应较长。牵法主要用于腰部的陈旧性损伤和劳损。许多手法若能在持续牵引下进行,则效果更好,如推摩、转摇、滚法等;而有的手法如抖法则必须在牵引下进行。牵法的作用有舒筋解痉、拉开粘连、解除嵌顿等。新鲜损伤应慎用以免加重病情。

12. 抖法 抖法是术者用手握住患者肢体远端,在向远端牵拉的基础上,将肢体做快速的上下或左右抖动,反复多次,抖动幅度由小到大。抖法同样应由助手协助做反向牵引。抖法的用力大小由部位决定,大关节和肌肉丰满部位抖力应大。抖法主要用于四肢和腰部,作用、适应证与牵法相似,且与牵法有相辅相成的作用。

二、理筋手法的实施注意事项

1. 在施行理筋手法之前,必须充分了解病情,以明确诊断,并制订出具体的治疗方案,其中包括手法的先后次序、力量的大小和时间等。

2. 在施行理筋手法之前,应做好充分准备,包括患者的合适体位,助手的配合和患者本身的配合。

3. 在施行理筋手法时,应先洗手。除患者面部以外,操作部位最好盖上治疗巾,在巾外做手法操作。初次治疗,手法宜轻、宜简。年高体弱患者尽可能采用卧位。

4. 理筋手法操作应做到刚柔相济,繁简适中。其强度一般应以患者诉说有发热感、松快感为度,若发现有头晕、面色苍白、出冷汗和恶心、呕吐等,应立即停止手法操作,使患者平卧并适当放低头部。

5. 年老、体弱者和妇女妊娠期应禁用或慎用理筋手法治疗,尤其对老年性骨质疏松症、高血压患者和妊娠3个月左右的妇女应绝对禁用手法。

6. 疑有或已确诊为软组织肿瘤、骨关节结核、骨髓炎,以及血友病、风湿性关节炎的活动期等,应绝对禁用手法。

7. 创伤局部有炎症,皮肤有开放性伤口,肌腱或韧带有大部分或已完全断裂,也应绝对禁用理筋手法。

8. 精神病患者不适宜用理筋手法治疗。

第四节　天池伤科流派特色手法

一、二步十法治疗腰椎间盘突出症

1. 术前准备

（1）手法前嘱患者排空大小便，脱去外衣，仅着单薄内衣，解去腰带俯卧在按摩床上，小腿部垫枕，背部盖上按摩巾，两臂自然地平放身旁，在十分舒适并使肌肉放松的体位下施行手法。

（2）术者不能用出汗的手进行操作，否则会影响效果。

（3）术者的位置要站在患者俯卧位的左侧，运用轻而不浮，重而不滞，稳而且准的手法，循序渐进地施术。

（4）医患之间都必须建立信心，密切配合，否则影响疗效。

（5）凡疑有脊柱其他疾患（如骨折、结核等），高热、高血压、严重皮肤病、心脏病，以及妇女妊娠或行经期皆不宜施行手法。

2. 推拿手法及步骤

（1）第一步运用按、压、揉、推、滚 5 个轻手法。

1）按法：术者以两手拇指掌面侧（指腹）自患者上背部沿脊柱两旁足太阳膀胱经的第 2 条经线，由上而下地按摩至腰骶部，连续 3 次。

2）压法：术者两手交叉，右手在上，左手在下，以手掌自患者第 1 胸椎开始沿棘突（即督脉）向下按压至腰骶部，左手于按压时稍向足侧用力，连续 3 次。

3）揉法：术者单手虎口张开，拇指与中指分别置于患者两侧肾俞穴，轻轻颤动，逐渐用力。

4）推法：术者以两手大鱼际，自患者下腰部中线向左右两侧分推。

5）滚法：术者用手背或手背掌指关节的突出部，沿患者足太阳膀胱经的 2 条经线，自上而下滚动，至腰骶部时稍加用力，患侧滚至足跟部，反复 3 次。

（2）第二步运用摇、抖、扳、盘、运 5 个重手法。

1）摇法：术者两手掌置于患者腰臀部，推摇患者身躯，使之左右摆动，连续数次。

2）抖法：术者立于患者足侧，以双手握住其双踝，用力牵伸与上下抖动，使患者身体抖起呈波浪形动作，连续 3 次。

3）扳法：分俯卧扳法和侧卧扳法，俯卧扳法又分扳腿法和扳肩法。

俯卧扳腿法：术者一手按压患者第 3、4 腰椎，一手托对侧膝关节，使关节后伸至一定程度，双手同时相对交错用力。恰当时可听到弹响声，左右各做 1 次。

俯卧扳肩法：术者一手按压患者第 4、5 腰椎，一手扳起对侧肩部，双手同时交错用力，左右各做 1 次。

侧卧扳法：患者侧卧，健肢在下伸直，患肢在上屈曲。术者立于患者腹侧，屈双肘，一肘放于患者髂骨后外缘，一肘放于患者肩前（与肩平），相互交错用力。然后换体位，另侧再做 1 次。

4) 盘法:分为仰卧盘腰法与侧卧盘腿法。

仰卧盘腰法:患者仰卧,屈膝屈髋。术者双手握其双膝,使贴近胸前,先左右旋转摇动,然后推动双膝,使腰、髋、膝过度屈曲,反复做数次;继之以左手固定患者右肩,右手向对侧下压双膝,扭转腰部;然后换右手压患者左肩,左手向相反方向下压双膝,重复1次。

侧卧盘腿法:患者侧卧,健肢在下伸直,患肢在上屈曲。术者站于患者腹侧,一手从患肢下绕过按于臀部,前臂托拢患者小腿,以腹部贴靠于患者膝前方,一手握膝上方,前后移动躯干,使患者骨盆产生推拉动作,带动腰椎的活动;然后嘱患者屈髋,使膝部贴胸,术者一手向下方推屈膝部,一手拢住臀部,以前臂托高患肢小腿,在内旋的动作下,使患肢伸直。

5) 运法:术者以左手握患者膝部,右手握其踝部,运用徐缓加提的运动手法,使患肢做屈曲伸展逐渐升高和略行拔伸的动作,运展的时间稍持久为好。

手法后,患者卧床休息30分钟。每天可有规律地做腰背肌锻炼;避免在腿伸直姿势下搬取重物,以防扭伤腰部,引起病情加重或复发;汗后避风冷,预防感冒。

【按语】

手法治疗腰椎间盘突出症的机制,是建立在卫气营血、经络学说的基础上的。中医学认为,人之生存,必须依赖于气血,举凡脏腑经络、骨肉皮毛,都必须由气血来温煦濡养。经络是人体气血循行的路线,内联脏腑,外达肌表,贯通而网络整个机体。换言之,即经络在人体是无处不达的。《灵枢·邪气藏府病形》说:"经络之相贯,如环无端",使气血周流不息,维持阴阳平衡,内外相互协调,气血不和则病变丛生。《素问·血气形志》说:"经络不通,病生于不仁,治之以按摩醪药。"说明经络气血滞而不宣,病生麻木不仁,宜用推拿和药酒宣通经络,使气血周流,其病可愈。

就腰椎间盘突出症的临床症状来看,该病属于腰背部"督脉"和"足太阳膀胱经"气血运行失调所致。然本病又多有外伤史者,《诸病源候论》说:"伤损于腰而致痛也,此由损血搏于背脊所为"。基于上述理论,运用手法治疗,使经络气血得以宣通,则骨正筋柔,其痛自止。正如《医宗金鉴》所说:"按其经络,以通郁闭之气,摩其壅聚,以散瘀结之肿,其患可愈。"

又据腰椎间盘突出症乃椎间盘突出物压迫脊髓神经根为其主要因素,只行一推一拿之法,对本病之治尚恐有所不及,因而用摇、抖等重手法,可以改变病变椎间盘的位置,加宽椎间隙,利用纤维环外层及后纵韧带的张力,逼使突出的椎间盘还纳。再通过扳、盘等重手法,以分离粘连及受压的神经根,特别是侧扳手法,可使上、下两椎体相互旋转、扭错,将突出物带回原位或变小,乃治其根本之法。

二、三步八法治疗腰椎间盘突出症

1. **术前准备** 禁食水,排空大小便。准确定位,作好标记。术前30分钟注射阿托品0.5mg。

2. **麻醉** 将硫喷妥钠1g溶于40ml注射用蒸馏水,由静脉缓慢注射。在患者达到麻醉三期一级时施行手法。

3. **推拿手法及步骤**

(1) 手法第一步(患者仰卧位)

1) 对抗牵伸法:助手一人固定患者两侧腋部,另一助手与术者各握持踝关节上部,进行对抗性逐渐用力牵伸。此法重复 3 次。

2) 屈膝屈髋按压法:术者将患者髋、膝强度屈曲,并用力向后外方顿挫性按压。

3) 屈髋牵张法:使患肢做直腿抬高达 90°,助手在抬高的足底前部做背屈动作 3 次。

上述 2)、3)两法双侧交替进行。

(2) 手法第二步(健侧卧位)

1) 腰部推扳法:患肢在上,屈曲位,健肢在下,微屈位。术者在患者身后,双手扶持患者臀部,助手在患者身前,双手扶持患者肩胸部,二人协同向相反方向做推和扳的动作,使患者腰部获得充分旋转活动。推和扳要重复 3 次。

2) 患侧腰髋引伸法:术者一手拇指用力按压患者腰椎旁压痛点;另一手握持患者大腿下端,将患者小腿置于术者肘关节上部,将患肢外展 40°,拉向后方,使腰髋过伸 30° 左右。此时配合拇指在上述部位进行顿挫性按压,随之做屈膝屈髋活动,如此交替进行,重复 3 次。

(3) 手法第三步(俯卧位)

1) 对抗牵伸法:同仰卧牵伸法。当牵伸时,术者在患者腰部痛点做揉、按、压等手法。此法重复 3 次。

2) 双侧腰髋引伸法:助手将患者两下肢抬高 45°,进行椭圆形晃动,术者双手拇指按压腰部压痛点,进行弹性顿挫性按压。此手法 1 次即可。

3) 单侧腰髋引伸法:术者一手拇指用力按压于腰椎旁压痛点;另一手握持患肢,抬高到腰髋过伸状态,并做髋关节回旋动作,左右交替施行各 3 次。

4. 术后处理

(1) 术后,患者立即卧床,嘱在 4 小时内不准翻身活动,4 小时后可以翻身,但不能坐起或离床活动。卧床 5 天后,可逐步进行有规律的腰背肌锻炼(在医护人员指导下进行)。

(2) 离床后需石膏腰围固定 1 个月。拆除石膏后,继续加强腰背肌锻炼,可随时扎宽腰带,或戴宽腰围子保护,以巩固疗效和防止再损伤。

(3) 术后 1 个月以后观察疗效不显著者,可重复施行推拿术。

【按语】

治疗腰椎间盘突出症的二步十法和三步八法,虽都治疗同样的疾病,但在具体的应用上,却又各不相同。二步十法,手法轻,无须麻醉,仅术者一人(或用一助手协同),多次手法完成治疗;可应用于各类腰椎间盘突出症,若能按手法要求,分步骤、依次循序进行,疗效多能满意。而三步八法,手法重,在麻醉下,需要助手多人协同操作,一次手法完成治疗,对病势急、病情重者尤为适宜;对病程长、久治不愈、神经根已粘连者,疗效亦佳。三步八法对于中央型腰椎间盘突出症禁用。

三步八法的整个操作与二步十法的后 5 个手法的作用相仿,不过其手法较重,着力较强,对分离粘连和受压的神经根作用较大,同时手法第二步中"腰部推扳法"使上、下两椎体互相旋转扭错,使突出物带回原位或变小。而"双侧腰髋引伸法""单侧腰髋引伸法"与"患侧腰髋引伸法"意义相同,只是患者的卧位不同,使脊椎间隙拉宽的程度及方向也不同,但总的目的是使脊椎间隙前宽后窄,将还纳的椎间盘进一步移向前方,加强回缩效果。所以通过以上推拿手法后,大部分患者能伸腿平卧,腿痛或下肢感觉障碍解除或恢复正常。

即使病程较长的病例,多数也能取得上述效果。由此可见,上述两法之效应都很理想,临证可随机选用。

三、一牵三扳法治疗腰椎后关节紊乱症

1. 术前准备　患者俯卧于治疗床上,术者立于患者的足侧。或有一助手站在患者头顶上方处,拉着患者两腋部,与术者行对抗牵伸。

2. 手法

(1) 一牵:患者俯卧位,术者立于床旁床尾方向,以双手握住患者双踝上方,把双腿提起,使腰部后伸,缓缓用力牵伸(与助手行对抗牵伸),重复3次。

(2) 三扳

1) 一扳:患者俯卧位。

扳肩压腰法:术者一手以掌根按压患者第4~5腰椎,一手将肩扳起,与压腰的手交错用力。对侧再做1次。

扳腿压腰法:术者一手以掌根按压患者第3~4腰椎,一手将一侧大腿外展抬起,与压腰的手上下交错用力。对侧再做1次。

双髋引伸压腰法:术者一手以掌根按压患者第3~4腰椎,一手与前臂同时将双腿抬高,前后左右摇摆数圈,然后上抬双腿,下压腰部,双手交错用力。

2) 二扳:侧卧位。

腰部推扳法:患肢在上屈曲,健肢在下伸直,术者立其背后,双手扶持患者臀部,助手在前,双手扶持其胸背部,二人协同向相反方向推和扳,使患者腰部充分旋转。此法重复3次。

单髋引伸压腰法:术者一手用力按压患者腰部,一手握持患者大腿远端,并外展40°向后方位,使腰髋过伸30°左右,然后再做屈膝、屈髋动作。如此交替进行,重复3次。

3) 三扳:仰卧位。

患者屈髋屈膝,术者双手握其双膝,过屈贴近胸前,先做左右旋转活动,然后向胸部方向推动双膝,使腰及髋、膝过度屈曲,反复数次。

术后让患者平卧于治疗床休息30分钟再活动。

【按语】

腰椎后关节紊乱症又称"腰椎后关节微移位""腰椎后关节滑膜嵌顿",中医多称为"腰椎后关节错缝""弹背""闪腰"等。腰椎后关节紊乱症是指由于外力的作用,使腰椎后关节位置发生轻微改变,固定于某一特殊位置,并伴有腰部剧烈疼痛、活动障碍的疾病。

以前人们对该病的认识不足,大多以急性腰扭伤命名。随着医学的发展、相关认识的提高,现在已将其与急性腰扭伤区别开来,并独立命名。近来有学者认为,关节突关节错位与关节滑膜嵌顿是两种疾病。我们认为,腰椎后关节紊乱中几乎都伴有滑膜嵌顿,二者是一种疾病的两种病理变化,尤其在临床上很难区分,一般只要纠正了后关节的错位,滑膜嵌顿也就不复存在了,故似无区分的必要。

本病临床较常见,有学者曾在某地区农村调查发现患病率高于45%;多发生于青壮年,

男多于女；发病与职业有密切关系，特别是久坐、久立、长期持重、固定体位性工作、习惯性姿势不良及需要腰部运动的职业，如运动员、店员、司机及机关干部等易发生本病。

治疗本病首选"一牵三扳"手法，往往取得很好疗效，多数患者经治疗1~3次即可治愈。

四、点刺与揉滚推扳法治疗急性腰扭伤

1. **术前准备**　患者取坐位、仰头、张口。若发现患者上唇系带有粟米大小的硬结时，则选用三棱针1枚和1寸毫针1枚，常规消毒后施用。

2. **点刺法**　先用三棱针将上唇系带之粟粒大小的硬结刺破。然后将上唇捏起，用毫针刺水沟穴（针尖斜向上45°）。重刺激，留针30分钟，每10分钟捻转1次。针刺后嘱患者深呼吸，活动腰部。往往针后立见缓解疼痛及活动受限之功效。

3. **手法**

（1）揉法：术者单手张开虎口，拇指与中指分别置于患者两侧肾俞穴，轻轻颤动，逐渐用力。

（2）滚法：术者用手背掌指关节的突出部，沿患者足太阳膀胱经的经线自上而下滚动，至腰部时稍加力，直至下肢（患侧）足跟部，反复3次。

（3）推法：术者以两手大鱼际自患者腰骶部中线向左右两侧分推。

（4）扳法：术者一手用力按压患者腰部，一手握持患者大腿远端，并外展40°向后方，使腰髋过伸30°左右，然后再做屈膝、屈髋动作。

【按语】

急性腰扭伤，俗称"闪腰岔气"，是腰痛中最常见的疾病之一，多见于从事体力劳动者，或平素缺乏锻炼者。其发病急，症状重，往往影响人们的正常生活和工作。急性腰扭伤早期即进行治疗的效果较好，拖延诊治多会遗有长期腰痛，并难以取得理想的治疗效果。

治疗本病首选刘柏龄"一针法"，即点刺"暴伤点"（配刺水沟穴）。这是刘老临床多年的经验，效果非常理想可靠。急性腰扭伤患者大多在上唇系带上出现"暴伤点"。该点位于督脉循行路线的尾端。《难经·二十八难》记载：督为阳脉，起于前后二阴之间的会阴穴，上行合并脊柱之中，继而上行至风府穴入属于脑，又经过头顶的百会穴，由鼻柱之中间至上齿龈之龈交穴而出。"暴伤点"的出现，可能是由于腰扭伤后，行于腰部正中的督脉受到损伤。督脉总督一身之阳经，为"阳脉之海"，阳经受损，均可反映于督脉。经络受损，经气不利，影响气血的运行，循督脉上行传至唇系带（龈交穴）遂现"经结"即"暴伤点"。这种认识是否确切，有待进一步深入探讨。

点刺"暴伤点"有活血祛瘀、行气止痛之效，符合《内经》"菀陈则除之"的治疗原则。此外，《灵枢·终始》有"病在下者高取之"，《玉龙歌》曰："脊背强痛泻人中，挫闪腰痛亦可攻。"故配合针刺水沟穴亦增强疗效，而水沟穴隶属督脉，针刺水沟穴可以激发督脉之经气，并借以调节诸阳之气，使气血流畅，从而改善损伤局部的气血瘀滞状态，达到"通则不痛"的疗伤止痛目的。

治疗后，适当地卧床休息很重要，一则损伤组织的修复需要一定时间，二则可以防止日后复发或后遗慢性腰痛。本方法操作简单，见效快，治愈率高，患者易于接受，值得推广。

五、理筋八法治疗慢性腰肌劳损

1. **术前准备** 患者俯卧于治疗床上,充分放松腰部肌肉,术者立于患者俯卧位的左侧,以便于施术。

2. **手法** 理筋八法。

(1) 按法:术者以右手掌根置于患者腰背部,沿脊柱即督脉及两旁之足太阳膀胱经经线,自上而下按压至腰骶部,反复数次。

(2) 揉法:术者单手虎口张开,拇指与中指分别置于患者两侧肾俞穴,轻轻颤动,逐渐用力。

(3) 推法:术者以两手大鱼际,自脊柱中线(背及腰部)向两侧分推。

(4) 滚法:术者用手背或掌指关节的突出部,着于患者的皮肤上,沿背部足太阳膀胱经两条经线及督脉,自上而下滚动,直至腰骶部。

(5) 劈法:术者双手小鱼际劈打患者背部。

(6) 击法:术者用双手十指端叩击患者腰背部。

(7) 摇法:术者将双手掌置于患者腰臀部,推患者身躯,使之左右摇动。

(8) 晃法:患者取仰卧位,屈髋屈膝,术者双手握住其双膝,并屈膝贴近胸前,做环转摇晃。

【按语】

慢性腰肌劳损系指腰部积累性的肌肉、筋膜、韧带、骨与关节等组织的慢性损伤,是表现为慢性腰痛的常见病。从症状上看,它与腰肌纤维织炎等病相似,但在发病机制方面,有所区别。因对生活和劳动生产影响较大,故应积极进行预防和治疗。能够引起本病的原因很多,如长期从事持续性弯腰劳动以及长期的腰部姿势不良引起腰背肌肉、筋膜、韧带劳损,或有慢性撕裂伤,以致瘀血凝滞,痹阻太阳经脉而腰痛;或腰部急性扭挫伤之后,未能获得及时而有效的治疗,迁延而成慢性腰痛;或平素体虚,肾气不足,感受风寒湿邪,致气血运行不畅,腰肌拘挛,不得舒展,而现慢性腰痛;或腰骶部骨骼有先天性变异和解剖缺陷而导致腰部慢性劳损。腰椎骶化、骶椎腰化、骶椎隐裂、游离棘突等,都可引起肌肉的起止点随之发生异常,或该部慢性扭捩而造成劳损。

六、推滚揉捻挑刺法治疗第三腰椎横突综合征

1. **术前准备** 患者俯卧在按摩床上,术者立于其俯卧位的左侧,先以右手掌根按摩患者的腰部(以第3腰椎为中心)以松解腰部紧张的肌肉,缓解疼痛,便于施术。

2. **手法** 在按摩的基础上,术者于患者腰部(以第3腰椎为中心)施行分推法和滚法,然后将拇指按在第3腰椎横突的顶端,用揉、捻法。揉捻的时间宜长些。最后在腰部(以第3腰椎为中心)再行浅度按摩法,然后逐渐改为深度按摩法,使腰部肌肉充分放松。

3. **挑刺** 局部常规消毒,于第3腰椎横突纤维性硬结处,用三棱针挑刺,以挑破表皮、挑断部分肌纤维为度。每周1次,最多3次。

【按语】

第三腰椎横突综合征,又称"第三腰椎横突周围炎""腰三横突滑囊炎""第三腰椎横

突痛"等,是以第3腰椎横突部位明显压痛为特征的腰部损伤性疾患。以前人们对该病的认识不足,多笼统归于"慢性腰痛""腰肌纤维织炎"及"风湿病"等疾病。本病好发于从事体力劳动的青壮年,多有轻重不等的腰部外伤史。第3腰椎是腰椎生理前凸的顶点,居于3个腰椎之中,是腰椎前屈后伸、左右旋转时的活动枢纽。第3腰椎横突最长,故所受杠杆作用最大,附于其上的韧带、肌肉、筋膜、腱膜所承受的应力最大,故最易于损伤。

本病应注意与腰椎间盘突出症,以及急慢性腰扭伤等相鉴别:①第三腰椎横突综合征的疼痛特点是持续的;②急性损伤者,疼痛可放射至臀、腿部,但一般不超过膝关节;③症状可不因腹压增高(如咳嗽、喷嚏等)而加重;④第3腰椎横突端有明显压痛点,有的可触及活动的肌肉痉挛结节;⑤X线检查:第3腰椎横突过长,左右不对称。

对本病的治疗,首选手法,对其纤维硬结,可采用挑刺法,以舒散筋结、缓解痉挛、宣通经气、活血散瘀,其病可愈。

七、按揉弹拨法治疗臀上皮神经综合征

1. **术前准备** 患者俯卧于按摩床上,术者立于患者俯卧位的左侧,先于腰臀部施行轻度按摩法,使其放松紧张的肌肉,以便于施术。

2. **手法** 术者用掌根于患者痛点处,行按揉法(由浅及深)3~5分钟后,拿捏臀部条索状物。然后用双手拇指顺臀中肌纤维方向,向下推压3~5分钟,并弹拨之。继而点揉腰臀部痛点及承扶、委中穴,最后在患侧腰及下肢后侧施行滚法3~5分钟后结束治疗。每日1次,7次为1个疗程,效果较显著。

【按语】

臀上皮神经综合征亦称"臀上皮神经嵌压症""臀上皮神经损伤""臀上皮神经炎""臀上皮神经痛""臀上神经综合征"及"臀上皮神经卡压综合征"等,是以一侧腰臀部疼痛为主要症状的急慢性损伤性疾患,在腰腿痛疾患中颇为多见。国内有资料报告在腰部急性软组织损伤中,本病占40%~60%,青壮年发病率最高,病程长短不一,急性损伤较多见。

一般认为,臀上皮神经由腰1~3脊神经后支的外侧支构成。有的学者认为,臀上皮神经可来自胸12~腰4脊神经后支的外侧支,并且各腰神经后支的外侧支间均有吻合。

臀上皮神经行程较长,穿行于肌肉、筋膜之中,全程有6个固定点。①出孔点:从椎间孔发出后穿出骨纤维管处;②横突点:即行经横突的背面和上面时被纤维束固定的部分;③入肌点:即该神经进入竖脊肌处;④出肌点:即穿出竖脊肌处;⑤出筋膜点:即走出深筋膜并穿行皮下浅筋膜层处;⑥入臀点:即走行皮下跨越髂嵴进入臀部的部分。当腰部伸屈、旋转活动时,由于该神经较为固定,故容易受到牵拉,特别是在入臀点处,要通过浅表的骨纤维管,腰部活动时此段神经移动幅度较大,易致劳损、变性和增生,以致整个神经干变粗,从而影响其在骨纤维管中的活动。

臀部的软组织外伤、出血、水肿致骨纤维管发生炎性改变,也可压迫该神经。髂骨部位的各种手术,可影响该神经的正常解剖关系,故手术时应注意保护。有学者认为,臀上皮神经综合征患者大多数髂骨发育有缺陷,站立或端坐时髂嵴下方内凹明显,向前弯腰或身体旋转时,有一分力促使臀上皮神经与其下剥离,不利于平复,易在外力作用下发病。

本病的临床表现:腰臀部尤其是臀部刺痛、酸痛或撕裂样疼痛;急性期疼痛剧烈,弯腰起坐均感困难;臀部髂嵴下 4~5cm 和距后正中线 13~14cm 范围内有明显的局限性压痛点,常可触摸到条索状物或小结节,深压时可有下肢的疼痛或酸胀感,放射痛多不过膝。

本病应注意与腰椎间盘突出症、腰椎管狭窄症、腰椎后关节紊乱症、第三腰椎横突综合征、梨状肌综合征及髂骨肿瘤等相鉴别。

中医学将本病归属于"筋痹"的范围,筋伤血瘀、经络不通,复感风寒湿等外邪,致筋失所养,从而出现筋脉拘挛。筋有弛纵、翻转离合的各种症状。故其治,首选按揉弹拨手法,以疏散筋结、理顺筋络、活血化瘀。或配用中药,急性期宜用复元活血汤加减;慢性期则用六味地黄丸合桃红四物汤治之。

八、分筋弹拨深压捋顺法治疗梨状肌综合征

1. **术前准备**　患者俯卧于按摩床上,使其肌肉充分放松(可在臀部痛点处行轻度按揉法)。术者立于患者俯卧位的左侧,便于施术。

2. **手法**　术者用拇指按压梨状肌肌腹,继之用分筋法沿与梨状肌纤维垂直的方向来回拨动。必须注意:开始拇指按压时不能只在皮肤上揉擦,而是要用力深压,使其力量透过皮肤、皮下组织、臀大肌,直接作用于梨状肌;然后再顺梨状肌纤维走行方向施行捋顺手法;最后再按压梨状肌。目的是分离粘连,解除痉挛,促进血液循环,使梨状肌恢复正常功能。

【按语】

由于梨状肌病变刺激或压迫坐骨神经而引起臀腿疼痛者,称为梨状肌综合征或梨状肌损伤综合征。

髋部突然扭闪、久站久蹲及感受风寒等,都可使梨状肌受损。损伤后,发生充血、水肿、痉挛、肥大、增生甚至挛缩,刺激或压迫坐骨神经而出现臀腿痛。有学者报道当骶髂关节和髋关节有病变或骨盆底横膈肌病变时,可累及梨状肌。还有学者报道在髋关节炎及人工髋关节手术后也可导致梨状肌综合征。

梨状肌下孔受压机会较多,故可累及臀下神经及阴部神经,出现臀肌萎缩及会阴部不适等相应症状。

梨状肌综合征的临床表现:臀部疼痛、酸胀、发沉,多伴有下肢放射痛,偶有小腿外侧麻木;重者臀部有"刀割样"或"烧灼样"疼痛,双下肢屈曲、大小便或咳嗽时患者自觉下肢窜痛;自觉患肢变短,走路跛行,或间歇性跛行;腰臀部疼痛可向小腹部及小腿后侧扩散,会阴部不适或阴囊、睾丸抽痛,阳事不举;梨状肌部位可触及钝厚的条索状物,且有明显压痛,或见臀肌萎缩;直腿抬高小于等于 60° 时受限,疼痛明显,超过 60° 疼痛反而减轻;梨状肌张力试验阳性,即患者平卧位,内收、屈曲、内旋髋关节时疼痛加重。

本病应注意与腰椎间盘突出症、腰椎后关节紊乱症、臀上皮神经综合征等相鉴别。

治疗本病首选中医推拿手法,将可取得较显著疗效。若臀部疼痛剧烈,行走困难的急性期患者,乃气血瘀滞,经络不通,宜配用活血化瘀、行气止痛药,如桃红四物汤加川牛膝、没药、延胡索、青皮、苏木等;若久病体虚、气血不足,疼痛较缓和,可有臀肌萎缩、患肢麻木、乏力等慢性期症状,宜配用补养气血、活血舒筋中药,如养血壮筋汤等。

九、按摩理筋法治疗肩关节周围炎(轻型)

1. 术前准备 患者取坐位(最好坐于矮凳上),患肩、臂充分暴露,术者先于患肩部涂擦按摩后,术者用右手在患肩及上臂进行拿捏按摩约 3 分钟,以舒缓肩、臂部的紧张肌肉,便于施行手法,提高治疗效果。

2. 手法 在按摩理顺的基础上,术者施行推拿滚揉手法,以进一步理顺筋络,并以开叉的虎口对患者肩臂自肩髃穴附近起,向下揉按拿捏,使痉挛的肌肉进一步减轻后,将上臂充分外展再内收及屈臂后伸,施滚法,然后将肩关节再做一环形运动,先低摇,然后根据病情逐渐提高,应前摇 1 圈,后摇 1 圈,相向而行,可由 5~7 遍逐渐增加,使三角肌各部的肌纤维都受到牵拉,再将患臂提起做抖动运展活动。如此运展,使肩关节的每个肌肉都被照顾到,以患者感到疼痛可耐受为度。

【按语】

肩关节周围炎是肩关节周围软组织如关节囊、肩袖、韧带等的退行性病变,有渗出液渗出或细胞浸润,继而出现纤维化和粘连,又称肩凝症、冻结肩、漏肩风、五十肩等。本病多发于 40 岁以上者,以 50 岁左右为多见。多因随年龄增长,体质渐弱、筋脉失养、慢性劳损、内分泌紊乱,复感风寒湿邪侵袭肩部,筋脉拘急而发病;或继发于肩部损伤,骨折、脱位后长期固定不动,组织挛缩粘连,功能活动受限,逐渐发展到整个肩关节的各方向活动受限。肩关节周围炎疼痛剧烈,尤以夜间明显,甚至痛醒,影响睡眠,患者多取侧卧位。日久肌肉萎缩,腋窝的前后壁、胸大肌的筋膜、背阔肌筋膜均呈挛缩僵硬状态。

本病应与冈上肌肌腱炎、冈上肌肌腱破裂、肱二头肌肌腱炎、肩部滑囊炎(肩峰下或喙突下滑囊)等疾患相鉴别。而上述疾患,肩部疼痛并不广泛,往往有某局限性的疼痛和压痛,肩关节活动限制并不像肩关节周围炎那样严重。风湿性肩关节炎与天气变化有关,有多发关节痛,且呈游走性。颈部疾患放射至肩部痛,如颈椎病、颈椎间盘突出症、颈椎半脱位等,多为神经根受刺激所引起的放射性神经痛,而肩部并无活动受限,疼痛常因颈部活动或被动性检查时疼痛加剧,重者可放射至前臂和手指,肩部和上肢往往有感觉受累,晚期可出现上肢肌肉萎缩。

治疗本病要掌握其病因、病理、病程及发展规律,在临床中遇到每一具体的患者时,要分析是急性期还是慢性期。急性期,首先于局部施用药物热敷(熏洗 2 号),然后用按摩理筋手法进行治疗。慢性期,首选推拿松解法,以解除粘连,帮助功能活动。

十、推拿松解法治疗肩关节周围炎

1. 术前准备 患者术前禁食水,排空大小便,仰卧于治疗床上,先以利多卡因 5ml 与注射用生理盐水 20ml 稀释后,缓慢注入肘窝静脉内,候其肌肉完全松弛时,先用拿捏滚揉等手法在肩臂部按摩理顺,为施行具体手法操作做好准备。

2. 手法(治肩八法) ①拔伸。②内旋。③外展:主要松解冈下肌、肩胛下肌、大圆肌、小圆肌和三角肌等肌肉的挛缩和粘连。④内收。⑤外旋:主要松解三角肌、冈上肌、胸大肌、背阔肌和大圆肌等肌肉的挛缩与粘连。⑥前屈。⑦后伸。⑧上举:主要松解三角肌、胸大肌、肱肌和肱二头肌等肌肉的挛缩与粘连。从而达到完全松解的目的。手法松解后,被动活动患肢,以肩关节各方活动不受限为度,然后将患肢置于前屈过顶位 2 小时,每日可用轻柔手法按摩,内服中药以促进血液循环,消肿止痛。并嘱患者逐步做肩关节功能锻炼,如上举爬墙及屈肘后伸、外展、内收等。

　　注意事项:术前要拍摄肩部 X 线片,以除外肩部其他疾病,如有严重骨质疏松、骨病、高血压、心脏病、妇女妊娠期等应慎用或禁用本法。手法要轻柔稳健,切忌粗暴,以防造成骨折或其他意外不良后果。

第五章

骨伤科常用固定技术

固定是骨伤科临床最常用,也是最基本的治疗技术,尤其针对各类损伤疾患,为了维持损伤整复后的良好位置,防止骨折、脱位等再移位,以及肌腱、韧带等组织损伤后的修复,使用固定技术是必需的。

常用固定技术包括夹板固定、石膏固定及牵引。良好的固定均应具备以下特点:①固定坚强,为愈合创造有利条件;②不损伤周围组织,尤其是血管和神经;③对伤肢关节约束小,有利早期功能活动;④对骨折整复后的残留移位有矫正作用;⑤固定材料轻巧、牢固。

第一节　夹　板　固　定

骨折复位后选用不同的材料,如柳木板、竹板、杉树皮、纸板等,根据肢体的形态加以塑形,制成适用于各部位的夹板,并用扎带系缚,以固定垫配合保持复位后的位置,这种固定方法称为夹板固定。

一、材料与性能

1. **夹板**　夹板是根据伤肢的部位、长度及外形,做成的不同规格及塑形的薄板,是外固定的主要用具。夹板的性能要具备:①可塑性,根据肢体外形可塑形,以适应肢体生理性弯曲和弧度;②韧性,要有足够的支持力,能承受肢体的张力而不变形、不折断;③弹性,能适应肢体肌肉收缩和舒张时所产生的压力变化,保持持续固定复位作用;④吸附性和通透性,有利于肢体表面散热,避免发生皮炎和毛囊炎;⑤X线穿透性,能被X线穿透,便于及时检查。

2. **压垫**　压垫又叫固定垫,是夹板固定中的重要组成部分,作用主要是维持骨折断端在整复后的良好位置,但不可代替手法复位的作用,否则将引起压迫性溃疡或肌肉缺血性坏死等。固定垫可用棉垫、棉花或棉毡等材料制作。固定垫的大小、厚度及硬度等均可影响固定效果。厚而太小、坚硬的固定垫,容易引起压迫性溃疡,并使夹板与肢体不能紧贴而固定不稳;薄而大的、柔软的固定垫,又因作用力过小,不能有效地发挥其作用。压垫安放的位置必须准确,否则适得其反。常用的固定垫有如下几种。

(1) 平垫:适用于肢体平坦的部位。用纸折叠成一定厚度的压垫,略宽于夹板用以扩大与肢体的接触面。其长度可根据作用部位而定,一般为 4~8cm;厚度可根据患肢局部软组织的厚薄与强弱而定,一般为 0.5~2cm。

(2) 塔形垫:适用于肢体关节附近凹陷处,如肘关节、踝关节,形如宝塔,中间厚,两边薄。

(3) 梯形垫:适用于肢体斜坡部位,形如一边厚、一边薄的台阶。

(4) 高低垫:适用于锁骨骨折,形如一边高、一边低的固定垫。

(5) 抱骨垫:适用于髌骨骨折,用绒毡剪成,呈半月状。

(6) 葫芦垫:适用于桡骨头脱位,形如葫芦,两头大中间小。

(7) 横垫:适用于桡骨远端骨折,一般长 6~7cm,宽 1.5~2cm,厚 0.3cm。

(8) 合骨垫:适用于下尺桡关节分离,呈中间薄两侧厚。

(9) 分骨垫:适用于尺桡骨骨折、掌骨骨折、跖骨骨折。骨折复位后以一根长 6~8cm 铅丝为中心,外用棉花或纱布卷成直径 1~1.5cm 梭形分骨垫置于掌背侧。

3. 压垫的放置方法 压垫的放置方法应根据骨折的类型、移位情况决定,常用的有一垫、两垫、三垫固定法。①一垫固定法:直接压迫骨折片或骨折部位。多用于移位倾向较强的撕脱性骨折分离移位或较大的骨折片,如肱骨内上髁骨折、肱骨外髁骨折(空心垫)、桡骨头脱位(葫芦)等。②两垫固定法:适用于有侧方移位的骨折,骨折复位后,两垫分别置于两骨折端原有移位的一侧,以骨折线为界,两垫均不能超过骨折线,以防止骨折再发生侧方移位。③三垫固定法:适用于成角移位的骨折。骨折复位后,一垫置于骨折成角的角顶处骨折线上,另两垫分别置于靠近骨干两端的对侧,三垫形成杠杆力,以防止骨折再发生成角移位。

4. 扎带 扎带的约束力是夹板外固定力的来源。扎缚的方法:上肢骨折扎 3 条扎带,下肢扎 4 条扎带,依次捆扎中间、远端、近端,缠绕 2 圈后打活结扎在前侧或外侧夹板上。捆扎时其松紧度要适宜,捆扎后要求能提起扎带在夹板上下移动 1cm。

二、夹板固定的机制

1. 扎带约束下的夹板,压垫的外部作用力 捆缚扎带有一定的约束力,这种作用力通过夹板固定垫和软组织传导至骨折部位,维持以整复的位置,防止骨折发生再移位。

2. 肌肉收缩,舒张活动的内在动力 夹板固定一般不超过骨折上下关节,不妨碍肌肉收缩和关节早期活动,肌肉收缩产生的纵向效应,可使骨折断端产生纵向挤压力,有利于骨折稳定和骨折愈合;产生的横向效应是,防止骨折再移位和矫正残余的侧方或成角移位的作用。

3. 夹板固定后,置伤肢于移位倾向相反的位置 骨折移位是由暴力作用的方向、肌肉牵拉和远端肢体的重力等因素所引起的,即使骨折整复后,这种倾向依然存在,因此必须将伤肢置于逆损伤机制方向的位置,以防止骨折再移位。

三、适应证与禁忌证

1. **适应证**　①四肢闭合性骨折经手法整复成功者。股骨干骨折因肌肉发达、收缩力大，需配合持续牵引。②关节内及近关节内骨折经手法整复成功者。③四肢开放性骨折，创面小或经处理闭合伤口者。④陈旧性四肢骨折运用手法整复者。

2. **禁忌证**　①较严重的开放性骨折。②难以整复的关节内骨折和难以固定的骨折，如髌骨、股骨颈、骨盆骨折等。③肿胀严重伴有水疱者。④伤肢远端脉搏微弱，末梢血液循环较差或伴有血管损伤者。

四、固定方法

1. **选用合适的夹板和压垫**　夹板有不同的种类和型号，使用时，应根据骨折的部位、类型，按照患者肢体的长短、粗细，选用适合的夹板和压垫。

2. **外敷药物**　骨折复位后，两助手仍需把持肢体，以防骨折端再移位，术者将事先准备好的消肿止痛药膏敷在骨折部，外用绷带缠绕 1~2 圈，或以棉垫包裹患肢后用绷带缠绕固定，以防皮肤压伤，若皮肤有擦伤或已形成水疱，应在消毒后用消毒针头放空水疱，外敷消毒矾纱。

3. **放置压垫**　将做好的压垫准确地放在肢体的适当部位，用胶布固定在绷带外面。

4. **安放夹板**　根据各部骨折的具体要求，按照先前后、再两侧的顺序放置夹板。

5. **捆绑扎带**　最后术者用 3~4 条扎带按中间、远端、近端的顺序依次绕夹板外面缠绑 2 圈后扎紧，并检查松紧度。除简单包扎法外，临床常用续增包扎法，优点是夹板不易移动，肢体受压均匀，固定较为牢靠。固定时放置固定垫后，先放置 2 块起主要作用的夹板，以绷带包扎 2 圈，再放置其他夹板，亦用绷带包扎，最后绑缚扎带 3~4 条。

五、夹板固定的注意事项

1. 观察患肢的血液循环，特别在固定后 3 日内更应注意观察肢端皮肤色泽、温度、感觉、肿胀、动脉搏动及被动活动情况。如发现肢端肿胀、疼痛、发凉、麻木、活动障碍和脉搏减弱或消失等，应及时处理，否则，肢体有发生缺血性肌挛缩，甚至坏疽的危险。

2. 调整扎带的松紧度，一般在固定后 4 日内，因复位的继发性损伤、部分浅静脉回流受阻、局部损伤性反应等，夹板内压力有上升趋势应将布带及时放松一些；以后随着肿胀消退，夹板内压力日趋下降，扎带会变松，应及时调整，保持 1cm 左右的正常移动度。

3. 在压垫骨突起处出现固定性疼痛时，应及时拆开夹板进行检查，以防止发生压迫性溃疡。

第二节 石膏固定

　　医用石膏是由天然结晶石膏锻制而成的脱水硫酸钙,一般干燥时间为5~10分钟。石膏绷带有塑形好、固定可靠、便于护理、方便更换等特点。随着材料学的发展,出现了可因冷热而变形的高分子聚酯材料,用于骨折外伤的固定。因其比传统的石膏坚固、耐用、不怕水,加热后可调整形状,因而可以部分替代传统石膏应用。无论应用以上哪种材料固定,都需要应用衬垫保护,以免出现压疮。

　　石膏固定与夹板固定比较,优点是可塑形、坚固、固定作用确切、便于搬动和护理、不需要经常更换;缺点是固定后不能随时调节松紧度,易随着肿胀的变化而出现过紧或过松现象,固定范围大,不利于早期功能锻炼。

一、常用石膏类型

　　1. **石膏托**　将石膏绷带按需要长度折叠成石膏条,即石膏托。一般上肢石膏托需用石膏绷带12~14层,下肢石膏托需用石膏绷带14~16层。石膏托的宽度一般以能包围肢体周径的2/3左右为宜。

　　2. **石膏夹**　按照做石膏托的方法制作石膏条,将2条石膏条带加衬垫分别置于被固定肢体的伸侧及屈侧或者内侧和外侧,再用绷带继续包缠而成。

　　3. **石膏管型**　指用石膏绷带和石膏夹结合包缠固定肢体的方法,即在石膏夹板的基础上再用石膏绷带缠绕固定,使前后石膏条成为一个整体。

　　4. **躯干石膏**　指采用石膏条带与石膏绷带相结合包缠固定躯干的方法,常用的躯干石膏有头胸石膏、颈胸石膏、石膏围领、肩"人"字石膏、石膏背心、石膏围腰及髋"人"字石膏等。

　　5. **其他**　根据伤情或病情的需要,制成各种类型的石膏以达到外固定目的,如蛙式石膏、"U"形石膏等。

二、固定方法

　　1. **术前准备**　石膏绷带浸泡水中10~15分钟后即开始凝结,因此,术前应做好准备工作,以免延误时间,影响固定效果。

　　(1) 材料准备:需用多少石膏绷带要预先估计好,拣出放在托盘内,用桶或盆盛40℃左右温水备用,其他用具如石膏剪、石膏刀、剪刀、衬垫、绷带、胶布及有色铅笔等准备齐全。

　　(2) 患者肢体准备:将拟固定肢体用肥皂清洗干净,有伤口者应清洁换药,摆好伤肢关节功能位或特殊体位,并由专人扶持或置于石膏牵引架上。

　　(3) 人员分工:大型石膏固定包扎要1人负责体位,1人制作石膏条并浸泡石膏,1~2人包缠及抹制石膏。一般包扎石膏人数的多少根据石膏固定部位的大小情况而定。

　　2. **制作石膏条带**　根据不同需要用石膏绷带来回反复折叠成不同长度、宽度和厚度的石膏条带,叠好后放入已准备好的温水中浸泡,待气泡冒净后取出,两手握住其两端,轻轻对挤,除去多余水分后,铺开抹平即可使用。

3. 制作石膏衬垫　石膏固定前应在石膏固定部位,根据需要制作相应的石膏衬垫或在骨骼隆起部、关节部垫以棉垫,以免影响血液循环或致皮肤受压坏死而形成压迫性溃疡。为保护骨突部的皮肤和其他软组织不被坚硬的石膏压伤,必须在骨突部放置衬垫,衬垫常选用棉纸、棉垫、棉织纱套等。根据衬垫的多少,可分为无垫石膏和有垫石膏。无垫石膏是仅在骨突处放置衬垫,其他部位不放置衬垫,固定效果好,多用于手法整复后的骨折,但易影响血液循环或压伤皮肤,故现少用;有垫石膏是将整个肢体先用棉纸或棉花等由上而下全部包好,固定效果稍差,但对皮肤及血液循环影响小,患者感觉舒适,多用于骨科手术后外固定。

4. 石膏固定体位　石膏固定一般可分为功能位和非功能位(整复位)。在固定中对肢体关节必须强调固定在功能位,所谓功能位即肢体可发挥最大功能的位置,因为关节如强制在功能位,对肢体功能所受的影响最小。而非功能的整复位是因某些骨折的病理机制及整复需要所决定的,不宜长期固定,应随骨折愈合情况逐步过渡到功能位固定。

5. 石膏包扎手法及注意事项

(1)基本方法:一般于固定部位由上向下或由下向上缠绕,且以滚动方式进行,松紧要适度,每一圈石膏绷带应盖住前一圈绷带的1/2或1/3。由于肢体粗细不等,当需要向上或向下移动绷带时,要提起绷带的松弛部并向肢体的后方折叠,切不可翻转绷带。操作要迅速、敏捷、准确,两手要互相配合,即用一手缠绕石膏绷带,另一手同时朝相反方向抹平。

(2)注意事项

1)制作石膏条时,须避免出现褶皱,每叠一层均需用手抚平,以驱尽气泡,使石膏的每一层凝合密切。石膏卷不可浸泡过久,或从水中取出后等待过久再使用,否则石膏将凝固失败,勉强使用,各层石膏绷带将不能相互凝固为一个整体,从而影响固定的效果。

2)包扎石膏卷时,不要先放开一段再行缠绕,否则会因湿重而使该段绷带下坠,打缕;而在试图展平这段绷带时,势必要用力拉紧,否则不仅难以铺平,而且很可能压迫肢体,影响其血液循环。

3)上、下移动包缠时,不能采用翻转石膏卷的办法消除绷带的松弛部分,否则会在石膏绷带的内层形成褶皱而压迫皮肤。

4)石膏干固前,不能变动患肢体位,否则会使石膏折裂而失去固定作用,并可能在关节的屈侧产生内凹的褶皱。此褶皱外观不明显但可向内压迫皮肤,甚至影响肢体血液循环。

5)助手在托扶石膏时只能用手掌,而不可用手指抓捏,因其同样会使石膏内凸而压迫患肢。

6. 塑捏成形、修整及标记

(1)当石膏绷带包至一定厚度尚未凝固时,可用手掌在一定部分施加适当均匀,平面性或弓形的压力,使石膏能与肢体的轮廓相符(须在数分钟内完成),以增强石膏的固定性能,如足弓的塑形。此外,移位骨折石膏固定后,为维持骨折的对位,可采用加压塑形的方法使石膏与肢体外形凹凸一致,形成三点固定作用力,以有效地控制骨折的移位。

（2）修整的目的是切去多余部分，充分暴露未固定的关节，以免妨碍其功能活动。边缘处石膏如嵌压过紧，可将内层托起，并适当切开，以解除压迫，此外，修整石膏边缘亦有利于美观。

（3）为便于计算治疗时间和判断治疗情况，可在管型石膏外用色笔注明诊断、受伤（或手术）及固定日期，有创面或切口者也应注明，以便开窗。

三、注意事项

1. 石膏固定完成后，要维持其体位直至完全干固，以防折裂，为加速石膏的干固可用电吹风或红外线灯泡烘干。

2. 抬高患肢，以利消肿，下肢可用软枕垫高，上肢可用输液架悬挂；肢体肿胀消退后，如石膏固定过松，失去作用时，应及时更换石膏。

3. 患者应卧木板床，并须用软垫垫好石膏，且注意保持石膏清洁，勿使污染。变动体位时，应保护石膏，避免折裂或骨折错位。

4. 寒冷季节应注意患肢外露部分保暖。炎热季节，对包扎大型石膏的患者，要注意通风，防止中暑。

5. 防止局部皮肤受压尤其是骨突部受压，并注意患肢血液循环有无障碍，如有肢体受压现象，应及时将石膏纵行全层剖开松解，进行检查，并作相应处理。

6. 石膏固定期间，应定期进行 X 线检查，根据损伤部位及骨折愈合情况而定固定时间，同时指导患者进行未固定关节的功能锻炼及石膏内肌肉收缩活动。

四、石膏的开窗、剖开、切开矫形和拆除

1. 石膏开窗
（1）开窗目的：是解除肢体某些部位的压迫，或方便创口检查、引流或拆线。如头颈、胸部石膏，须在颈咽部开窗，以利呼吸和不妨碍意外抢救；石膏背心等躯干石膏常在胸腹联合处开窗，以利呼吸和饮食；四肢管型石膏的骨突部开窗，以消除石膏压迫引起的持续性疼痛。

（2）开窗方法：需要开窗者，应在石膏未干固之前，按需要的大小及部位，在石膏上进行一四边形或其他形状的全层切开，待石膏干固后（一般术后第 2 天），将石膏块取出，换药后放归原处，外面再用绷带包扎。如需要紧急开窗，可用石膏电锯锯开，处理完毕后，需要将石膏块安放原位并包扎，以免由于该处压力降低使组织膨出，导致石膏窗边缘形成压迫性溃疡。

2. 石膏剖开
（1）剖开指征：急性损伤早期，估计肢体肿胀可能继续加重，甚至造成石膏内肢体缺血者或石膏固定过程中，肢体出现骨-筋膜室综合征早期表现，需紧急处理者。

（2）剖开方法：在包石膏前，可于预计剖开的轴线上置一湿绷带条；剖开石膏时，一手拉起纱布条的一端，一手执刀切开石膏，并取出纱条，然后用一浸湿的纱布绷带包绕 1 次，使绷带与石膏粘在一起。若固定过程中肿胀处石膏过紧时，仅需将剖缝处的纱布剪开，于剖

缝处用撑开器扩大一些,并在剖缝处填充棉花,外用绷带包扎。急诊石膏剖开者,应将石膏的两侧用电锯剖开,使之形成前后两部分,再作处理;如血液循环改善,可再用绷带包扎。

3. **切开矫形** 以矫正成角畸形为例,石膏干固后,于成角凹侧横行锯开石膏周径的3/5~2/3,撑开锯开处,矫正成角畸形,并填入相应大小的楔形木块,再以棉花填塞剩余间隙以保持压力,预防肿胀发生,最后用浸湿石膏绷带封闭裂隙。

4. **拆除石膏** 骨折愈合拆除石膏时,应用石膏锯纵行剖开石膏,锯开时要防止损伤皮肤。拆除石膏后,应洗涤皮肤并用弹力绷带包扎,并加强功能锻炼,以防止发生失用性水肿。

第三节 牵 引

牵引是骨伤临床的基本治疗技术之一。牵引是通过牵引装置,利用悬垂重量为牵引力,身体重量为反牵引力,以克服肌肉的收缩力,整复骨折、脱位,预防和矫正软组织挛缩,以及某些疾病术前组织松解或术后制动的一种治疗方法。

牵引疗法有皮肤牵引、骨牵引及布托牵引等。临床应根据患者的年龄、体质、骨折部位和类型、肌肉发达的程度和软组织的损伤情况等,分别予以选用。牵引重量以短缩移位的程度和患者体重而定,应随时调整,如牵引重量太大,可引起过度牵引,使骨折端发生分离移位,造成骨折延迟愈合或不愈合,牵引力太小,则不能达到复位固定的目的。

一、牵引装置

1. **骨科病床** 专业骨科病床便于进行各种牵引及变动各种体位,便于骨伤护理和功能锻炼。

2. **牵引床架。**

3. **牵引支架**

(1) 勃朗-毕洛支架:该支架可根据患肢的长度和牵引的角度进行适当的调整,使用比较方便。多用于下肢骨折牵引。

(2) 托马氏架:可联合 Pearson 小腿附架使用,其特点是结构简单、轻便,可将支架悬吊起来,便于患者在床上活动。

(3) 挂钩牵引架:结构简单,使用时将两钩挂于床头即可,多用下肢水平位皮牵引、颅骨牵引、枕颌布托牵引等。

4. **牵引用具** 主要有颅骨牵引钳(颅骨牵引时用)、各种牵引弓(四肢骨牵引用)、扩张板及胶布(皮牵引用)。

二、皮肤牵引

皮肤牵引指用胶布粘贴于伤肢皮肤上,利用扩张板(方形木板),通过滑车连接牵引重锤进行牵引的方法。其牵引力是通过皮肤的张力,间接牵开肌肉的收缩力而作用于骨骼的。其特点是简单易行,对患肢基本无损伤,无穿针感染的危险,安全无痛苦。但由于皮肤本身所承受力量有限,同时皮肤对胶布粘着不持久,牵引力较小,故其适应范围有一定的局限性。多用于下肢骨关节损伤和疾患,12 岁以下的儿童股骨骨折,小儿轻度关节挛缩症、老人股骨转子间骨折、肱骨髁上骨折等。牵引重量一般以不超过 5kg 为宜,皮肤牵引时间一般不超过 4~6 周。

1. 适应证　骨折需要持续牵引疗法,但又不需要强力牵引或不适于骨骼牵引、布带牵引的病例。临床常用于小儿下肢骨折,老年人的骨折,短期牵引,预防或矫正髋、膝关节屈曲,挛缩畸形等。

2. 禁忌证　由于皮肤牵引需要胶布粘贴于皮肤,故皮肤对胶布过敏者、有损伤或炎症者、肢体有静脉曲张、慢性溃疡等血管病变者禁用。

3. 操作方法　在骨突起处放置纱布,不使胶布直接接触该处,以免压迫皮肤出现溃疡;先持胶布较长的一端平整地贴于大腿或小腿外侧,并使扩张板与足底保持两横指的距离,然后将胶布的另一端贴于内侧,注意两端长度相一致,以保证扩张板处于水平位置;胶布外面自上而下地用绷带缠绕并平整地固定于肢体上,但绷带不要盖住上端,也勿过紧。将肢体置于牵引架上,根据骨折对位要求调整滑车的位置及牵引方向。腘窝和跟腱处应垫以棉垫,勿使悬空。

4. 注意事项

(1) 牵引重量一般不能超过 5kg;牵引时间一般为 2~3 周。

(2) 胶布和绷带如脱落,应及时更换;若有不良反应,应及时停止牵引。

三、骨牵引

骨牵引是指将骨圆针或牵引钳穿过骨骼内,通过牵引装置,进行牵引的方法。骨牵引可以承受较大的牵引重量,阻力较小,可以有效地克服肌肉紧张,纠正骨折重叠或关节脱位造成的畸形,保持骨折端不移位的情况下,可以加强患肢功能锻炼,防止关节僵直、肌肉萎缩,以促进骨折愈合。但骨圆针直接通过皮肤穿入骨质,如果消毒不严格或护理不当,易导致针眼处感染;穿针部位不当易损伤关节囊、神经和血管;儿童采用骨牵引易损伤骨骺。

1. 适应证

(1) 成人肌力较强部位的骨折,尤其是不稳定骨折。

(2) 开放性骨折。

(3) 骨盆骨折、髋臼骨折及髋关节中心脱位。

(4) 学龄儿童股骨干不稳定骨折。

(5) 颈椎骨折、脱位。

(6) 无法实施皮牵引的手足短小管状骨骨折,如掌、指/趾骨骨折。

(7) 某些手术前准备,如陈旧性股骨颈骨折行人工股骨头置换术前;关节挛缩畸形手术治疗前等。

(8) 某些需要牵引治疗但又不宜行皮牵引者,如伤肢有静脉曲张的骨折患者。

(9) 多根肋骨或多段骨折造成浮动胸壁,出现反常呼吸者。

2. **禁忌证**　牵引处有感染或开放性伤口创伤污染严重者、局部骨骼有肿瘤及结核等病变患者、局部需要切开复位者禁用。

3. **牵引用具**

(1) 骨牵引包：内含手术巾、布巾钳、消毒钳、血管钳、手术刀、各种规格的骨圆锤、手摇骨钻及钻头等，高压消毒后备用。

(2) 局部麻醉，消毒药品及用具。

(3) 牵引弓：主要有马蹄形牵引弓、张力牵引弓及颅骨牵引钳。马蹄形牵引弓适用于针牵引；张力牵引弓适用于斯氏针牵引；颅骨牵引钳为特制的专用牵引器，颅骨牵引钳有短针可以钩住颅骨外板，尾部带有螺杆及调节钮，以便控制短针在颅骨外板的操作。

4. **常用牵引与操作方法**

(1) 颅骨牵引：用于颈椎骨折、脱位，尤其是合并有颈髓损伤者。患者仰卧，头枕沙袋，剃光头发，两侧乳突之间画 1 条冠状线，沿鼻尖到枕外隆凸画 1 条矢状线，将颅骨牵引弓的交叉部支点对准两线的交点，两端钩尖放在横线上充分撑开牵引弓，钩尖所在横线上的落点即为进针点；或者从两侧眉外端向颅顶画两 2 条平行的矢状线，两线与前述冠状线相交的两点，即为进出针点。在无菌和局部麻醉下，用尖刀在两点处各作一长约 1cm 的小横切口，深达骨膜，用带有安全隔板的钻头在颅骨表面斜向内侧约 45°角，以手摇钻钻穿颅骨外板（成人约 4mm，儿童约 3mm）。注意防止穿过颅骨内板伤及脑组织。然后将牵引弓两钉齿插入骨孔内，拧紧牵引弓螺丝钮，使牵引弓钉齿固定牢固，缝合切口并用酒精纱布覆盖伤口。牵引弓系牵引绳并通过滑车，抬高床头 20cm 左右作为对抗牵引。一般第 1~2 颈椎用 4kg，以后每下一椎体增加 1kg。复位后其维持重量一般为 3~4kg。

(2) 尺骨鹰嘴牵引：用于肱骨外科颈、肱骨干骨折等。自尺骨鹰嘴尖端向远端 2cm 处画 1 条与尺骨背侧缘垂直的线，再在尺骨背侧缘的两侧 2cm 处，各画 1 条与尺骨背侧缘平行的直线，3 条直线相交的两点即为牵引针的进出针点。患者仰卧位，屈肘 90°，前臂中立位，在无菌和局部麻醉下，术者将固定在手摇钻上的骨圆针从内侧标记点刺入皮肤至骨，转动手摇钻将骨圆针穿过尺骨鹰嘴从外侧标记点穿出。穿针时应始终保持针与尺骨干垂直，不能钻入关节腔或损伤尺神经。安装牵引弓并拧紧固定即可。一般牵引重量为 2~5kg，维持重量为 2~2.5kg。

(3) 股骨髁上牵引或胫骨结节牵引：用于股骨干骨折、转子间骨折等。股骨髁上进针处，自髌骨上缘画 1 条与股骨干垂直的横线，再沿腓骨小头前缘与股骨内髁隆起最高点各画 1 条与髌骨上缘横线相交的垂直线，相交的两点即是。胫骨结节进针处，胫骨结节最高点向下 2cm，再向后 2cm 处外侧作为进针点。患者仰卧位，伤肢置于勃朗-毕洛支架上，使膝关节屈曲 40°，在无菌和局部麻醉后，以克氏针穿入皮肤，直达骨质，徐徐转动手摇钻，当穿过对侧骨皮质时，以手指压迫针眼处周围皮肤，穿出钢针，使两侧钢针相等，酒精纱布覆盖针孔，安装牵引弓，进行牵引。牵引时，应将床脚抬高 20cm 左右，以作对抗牵引。胫骨结节牵引时，从外向内进针，以免损伤腓总神经。牵引重量成人一般为体重的 1/8~1/6，年老体弱者为体重的 1/9 重量，维持量为 3~5kg。

(4) 跟骨牵引：用于胫腓骨不稳定性骨折、踝部粉碎性骨折等。自内踝尖到足跟后下方连线中点，或自内踝尖垂直向下 3cm，再水平向后 3cm，内侧进针点。常规消毒足跟周围皮肤，局部麻醉后，用手摇钻或骨锤将骨圆针自内侧标记点刺入，直达骨骼，穿至对侧皮外，酒精纱布覆盖针孔,安装牵引弓,进行牵引即可。穿针时应注意针的方向,胫腓骨干骨折时,针与踝关节面成倾斜15°角,即针的内侧进入处低,外侧出口处高,有利于恢复胫骨的正常生理弧度。跟骨牵引重量一般为 4~6kg,维持重量为 2kg。

(5)肋骨牵引:患者仰卧位或侧卧位,常规消毒铺巾,选择浮动胸壁中央的一根肋骨,作为牵引部位。做局部浸润麻醉后,用无菌巾钳夹住肋骨,用牵引绳系于巾钳环空内,通过滑轮进行牵引,牵引重量一般为 2~3kg,时间 2~3 周。

5. **特殊牵引** 这类牵引是利用牵引带系于患者肢体某一部位,再用牵引绳通过滑轮连接牵引带和重量进行牵引的方法,也可称为牵引带牵引。临床上对骨折和脱位有一定的复位固定作用;还可用于缓解和治疗筋伤的痉挛、挛缩和疼痛。根据病变部位的不同,常用的有以下几种牵引方法。

(1)颌枕带牵引:是利用颌枕带系于头颅的颌下与枕部,连接牵引装置牵引颈椎的一种方法。

1)适应证:适用于轻度无截瘫的颈椎骨折或脱位、颈椎病、颈椎间盘突出症的治疗。

2)操作方法:①颌枕布托可以自制,亦可采用工厂成品。②布托远侧的长带托住下颌,短带托住枕部,两带之间以横带固定,起防止滑脱的作用。③为防止牵引时布带钳夹头部引起不适,可用一金属杆撑开布托近端的两侧头带。④牵引绳系住金属杆中部,并通过滑轮进行牵引,牵引时患者可采取坐位或卧位。⑤牵引重量一般为 3~5kg。牵引时间根据病症及患者的反应而定,一般为每日 1~2 次,每次 1~1.5 小时。常用坐位牵引,每日 1~2 次,每次 20~30 分钟,牵引重量 3~5kg。

(2)骨盆悬吊牵引:是利用骨盆悬吊兜将臀部抬离床面,利用体重使悬吊兜侧面拉紧向骨盆产生挤压力,对骨盆骨折和耻骨联合分离进行整复固定的方法,称为骨盆悬吊牵引。

1)适应证:适用于骨盆环骨折分离、耻骨联合分离及骶髂关节分离等。

2)操作方法:①用长方形厚布制成骨盆悬吊布兜,两端各包缝一相应大小的三角形铁环(由直径为 6mm 左右的钢筋弯成)。②患者仰卧,用布兜托住骨盆,用 2 根牵引绳系住两侧三角形铁环的上端角。③通过滑轮进行牵引,也可在两环之间加一横杆,用牵引绳系住横杆中央进行牵引。④牵引重量以能使臀部稍离开床面即可,牵引时间为 6~10 周。

(3)骨盆牵引带牵引:是让患者仰卧于骨盆牵引床上,用束带分别捆绑于胸部和骨盆部,在束带上连接一定的重量或施加一定的力量进行牵引的方法,称为骨盆牵引带牵引。目前,电脑程控骨盆牵引床也已经得到普遍应用。适用于腰椎间盘突出症、腰椎后关节紊乱症、急性腰扭伤等。

6. **骨外固定器** 骨外固定器是指在骨折近端和远端经皮穿入钢针或钢钉后,用金属或塑料连接杆,通过钉夹将钢针与裸露皮肤外的针尾连接起来,用以固定骨折端的装置,称为骨外固定器或外固定架。外固定器的形式很多,常见的有单边式、双边式、半环式和全环式等。

(1)适应证:①肢体严重的开放性骨折伴广泛的软组织损伤,需行皮肤、神经、血管修复者,或维持肢体稳定,控制骨感染二期植骨,如胫腓骨开放性骨折。②各种不稳定性新鲜骨折,如股骨、胫骨、肱骨、尺桡骨骨折等。③多发性骨折,内固定困难者。④开放性骨折或多段骨折的搬运。⑤长管状骨折畸形愈合、迟缓愈合或不愈合。⑥关节融合术,畸形矫正术用外固定器加压固定。⑦软组织肿胀、缺损或损伤严重,内固定无条件者。⑧下肢需骨延长者。

　　（2）优点：①为骨折提供良好的固定而无须手术。②便于处理伤口而不干扰骨折的复位。③外固定后尚可进行调整，可根据需要对骨折端施加挤压力、牵张力或中和力，以矫正力线，进行骨搬移，适用于感染性骨折与骨不连。④无须再次手术取出内固定。

第六章

骨伤科常用练功疗法

练功疗法又称功能锻炼,古称导引,是指通过肢体运动防治疾病、促使肢体功能恢复、增进健康的一种有效方法。张介宾在《类经》中说:"导引,谓摇筋骨,动肢节,以行气血也。""病在肢节,故用此法。"练功疗法对骨与关节以及软组织损伤后康复有很好的促进作用,是中医骨伤科的重要疗法。

近代医家在不断总结前人经验的基础上,逐步充实提高,将练功疗法发展成为强身保健、防治疾病的常用方法,内容丰富多彩,包括五禽戏、八段锦、易筋经、太极拳等。

一、分类

1. 按照锻炼的部位分类

(1) 局部锻炼:指导患者进行伤肢主动活动,使功能尽快恢复,防止组织粘连、关节僵硬、肌肉萎缩。如肩关节受伤,练习耸肩、上肢前后摆动、握拳练功等;下肢损伤,练习踝关节背伸、跖屈,以及股四头肌舒缩活动、膝关节伸屈活动等。

(2) 全身锻炼:指导患者进行全身锻炼,可使气血运行,脏腑功能尽快恢复。全身功能锻炼不但可以防病治病,而且还能弥补方药之不及,促使患者迅速恢复劳动能力。

2. 按有无辅助器械分类

(1) 有器械锻炼:采用器械进行锻炼的目的,主要是加强伤肢力量,弥补徒手之不足,或利用其杠杆作用,或用健侧带动患侧。如用大竹管搓滚舒筋及蹬车活动锻炼下肢各关节功能,搓转胡桃或小铁球等进行手指关节锻炼,肩关节练功可用滑车拉绳。

(2) 无器械锻炼:不应用任何器械,依靠自身机体做练功活动。这种方法锻炼方便,随时可用,简单有效,常用有太极拳、八段锦等。

二、作用

练功疗法对损伤与骨病的防治作用可归纳为以下几点。

1. 活血化瘀、消肿定痛

由于损伤后瘀血凝滞、络道不通而导致疼痛、肿胀,局部与全身锻炼有活血化瘀的作用,通则不痛,可达到消肿定痛的目的。

2. 濡养患肢关节筋络　损伤后期及筋肌劳损,局部气血不充,筋失所养,酸痛麻木,练功后血行通畅,化瘀生新,筋络得到濡养,关节滑利,伸屈自如。

3. 促进骨折迅速愈合　功能锻炼既能活血化瘀,又能生新;既能改善气血之道不得宣通的状态,又有利于续骨。在夹板固定下功能锻炼,不仅能保持良好的对位,而且还可使骨折的轻度残余移位逐渐得到矫正,使骨折愈合与功能恢复同时并进,缩短疗程。

4. 防治筋肉萎缩　骨折或者较严重的筋伤可导致肢体失用,所以骨折、筋伤复位、固定后,应积极进行功能锻炼,使筋伤修复快,愈合坚,功能好,减轻或防止筋肉萎缩。

5. 避免关节粘连和骨质疏松　关节粘连、僵硬强直以及骨质疏松的原因是多方面的,但其主要的原因是患肢长期固定和缺乏活动锻炼,所以积极、合理地进行功能锻炼,可以促使气血通畅,避免关节粘连、僵硬强直和骨质疏松,是保护关节功能的有效措施。

6. 扶正祛邪　局部损伤可致全身气血虚损、营卫不固和脏腑不和,风寒湿外邪乘虚侵袭。通过练功能扶正祛邪,调节机体功能,促使气血充盈,肝血肾精旺盛,筋骨劲强,关节滑利,有利于损伤和整个机体的全面恢复。

三、注意事项

1. **内容和运动强度**　确定练功内容和运动强度,制订锻炼计划。首先应辨明病情,估计预后,应因人而异,因病而异,根据伤病的病理特点,在医护人员指导下选择适宜各个时期的练功方法,尤其对骨折患者更应分期、分部位对待。

2. **动作要领**　正确指导患者练功,是取得良好疗效的关键之一。主要将练功的目的、意义及必要性对患者进行解释,使患者乐于接受,充分发挥其主观能动性,加强练功的信心和耐心,从而自觉地进行积极的锻炼。

(1) 上肢:上肢练功的主要目的是恢复手的功能。凡上肢各部位损伤,均应注意手部各指间关节、指掌关节的早期练功活动,特别要保护各关节的灵活性,以防关节发生功能障碍。

(2) 下肢:下肢练功的主要目的是恢复负重和行走功能,保持各关节的稳定性。在机体的活动中,尤其需要依靠强大而有力的臀大肌、股四头肌和小腿三头肌,才能保持正常的行走。

3. **循序渐进**　严格掌握循序渐进的原则,防止加重损伤和出现偏差。练功时动作应逐渐增加,次数由少到多,动作幅度由小到大,锻炼时间由短到长。

4. **随访**　定期复查不仅可以了解患者病情和功能恢复的快慢,还可随时调整练功内容和运动量,修订锻炼计划。

5. **其他注意事项**

(1) 练功时应思想集中,全神贯注,动作缓慢。

(2) 练功次数,一般每日 2~3 次。

(3) 练功过程中,对骨折、筋伤患者,可配合热敷、熏洗、搽擦外用药水、理疗等方法。

(4) 练功过程中,要顺应四时气候的变化,注意保暖。

四、各部位常用练功疗法

1. 颈项部功能锻炼

【预备姿势】 两脚叉开,与肩同宽,头颈端正,两手叉腰,配合呼吸。

【动作要领】

(1) 抬头观天,低头看地:吸气时充分抬头观天,呼气时还原;吸气时充分低头看地,呼气时还原。

(2) 与项争力,左右进行:吸气时头颈充分向左侧弯,呼气时还原;吸气时头颈充分向右侧弯,呼气时还原。

(3) 往后观瞧,左右进行:吸气时头颈充分向右后转,眼看右后方,呼气时还原;吸气时头颈充分向左后转,眼看左后方,呼气时还原。

【作用】 增强颈项部肌肉力量和颈椎稳定性。可辅助治疗颈部扭伤,颈部劳损,颈椎肥大和颈椎病引起的头颈、项、背肌肉疼痛、麻木和头晕等,防止颈椎活动功能障碍。

2. 肩、肘部功能锻炼

(1) 双手托天

【预备姿势】 两脚开立,两臂平屈,两手放在腹部手指交叉,掌心向上。

【动作要领】 反掌上举,掌心向上,同时抬头眼看手掌,然后还原。初起可由健侧用力帮助患侧上肢向上举起,高度逐渐增加,以患者无明显疼痛为度。

【作用】 对恢复肩关节的功能、辅助治疗某些肩部陈伤有效,如手臂因劳损及风湿而不能前屈上举等。

(2) 肘部屈伸

【预备姿势】 两脚开立,两手下垂。

【动作要领】 右手握拳,前臂向上,渐渐弯曲肘部,然后渐渐伸直还原。左侧与右侧相同。

【作用】 增强上臂肌力,有助于恢复肘关节伸屈功能,适用于治疗肘部骨折及脱位的后遗症。

3. 前臂及腕部功能锻炼

(1) 抓空握拳

【动作要领】 将手指尽量伸展张开,然后用力屈曲握拳,左右可同时进行。

【作用】 能促进前臂与手腕的血液循环,消除前臂远端的肿胀,并有助于恢复掌指关节的功能和解除掌指关节疼痛、麻木等症状。上肢骨折后的早期功能锻炼都从此动作开始。

(2) 拧拳反掌

【动作要领】 两臂向前平举时,掌心朝上,逐渐向前内侧旋转,使掌心向下变拳,握拳过程要有"拧"劲,如同拧毛巾一样(故称拧拳),还原变掌,反复进行。

【作用】 能帮助恢复前臂的旋转功能。

(3) 背伸掌曲

【动作要领】 用力握拳,做腕背伸、掌屈活动,反复多次。

【作用】 能锻炼腕背伸肌和腕掌屈肌的力量。

（4）手滚圆球

【动作要领】　手握 2 个圆球,手指活动,使圆球滚动或变换两球位置,反复多次。

【作用】　增加手部力量和手指灵活性。

4. 腰背部功能锻炼

（1）左右回旋

【动作要领】　双足开立,与肩同宽,双手叉腰,腰部作顺时针及逆时针方向旋转各 1 次,然后由慢到快、由小到大地顺逆时针,交替回旋 6~8 次。

【作用】　能帮助恢复腰部的旋转功能。

（2）俯卧背伸

【动作要领】　患者俯卧,头转向一侧。吸气时分别进行:①两腿交替做背伸动作;②两腿同时做背伸动作;③两腿不动,头胸部背伸;④头胸与两腿同时背伸,呼气时还原。反复多次。

【作用】　增加腰背部肌肉力量。

5. 下肢功能锻炼

（1）举屈蹬腿

【动作要领】　仰卧位,腿伸直,两手自然放置体侧,下肢直腿徐徐举起,然后尽量屈髋屈膝背伸踝,再向前上方伸腿蹬出,反复多次。

【作用】　全面增强大腿、小腿的肌力。防治下肢关节和肌肉挛缩麻木,筋骨疼痛,腿力衰退。

（2）股肌舒缩

【动作要领】　股肌舒缩即是指股四头肌舒缩活动。患者仰卧位,膝部伸直,做股四头肌收缩与放松练习,当股四头肌用力收缩时,髌骨向上提拉,股四头肌放松时,髌骨恢复原位,反复多次。

【作用】　增强股四头肌和伸膝装置的力量,防止肌肉萎缩和关节僵直。

（3）半蹲转膝

【动作要领】　两脚立正,脚跟并拢,两膝并紧,两膝微屈,两手按于膝上。两膝分别做:①自右向后、左、前的顺时针转摇动作;②自左向后、右、前的逆时针回旋动作。反复多次。

【作用】　恢复膝关节功能,防治膝部疼痛和行走无力。

（4）搓滚舒筋

【动作要领】　坐于凳上,患足踏在竹管或圆棒上,膝关节前后伸屈滚动竹管。

【作用】　恢复膝、踝关节骨折损伤后的伸屈功能。

（5）蹬车活动

【动作要领】　坐在一个特制的练功车上做蹬车活动,模拟踏自行车。

【作用】　使下肢肌肉及膝、踝关节得到锻炼。

第七章

天池伤科流派常用方药

第一节　天池伤科流派常用单味中药

　　中药是中医治病的利器,历代医家经过长期的医疗实践,积累了丰富的用药经验,值得我们继承发扬。本节结合天池伤科流派临床经验介绍 25 味对治疗骨伤、骨病有较好疗效的常用中药,大体分为 5 类:解表类(麻黄、桂枝、羌活、葛根),祛风湿类(独活、桑枝、五加皮、威灵仙、豨莶草、桑寄生),活血祛瘀类(鸡血藤、牛膝、土鳖虫、泽兰、自然铜),平肝息风类(天麻、牡蛎、蜈蚣),补益类(熟地黄、狗脊、续断、杜仲、骨碎补、山茱萸),分别介绍这些药物的性味归经、功效、临床应用及现代药理研究,重点介绍其在治疗骨伤、骨病方面的应用。

麻　　黄

　　【性味归经】　辛、微苦,温,归肺、膀胱经。

　　【功效】　发汗解表,止咳平喘,利水消肿。

　　【临床应用】　本品善散肺与膀胱经风寒。脊柱疾病用麻黄,取其轻扬之性,能使肌肉间郁积之邪透达皮外。常作为佐使药用于治疗脊柱退行性病变、颈腰部急性扭挫伤致瘀肿疼痛等的方剂之中。常用量为 5~10g。

　　(1) 用于腰椎管狭窄症,配鸡血藤、骨碎补、杜仲、蜈蚣、狗脊、赤芍、独活、豨莶草、乳香、没药、天麻等,即通督壮腰汤(天池伤科经验方)。

　　(2) 用于肥大性脊柱炎,配熟地黄、淫羊藿、肉苁蓉、杜仲、骨碎补、鹿衔草、鸡血藤等。

　　(3) 用于瘀血阻滞之腰腿痛,配儿茶、血竭、没药、乳香、土鳖虫、红花、地龙等。

　　(4) 用于膝关节滑膜炎,配黄柏、苍术、薏苡仁、赤芍、鸡血藤、威灵仙、虎杖、牛膝等。

　　(5) 用于腰部损伤中后期,配杜仲、狗脊、肉桂、熟地黄、白芍、菟丝子、牛膝、泽兰、续断、丝瓜络等。

　　(6) 用于类风湿关节炎遇寒加剧者,配五加皮、炙川乌、桂枝、防风、青风藤、鸡血藤、细辛等。

　　【现代研究】　麻黄碱可在人体处于高温的环境时增加发汗量,作用可能是中枢性的;

麻黄碱有松弛支气管平滑肌,解除支气管痉挛而平喘的作用;d-伪麻黄碱有明显的利尿作用;麻黄水提取物及乙醇提取物能抑制过敏介质的释放,但无抗组胺的作用;麻黄碱对骨骼肌有抗疲劳作用,且可用于重症肌无力的治疗;麻黄碱能兴奋大脑皮质和皮质下中枢,引起精神兴奋、失眠等症状;麻黄挥发油乳剂有解热作用,对流行性感冒病毒亦有明显的抑制作用。

桂　枝

【性味归经】　辛、甘,温,归心、肺、膀胱经。

【功效】　发汗解肌,温经通脉,助阳化气,平降冲逆。

【临床应用】　本品主入心、肺、膀胱经,兼走脾、肝、肾经。桂枝辛散,温通经脉,活血散寒,横通肢节,上可用治胸阳不振,心脉痹阻,胸痹绞痛;中可用治脾胃虚寒;下可用治妇女血寒经闭及癥瘕腹痛。长于温经通络而止痛。常用量为3~10g。外感热病、阴虚火旺、血热妄行的出血证均当忌用。

（1）用于风寒湿痹、肩背肢节酸痛,配附子、姜黄、羌活、桑枝等。

（2）用于颈部扭伤而兼风寒侵袭者,配麻黄、白芍、葛根、甘草、生姜、大枣,水煎服,并用药渣湿热敷颈部。

（3）用于腰膝酸痛、肢体无力,配杜仲、牛膝、木瓜、鱼鳔。先将鱼鳔土炒成珠后,与诸药共研为末服。

（4）用于坐骨神经痛,配豨莶草、牛膝、地龙、赤芍等。

【现代研究】　桂皮油能使血管扩张,调节血液循环,使血液流向体表,有利于散热和发汗,故有解热作用。桂枝水煎剂有抗菌、抗病毒作用。桂皮醛有镇静作用,可增强环己巴妥钠的催眠作用,有镇痛及利尿作用。此外,桂枝还有抗过敏和健胃作用。

羌　活

【性味归经】　辛、苦,温,归膀胱、肾经。

【功效】　解表散寒,祛风胜湿,通利关节,蠲痹止痛。

【临床应用】　本品辛温,上升发表,气雄而散,主散太阳经肌表游风及寒湿之邪。对于外感风寒湿邪引起的项背强痛、关节疼痛诸症,皆可应用。尤适用于上半身肌肉关节风湿痛或腰背部肌肉自觉畏冷挛缩者。与桂枝相比,本品长于散头颈、脊背风寒,桂枝善于散四肢风寒。常用量为3~10g。

（1）用于肩背痹痛,配天仙藤、姜黄、桂枝等。

（2）用于全身肢节疼痛、二便不利,配当归、独活、防己、车前子、大黄、枳实等。

（3）用于筋骨损伤、发热体痛,配独活、当归、川芎、防风、续断、丹皮、桃仁、生地黄、乳香、黄芩、柴胡等。

（4）用于历节风痛、关节痹痛,配独活、松节、秦艽各等分,酒煎。

【现代研究】　羌活有抑制结核分枝杆菌及真菌的作用,又有解热、发汗及镇痛作用。

葛　根

【性味归经】　甘、辛,凉,归脾、胃经。

【功效】　解肌退热,透发麻疹,生津止渴,升阳止泻。

【临床应用】　葛根在脊柱疾病的治疗中应用较多,各型颈椎病均可在辨证的基础上加入本品。近年来,以葛根为主治疗颈椎病的报道逐渐增多。葛根能发表解肌、升阳生津、祛风邪,尤对改善颈椎病之头晕头痛、项背强痛、耳鸣、肢麻疗效为佳。葛根单用或提炼葛根总黄酮制成片剂(愈风宁心片)可以改善脑血液循环,扩张冠状动脉,用治高血压、颈项强痛、心绞痛及突发性耳聋有较好的疗效。常用量为10~15g,可用至30g。

【现代研究】　葛根含大豆黄酮,有解痉作用,具有抗组胺及乙酰胆碱的作用。葛根有解热和轻微降血糖作用,能降血压并能增加心、脑及冠状动脉血流量。

独　活

【性味归经】　辛、苦,温,归肝、肾、膀胱经。

【功效】　祛风除湿,舒筋活络,散寒止痛。

【临床应用】　本品辛散苦燥温通,主入肾经,善祛风湿止痛,为治疗风寒湿痹的要药。凡风寒湿邪痹着肌肉关节者,无问新久,均可应用。对下半身风湿、腰腿疼痛、两足痿痹、不能行走者尤为适宜。本品与羌活均有祛风湿作用,但羌活善攻,透肌表之游风及上半身风寒湿邪,能通达全身;独活善行,主散在里之伏风及下半身风湿之邪,还有通经活络、强筋骨、疗痹痛之效。常用量为10~15g。

(1)用于腰脊损伤后期,肝肾虚损之风寒湿痹、腰膝冷痛无力等,如独活寄生汤。

(2)用于坐骨神经痛、肩周炎、风湿性关节炎,配羌活、全蝎、蜈蚣、三七、麻黄、白芍、威灵仙、红花、甘草等。

(3)用于腰椎管狭窄症属于风寒湿邪痹阻经络出现腰膝酸痛、下肢麻木,配桑寄生、秦艽、豨莶草、防风、防己、木瓜、杜仲、牛膝等。

【现代研究】　独活具有抗关节炎、镇痛、镇静及催眠作用;能直接扩张血管、降低血压;同时有兴奋呼吸中枢的作用;对兔的回肠及大鼠子宫均有解痉作用。

桑　枝

【性味归经】　苦,平,归肝经。

【功效】　祛风通络,行水消肿。

【临床应用】　本品通达四肢,祛风湿、通经络、利关节、舒拘挛、镇疼痛,不论风寒或湿热痹证均可应用。尤以肩臂关节拘挛疼痛用之为佳。《本草纲目》云其"利关节,除风寒湿痹诸痛"。常用量为15~30g,大量可用至60g。

(1)用于腰部损伤初期,瘀积肿痛;或兼小便不利者,配赤芍、当归、续断、木通、秦艽、延胡索、枳壳、厚朴、木香等。

（2）用于风湿性关节炎红肿热痛者,如桑络汤。

（3）用于上肢痹痛,配姜黄、当归、川芎等。

（4）用于关节痹痛,屈伸不利,四肢拘挛,遇寒加剧,配威灵仙、秦艽、海风藤、桂枝等。

（5）用于颈椎病之肩背上肢麻木疼痛,配葛根、桃仁、红花、姜黄、白芥子、威灵仙、没药、陈皮、木瓜、白芍、甘草。

【现代研究】　桑枝煎剂可提高淋巴细胞转化率;桑枝生物碱能有效降低血糖,调节脂代谢。

五 加 皮

【性味归经】　辛、苦,温,归肝、肾经。

【功效】　祛风湿,强筋骨,通经络,逐痹痿,利水道。

【临床应用】　本品辛、苦、温,并有芳香之气,在外散风湿之邪,在里温肝肾之阳,为强壮性祛风湿要药。与通经药同用,则祛风除湿作用强;与强壮药同用,则强壮筋骨。故民间有"浑身软如泥,离不了五加皮"之说。常用量为5~10g。

（1）用于肝肾不足,腰膝酸软,筋骨无力者,配杜仲、牛膝、续断、菟丝子、桑寄生等;也可单用五加皮浸酒服。

（2）用于骨折愈合不良,配骨碎补、自然铜、续断等。

（3）用于风湿关节疼痛,配秦艽、豨莶草、苍术、老鹳草,泡酒服。

（4）用于腰椎间盘突出症术后腰膝酸软无力,配丹参、防己、杜仲、续断、牛膝、何首乌等。

【现代研究】　无梗五加皮有抗关节炎作用;对肠管及子宫均有兴奋作用。刺五加有"适应原"样作用,能增强机体对有害刺激因素的抵抗能力。对于高血糖,有降血糖作用;而在低血糖时,又能升高血糖。有抗疲劳作用,能增强机体的抗病能力;对放射性损伤有保护作用;有明显的抗紧张作用。

威 灵 仙

【性味归经】　辛、咸,温,归膀胱经。

【功效】　祛风湿,通经络,止痹痛。

【临床应用】　本品味辛行散,性温通利,主入膀胱经,宣通十二经脉,有较强的祛风湿、通经络、止痹痛的作用,为治风湿痹痛的要药。既可祛在表之风,又可化在里之湿,通达经络,治全身痹痛。常用量为5~10g。治骨鲠可用至30g。本品能损真气,气弱者不宜服。忌茶、面汤。

（1）治风湿腰痛,配当归、桂心,为《三因极一病证方论》神应丸。

（2）用于肥大性脊柱炎和腰部劳损的治疗时,威灵仙注射液于华佗夹脊穴注射,一般每次取穴2~4个,每穴注射1ml,日1次。

（3）用于腰部损伤中后期之腰部酸痛等症,配续断、杜仲、当归、熟地黄、牛膝、白芍、桑寄生、炙甘草。水煎服,药渣热敷腰部。

（4）用于关节疼痛,日久变形,或腰腿疼痛沉重者,取威灵仙60g,酒浸3~7日,晒干研细末,炼蜜为丸,1次1丸(9g),日2次。

（5）用于跟骨骨刺之足跟痛,单味威灵仙用醋煎,熏洗患足。

（6）用于跌打损伤疼痛及风寒腰背疼痛,配大茴香、肉桂、当归,为《太平惠民和剂局方》神应丸。

【现代研究】 威灵仙有镇痛作用;有溶解尿酸、抗利尿作用;并有抗组胺作用;醋浸液对鱼骨刺似有一定的软化作用,并使局部肌肉松弛,促使骨刺脱落;煎剂能抑制革兰氏阴性菌、革兰氏阳性菌和真菌。

豨 莶 草

【性味归经】 辛、苦,微寒,归肝、肾经。

【功效】 祛风湿,通经络,清热解毒。

【临床应用】 本品生用,善化湿热,宜用于祛风湿、平肝阳。酒蒸后性变甘温,用于风湿痹痛兼有腰膝酸软者较好。常于治疗脊柱疾病的方剂中加入本品。现代应用其治疗高血压、尿酸性痛风及坐骨神经痛。本品为燥散之品,无风湿者不宜服。

（1）用于四肢麻木、疼痛,配熟地黄、炙川乌、羌活、防风,名为豨莶丸。

（2）用于腰椎管狭窄症,如通督壮腰汤(见"麻黄"条)。

（3）用于湿热痹证,配臭梧桐、桑枝、忍冬藤、地龙、防己等。

（4）用于风湿痹痛损及肝肾者,配桑寄生、牛膝、杜仲、菟丝子、熟地黄、木瓜、当归等。

【现代研究】 豨莶草有抗关节炎、降低血压及扩张血管、抗菌及抗疟作用。

伸 筋 草

【性味归经】 辛、苦,温,归肝、肾经。

【功效】 祛风胜湿,通利关节,舒筋通络,健骨止痛。

【临床应用】 本品常用于骨关节损伤后关节肿痛、屈伸不利及风寒湿痹之腰膝冷痛等症。常用量为9~12g,熏洗方中多用至30g。妇女妊娠期及出血过多者忌用。

（1）用于风寒湿痹之腰腿疼痛,配桂枝、牛膝、秦艽、细辛、当归、杜仲、防风、蜈蚣等。

（2）用于损伤性关节僵硬、屈伸不利,配千年健、五加皮、炙川乌、炙草乌、红花、白芥子、威灵仙等。

（3）用于腰椎骨质增生及强直性脊柱炎等,配透骨草、炙川乌、忍冬藤、青风藤、红花、威灵仙、防风、乳香、没药,水煎熏洗并热熨。

【现代研究】 有抗炎、镇痛、调节免疫及镇静等作用。

桑 寄 生

【性味归经】 苦、甘,平,归肝、肾经。

【功效】 祛风湿,补肝肾,强筋骨,养血安胎。

【临床应用】　本品质润,为祛风益血之品,兼能润筋通络。尤长于补肝肾、强筋骨,为治疗肝肾不足、腰膝酸痛的要药。常用量为 10~20g。

(1) 用于经常性腰痛,动则加重者,本品 60g,红糖 30g,水煎服。

(2) 用于腰膝关节疼痛、屈伸不利之痹证,配续断、独活、牛膝、木瓜、五加皮、伸筋草等。

(3) 用于肥大性脊柱炎之腰背酸痛,常在辨证的基础上加入本品。

(4) 现代临床治疗高血压、血管硬化、四肢麻木,配夏枯草、生白芍、地龙、决明子等。

【现代研究】　桑寄生有降低血压及扩张冠状动脉的作用;此外还有镇痛、抗炎、降血脂及抗肿瘤等作用。

鸡 血 藤

【性味归经】　苦、微甘,温,归肝、肾经。

【功效】　活血补血,舒筋通络。

【临床应用】　本品既能活血又能补血,且有舒筋活络之功,是脊柱外科常用中药之一。也可用于骨关节损伤后期,肢体肿胀、活动不利及腰膝酸痛、筋骨麻木、风湿痹痛等。常用量为 10~15g,大剂量可用至 30g。

(1) 用于骨质疏松症之腰背疼痛,配骨碎补、续断、鹿角霜、鹿衔草、山药、白术、牡蛎、熟地黄、茯苓等。

(2) 用于强直性脊柱炎,配忍冬藤、络石藤、海风藤、青风藤、豨莶草、伸筋草、五加皮、蜈蚣、炙川乌等。

(3) 用于腰椎间盘突出症恢复阶段之下肢麻木、腰膝酸痛,配续断、杜仲、豨莶草、当归、天麻、威灵仙、狗脊等。

(4) 用于腰椎管狭窄症,如通督壮腰汤。

(5) 用于颈椎病之头晕目眩、颈肩臂痛等症,配天麻、钩藤、丹参、白芍、半夏、茯苓等。

【现代研究】　鸡血藤酊剂给大鼠灌胃,对甲醛性关节炎有显效;给大鼠注射酊剂,有镇静催眠作用。

牛 膝

【性味归经】　苦、酸、甘,平,归肝、肾经。

【功效】　活血通络,强筋壮骨,利尿通淋,引血下行。

【临床应用】　怀牛膝细长,肉润而柔,走而能补,长于补益肝肾,强壮筋骨。凡损伤而致肝肾不足、腰膝痿弱之证均可用之。川牛膝粗短而微黑,柔而枯,为通络破血下降、宣通关节之品,凡瘀血阻滞、筋脉不利诸症多用之。酒制牛膝通经络,盐制补肝肾,生用散恶血、破瘀、引血下行,故牛膝亦可作为引经药。牛膝配泽兰能利腰膝间死血。常用量为 3~10g,量大者可用到 30g。

(1) 用于骨痿筋弱,配杜仲、萆薢、防风、菟丝子、肉桂、肉苁蓉,炼蜜为丸(《保命集方》)。

(2) 用于跌打而致腰膝疼痛,配杜仲、木瓜、天麻、菟丝子、白芍、续断、当归、苏木等。

（3）用于风湿所致腰痛、四肢无力，配山茱萸、肉桂，共为末，温酒送服。

（4）用于跌打损伤、肿痛或骨折瘀肿，配骨碎补、苏木、自然铜、没药、乳香等。

【现代研究】 本品所含总皂苷对视黄酸所致骨质疏松大鼠骨代谢指标的影响，可升高骨质疏松大鼠血 Ca 含量、碱性磷酸酶（ALP）活性、血清骨钙素（OCN）水平，以及降低尿中羟脯氨酸水平。牛膝有抗炎、镇痛及利尿作用。

土 鳖 虫

【性味归经】 咸，寒，有小毒，归肝经。

【功效】 破血逐瘀，续筋接骨。

【临床应用】 本品破血逐瘀之力较强，多用于急性腰肌损伤。常用量：内服煎汤用 5~10g；研末吞服用 1~1.5g。

（1）用于骨折筋伤瘀滞肿痛，可配骨碎补、桃仁、红花、乳香、没药、煅自然铜等同用。

（2）用于急性腰扭伤，可单用本品，焙干研末吞服。

（3）用于腰椎间盘突出症，可配杜仲、狗脊、骨碎补、续断、桑寄生、红花、桃仁、牛膝等同用。

【现代研究】 土鳖虫可改善血液循环，促进骨折断端局部发生血肿机化，从而有利于胶原进一步合成。另外，还可降低全血黏度、同时降低血细胞容积百分比和红细胞的电泳时间，可提高红细胞沉降率使血流动力学得到进一步改善。

泽 兰

【性味归经】 苦、辛，微温，归肝、脾经。

【功效】 活血祛瘀，行气消肿。

【临床应用】 本品辛散温通，性较温和，行而不峻，能疏肝气而通经脉，具有祛瘀散结而不伤正气的特点。常用量为 10~15g。

（1）用于跌打损伤、瘀血肿痛，可与当归、川芎、桃仁、红花等配伍。

（2）用于胸胁痛，可与丹参、郁金、柴胡、蒺藜等合用。

（3）用于腰腿痛，可与杜仲、狗脊、桑寄生、牛膝、木瓜配伍应用。

【现代研究】 泽兰全草制剂有强心作用；泽兰水煎剂 15~20g 给大鼠灌胃，能够对抗血小板聚集，对抗血栓形成；泽兰水提物每千克体重 2g 腹腔注射能扩张微血管管径，加快微血流速度。

自 然 铜

【性味归经】 辛，平，归肝经。

【功效】 散瘀止痛，接骨疗伤。

【临床应用】 本品为伤科要药。常用量：内服煎汤用 10~15g，入散剂用 0.3g。

（1）用于跌仆骨折、瘀血肿痛，可与当归、泽兰、赤芍、土鳖虫等药配伍。

(2) 用于扭挫筋伤,瘀肿疼痛,与桃仁、红花、乳香、没药配伍同用。

(3) 本品宜醋煅用。可广泛用于跌打损伤、筋伤骨折、瘀血肿痛、心气刺痛等。

【现代研究】 本品有促进骨折愈合的作用。实验证明:含自然铜的接骨散对家兔桡骨骨折愈合有促进作用,加强其骨折愈合强度,表现为横向牵引力和旋转牵引力加大,并促进骨痂生长,骨痂量多且较成熟。

天　麻

【性味归经】 甘,平,归肝经。

【功效】 息风止痉,平肝潜阳,祛风活络,通痹止痛。

【临床应用】 本品甘平质润,主入肝经,凡头晕目眩、痉挛抽搐、肢体麻木、手足不遂等一切风证,皆可应用,故有"定风草"之美称。古方中多用治风寒湿痹等证;现各种眩晕均多用之。常用量:内服煎汤用 3~10g;研末吞服用 1~1.5g。

(1) 用于椎动脉型颈椎病,配半夏、陈皮、茯苓、钩藤、丹参、石菖蒲等。

(2) 用于风寒湿痹、四肢拘挛,配秦艽、桑枝、羌活、川芎、蜈蚣等。

(3) 用于坐骨神经痛,配豨莶草、怀牛膝、蜈蚣、防风、乌梢蛇等。

(4) 用于腰椎管狭窄症,如通督壮腰汤。

(5) 用于落枕,配当归、川芎、羌活、乌药、葛根、白芍、甘草。

【现代研究】 天麻有镇静和抗惊厥作用;天麻水煎剂和注射液能增加心脑血流量,降低血管阻力及舒张外周血管;还有促进胆汁分泌作用。

牡　蛎

【性味归经】 咸、涩,微寒,归肝、胆、肾经。

【功效】 补阴潜阳,收敛固涩,软坚散结,镇惊安神。

【临床应用】 本品性寒质重,能清热镇惊;味咸涩,有软坚散结收敛之功。用于骨折和创面迟缓愈合及各种创伤后期,身体软弱无力、多汗、盗汗者。常用于治疗骨质疏松症。常用量为 15~30g,先煎,收涩宜煅用,其他均生用。

(1) 用于跌打损伤疼痛,如牡蛎散。

(2) 用于骨质疏松症之腰背疼痛,配熟地黄、骨碎补、续断、鸡血藤、鹿衔草、补骨脂、三七等。

(3) 用于损伤后心悸不安、胆怯惊恐、烦躁失眠等属于肝阴不足者,配夜交藤、龙骨、远志、炒枣仁、白芍、当归等。

【现代研究】 牡蛎含 80%~95% 碳酸钙、磷酸钙及硫酸钙,并含镁、铝、硅、氧化铁等。所含碳酸钙具有收敛、制酸、止痛等作用。牡蛎还具有调节整个大脑皮质的作用。

蜈　蚣

【性味归经】 辛、咸,温,有毒,归肝经。

【功效】 息风止痉,解毒散结,通络止痛。

【临床应用】 本品性善走窜,为息风止痉要药。多用于脊柱疾病诸痛证,以增强止痛之效。常用量:内服煎汤用 1~3g;研末吞服用 0.6~1g。外用适量,研末或油浸涂敷患处。本品用量不宜过多,用时不宜过长。血虚发痉及妇女妊娠期忌用。

(1) 用于腰椎管狭窄症,如通督壮腰汤。

(2) 用于致密性骶髂关节炎,配当归、川芎、茯苓、苏木、天麻、没药、忍冬藤、海风藤、豨莶草等。

(3) 用于强直性脊柱炎,配忍冬藤、鸡血藤、络石藤、青风藤、海风藤、豨莶草、伸筋草、杜仲、狗脊等。

(4) 用于顽固性风湿痹痛,配全蝎、当归、鸡血藤等。

【现代研究】 蜈蚣有镇静、抗惊厥及降低血压的作用;能抑制结核分枝杆菌和皮肤真菌,对肝癌细胞也有抑制作用。

熟 地 黄

【性味归经】 甘,微温,归心、肝、肾经。

【功效】 养血滋阴,补精益髓。

【临床应用】 本品甘温味厚,质地柔润,既补精血,又益肝肾,为骨伤科常用的补益肝肾之药,补阴诸方中均以本品为主药。常用量为 10~30g。宜与健脾胃药如砂仁、陈皮等同用。

(1) 用于骨质疏松症,配骨碎补、续断、鸡血藤、牡蛎、陈皮等。

(2) 用于坐骨神经痛,配桂枝、没药、牛膝、白术、郁金、地骨皮、生姜、甘草、生茶叶、茄子花。将上药用纱布包好和公鸡 1 只一起入砂锅中,加水淹没为度,用火煮熟,食肉喝汤。

(3) 用于损伤后气虚血滞证,配党参、香附等。

(4) 用于骨质增生,配肉苁蓉、骨碎补、鹿衔草、鸡血藤、淫羊藿、莱菔子等(即骨质增生止痛丸,天池伤科经验方)。

【现代研究】 熟地黄含地黄素、甘露醇、维生素 A 类物质,有强心、利尿、降低血糖、抗过敏及抗炎作用。

狗 脊

【性味归经】 苦、甘,温,归肝、肾经。

【功效】 补肝肾,强腰膝,祛风湿,利关节,镇疼痛。

【临床应用】 本品苦能燥湿,甘能养血,温能益气,有温而不燥、补而能走、走而不泄的特点。对肝肾不足兼风寒湿邪之腰脊强痛、不能俯仰、足膝软弱最为适宜,为治疗脊柱疾病常用药物。本品补肾之功不及续断,祛风湿作用则较续断为优。近代临床多以本品与补肝肾、祛风湿、通血脉药同用,治疗脊椎骨关节炎、脊髓病、压缩性骨折后遗症等。常用量为 10~15g。

(1) 用于腰椎损伤后遗症,腰不能伸,配骨碎补、龙骨、续断、牛膝、没药、乳香、白术等。

(2) 用于坐骨神经痛,配牛膝、木瓜、杜仲、薏苡仁、炙川乌、泡酒内服。

（3）用于腰膝软弱胀痛、时轻时重，配秦艽、海桐皮、川芎、木瓜、萆薢、五加皮，泡酒服。

（4）用于强直性脊柱炎腰背僵硬、屈伸不利，配续断、杜仲、牛膝、海风藤、桑枝、木瓜、秦艽、熟地黄、桂枝、当归。

【现代研究】 狗脊含绵马酸及淀粉约 30%，甲醇提取物水解产生山柰醇，有强筋骨、抗风湿作用。

续　断

【性味归经】 苦、甘、辛，微温，归肝、肾经。

【功效】 补肝肾，行血脉，续筋骨，活血止痛。

【临床应用】 本品具有补而不宣、行而不泄的特点，为骨伤科常用药物。用治腰腿脚弱，有补而不滞、行中有止之效；用治软组织损伤的早、晚期关节疼痛、软弱无力，有通利关节、接骨续筋之效，又可通行血瘀。常用量为 10~20g。

（1）用于一切筋骨关节酸软疼痛，配丹参、千年健、伸筋草、海桐皮、五加皮等。

（2）用于腰膝酸痛无力，配牛膝、补骨脂、杜仲、木瓜、萆薢，为蜜丸（《扶寿精方》）。

（3）用于肥大性脊柱炎，配熟地黄、鹿衔草、骨碎补、威灵仙、鸡血藤等。

【现代研究】 续断含续断碱、挥发油、维生素 E 等，对痈疡有排脓、止血、镇痛、促进组织再生的作用。

杜　仲

【性味归经】 甘，温，归肝、肾经。

【功效】 补肝肾，强筋骨，固胎元。

【临床应用】 肝主筋，肾主骨，肾充则骨强，肝充则筋健。脊柱乃筋骨聚集之处，筋骨病变繁多，而本品乃治疗各种脊柱病变的要药。《神农本草经》云其"主腰脊痛，补中，益精气，坚筋骨，强志"。此外，凡腰腿部创伤、骨折后期筋骨无力及损伤后遗症均可用之。炒用治疗损伤性胎动不安或习惯性流产。常用量为 10~15g。

（1）用于颈椎病之头目眩晕等症，配白芍、石决明、天麻、钩藤、半夏、茯苓等。

（2）用于外伤劳损腰腿痛及跌打损伤瘀阻作痛，配当归、赤芍、乌药、延胡索、丹皮、桃仁、续断、红花，水煎服（《伤科补要》）。

（3）用于腰椎管狭窄症、腰椎间盘突出症等，如通督壮腰汤。

（4）用于关节韧带软弱无力，配儿茶、五加皮、续断、松节、海桐皮、萆薢等外敷。

【现代研究】 杜仲有降低血压、扩张血管、降低血清胆固醇的作用，煎剂对家兔离体心脏有明显加强作用；有镇静、镇痛、利尿及抗炎作用；能提高网状内皮系统的吞噬作用；能使收缩状态的子宫恢复正常。

骨碎补

【性味归经】 苦，温，归肝、肾经。

【功效】 补肾强筋续骨,祛风活血止痛。

【临床应用】 本品苦温性降,既能补肾,又能收浮阳,还能活血。常用于各类骨折、筋伤、骨质增生、肾虚腰痛等,为治疗脊柱疾病之要药、骨伤科常用药。常用量为 10~20g。阴虚内热及无瘀血者不宜服。

(1) 用于肾虚腰脚疼痛不止,配补骨脂、牛膝、胡桃仁等(《太平圣惠方》)。

(2) 用于颈椎病、腰椎病、跟骨骨刺等,配熟地黄、肉苁蓉、鹿衔草、鸡血藤、淫羊藿、莱菔子等,即骨质增生止痛丸。

(3) 用于骨质疏松症之腰背酸痛,配熟地黄、牡蛎、续断、鹿衔草、山药等。

(4) 用于腰椎管狭窄症,如通督壮腰汤。

(5) 用于肌肉韧带损伤及闭合性骨折,配大黄、续断、当归、乳香、没药、土鳖虫、血竭、硼砂、自然铜,研末外敷,即接骨散。

【现代研究】 骨碎补含橙皮苷、淀粉及葡萄糖,在试管内能抑制葡萄球菌生长。

山茱萸

【性味归经】 酸,微温,归肝、肾经。

【功效】 补益肝肾,强筋壮骨,涩精固脱。

【临床应用】 本品质润不燥,补涩俱备,标本兼顾,为平补肝肾阴阳之要药。常用量为 10~20g。

(1) 用于肝肾亏虚,头晕目眩,腰膝酸痛,阳痿等证。

(2) 用于坐骨神经痛,配乳香、没药、牛膝、当归、丹参等。

(3) 用于损伤所致肾气不足,腰膝酸痛,足跟痛,梦遗滑精,自汗盗汗,配熟地黄、山药、丹皮、茯苓、泽泻、黄柏、知母,如知柏地黄汤,或加锁阳、龟甲、牛膝,疗效益著。

(4) 用于寒性腰痛,配怀牛膝、桂心,捣为细末,每于食前温酒调服(《太平圣惠方》)。

【现代研究】 本品有升血压、降血糖和抗凝血作用;煎剂对志贺菌属、金黄色葡萄球菌、伤寒杆菌、某些皮肤真菌有抑制作用;对因化疗及放疗所致的白细胞计数减少,有使其增多的作用。

第二节 天池伤科流派常用药对

白僵蚕、蜈蚣

白僵蚕、蜈蚣——化痰通络

白僵蚕、蜈蚣是常用的治疗素有肾精亏虚,又夹有痰瘀的骨伤科疾病的一对要药。"素有肾精亏虚,虚久必化为痰瘀,形成痰瘀阻滞经络,经络不畅则肢体关节屈伸旋转活动受限。"临床上颈椎病、腰椎间盘突出症、强直性脊柱炎、髋膝关节滑膜炎等疾病多数属于肾虚夹痰瘀入络范畴,可以在治疗时辨证应用。肾主水,内居元阴元阳,肾气虚衰,气化不利,水液化为痰,如明代王纶在《明医杂著》中曰:"痰之本水也,原于肾。"说明了肾虚为本;清代沈金鳌在《杂病源流犀烛》中提出:"以故人自初生,以至临死皆有痰,皆生于脾……而其为物,则流通不测,故其为害,上至巅顶,下至涌泉,随气升降,周身内外皆到,五脏六腑俱有。"认为痰无处不在。天池伤科认为骨伤科疾病大多是以肾虚为本、夹杂痰瘀为标而成,所以治疗时以"治肾亦即治骨"为指导思想,以补肾为主,兼夹痰瘀者予以化痰祛瘀通络进行辨证治疗。

白僵蚕辛咸平,归肝、肺经,具有化痰散结、祛风止痛、息风止痉之功效。《本草求真》云其为"燥湿化痰,温行血脉之品"。主要用其疗寒湿痹痛、肢体屈伸不利以及由气虚血瘀或跌打损伤所致的经络不利而引起的急性腰背部疼痛及腰腿痛等,常用量为15g,极量为20g,儿童酌减。

蜈蚣辛温,有毒,归肝经,功善通经络、息肝风、解痉挛、止抽搐。张锡纯在《医学衷中参西录》中曰:"蜈蚣味微辛,性微温,走窜之力最速。内而脏腑,外而经络,凡气血凝聚之处皆能开之。性有微毒,而转善解毒,凡一切疮疡诸毒皆能消之。"

僵蚕、蜈蚣两味药配伍应用可内而脏腑,外而经络,凡气血凝聚之处皆能开之,具有化痰散结、通络止痛、畅达气血、滑利关节之功效。

淫羊藿、巴戟天

淫羊藿、巴戟天——兴阳治骨

淫羊藿、巴戟天是常用的治疗机体阳气不足,尤其是肾阳虚所致的骨伤科疾病的常用对药。天池伤科认为机体阳气不足,尤其当肾阳虚时,元阳温煦作用减弱势必影响周身气血运行流通,而出现虚寒征象,如腰膝冷痛、畏寒肢冷怕风、脘腹冷痛、手足不温等表现。《素问·生气通天论》云:"阳气者若天与日,失其所则折寿而不彰,故天运当以日光明,是故阳因而上卫外者也。"人以阳气为本,有阳气则生,无阳气则死。阳气盛则健,阳气衰则病。故而善用淫羊藿、巴戟天治疗腰膝冷痛、畏寒肢冷怕风、脘腹冷痛、手足不温等与阳虚、命门火衰有关的虚寒病证,目的是温补肾阳,称之为"阳弱则阴翳生,阳充则阴霾散"。张介宾则提出阳不足的治疗法则:"益火之源,以消阴翳。"

淫羊藿味辛甘性温,归肝、肾经,具有温肾壮阳、强壮筋骨、祛风除湿之功效。《名医别录》云其"主坚筋骨"。《日华子本草》云其"治一切冷风劳气,补腰膝……筋骨挛急,四肢不任"。《医学入门》云其"补肾虚,助阳"。

巴戟天味辛甘性温,归肾、肝经,具有补肾助阳、益精血、强筋骨、祛风湿之功效。《神农本草经》云:"主大风邪气,阴痿不起,强筋骨,安五脏,补中,增志,益气。"《本草新编》云:"温而不热,健脾开胃,既益元阳,复填阴水,真接续之利器,有近效而又有远功。"《名医别录》云:"补五劳,益精"。

淫羊藿味辛甘性温,入肝、肾经,辛甘化阳,既善补肾阳、益精起痿、强筋健骨,又能祛风除湿、散寒通痹,对肾阳不足之筋骨痿软、风湿拘挛麻木尤效;巴戟天辛甘温,入肾、肝经,专走下焦,兴肾阳、益精血、强筋骨、祛风湿,对肾阳精血不足之筋骨痿软、腰膝冷痛及风湿久痹累及肝肾之步履艰难者尤佳。二者伍用,其功益彰,兴肾阳、益精血、强筋骨、祛风湿之力增强。

木瓜、吴茱萸

木瓜、吴茱萸——止痉

木瓜、吴茱萸配伍应用出自孙思邈的《备急千金要方》,主治脚气入腹、困闷欲死,腹胀。《仁斋直指方》名曰木瓜汤,主治霍乱转筋。两药加食盐相配,称为"木萸散"。木瓜、吴茱萸是临床上常用来治疗腰腿痛伴有小腿腓肠肌痉挛的一对要药。小腿腓肠肌痉挛又称为"小腿抽筋"。天池伤科认为:腰腿疼痛伴有小腿抽筋多素有肾亏,外有寒湿为患,故除应用补肾药物外还应配伍温经散寒、化湿和胃、舒筋活络的药物。

木瓜酸温味香,酸能入肝,以舒筋活络;温香入脾,能醒脾化湿和胃,可以用于湿痹脚气、足胫肿大、腰膝酸痛、关节肿痛、筋挛足痿、转筋吐泻等。《名医别录》云:"主湿痹邪气……转筋不止。"《本草正》云:"用其酸敛,酸能走筋,敛能固脱;入脾肺肝肾四经,亦善和胃,得木味之正,故尤专入肝,益筋走血。疗腰膝无力、脚气,引经所不可缺;气滞能和,气脱能固。以能平胃,故除呕逆、霍乱转筋,降痰,去湿,行水。以其酸收,故可敛肺禁痢,止烦满,止渴。"木瓜既是药物同时也是食物。临床上应用木瓜常用量为 15g;痉挛较重时,可以用到 30g。

吴茱萸辛散苦降,性热燥烈,既能温中散寒、降逆止呕,用于治疗脾胃虚寒、脘腹冰冷、呕吐涎沫、嗳气吞酸、食欲不振、消化不良等;又能疏肝解郁、行气消胀、散寒止痛。《本草求真》记载李东垣云:"浊阴不降,厥气上逆,甚而胀满,非吴茱萸不可治也。"在临床上见到肢体冷痛、脘腹怕凉、手足不温等一派寒象伴有小腿腓肠肌痉挛者,经常选用木萸散。吴茱萸性大热,量不可过大,常用量为 6g,一般不超过 10g。《神农本草经》云:"主温中,下气,止痛,咳逆,寒热,除湿,血痹,逐风邪,开凑理"。《名医别录》云:"主痰冷,腹内绞痛,诸冷实不消,中恶,心腹痛,逆气,利五脏"。《日华子本草》云:"健脾通关节"。《本草纲目》云:"开郁化滞"。

木瓜味酸,得木之正气最多,主走肝经,能和胃化湿、舒筋活络;吴茱萸辛开苦降,专走下焦,为厥阴肝经的主药,能温经散寒、疏肝解郁、行气止痛。吴茱萸以散为主,木瓜以收为主,二药伍用,一收一散,相互制约,相互为用,共奏化湿和胃、舒筋活络、温中止痛之功。

伸筋草、豨莶草

伸筋草、豨莶草——祛风湿、舒经络、通利关节

伸筋草、豨莶草是临床上治疗骨关节损伤后关节肿痛、屈伸不利及风寒湿痹之腰膝疼痛等症的常用对药。天池伤科认为:素体正气不足,加之外邪入侵,入经入络,则会出现相应肢体关节肿痛、屈伸不利、活动受限等筋骨病。正如《灵枢·本藏》云:"经脉者,所以行血气而营阴阳,濡筋骨,利关节者也。"天池伤科指出经络有运行气血、营运阴阳、濡养筋骨、滑利关节的作用。《素问·痹论》云:"痹在于骨则重,在于脉则血凝而不流,在于筋则屈不伸,在于肉则不仁,在于皮则寒……"说明当素体正气不足,加之风寒湿邪侵袭经络,经络不通,

就会出现相应的各种症状,如邪侵入筋则出现关节屈伸不利。

伸筋草为石松科植物石松的全草,味苦辛性温,归肝经,具有祛风除湿、舒筋活血、通络止痛之功,为治痹痛拘挛及伤损瘀肿之要药。临床上常用于风湿痹痛、筋脉拘挛、皮肤不仁、跌打损伤等。《本草拾遗》云:"主久患风痹,脚膝疼冷,皮肤不仁,气力衰弱。"《植物名实图考》云:"治筋骨,通关节。"《湖南药物志》云:"舒筋活血,补气通络。治腰痛,关节痛。"《滇南本草》云:"石松,其性走而不守,其用沉而不浮。"上述论述均说明伸筋草能舒筋活络、滑利关节,为治关节屈伸不利之要药。临床常用量为15g,极量为25g,儿童酌减。

豨莶草味苦辛性寒,归肝、肾经,具有祛风除湿、通经活络、清热解毒之功效,临床上常用于治疗风湿痹痛、肢体麻木、半身不遂及疮疡肿毒等。豨莶草善祛筋骨间风湿而通痹止痛。《本草纲目》云:"治肝肾风气,四肢麻痹,骨痛膝弱,风湿诸疮。"《本草图经》云:"治肝肾风气,四肢麻痹,骨间疼,腰膝无力者……兼主风湿疮,肌肉顽痹。"《本草蒙筌》云:"治久渗湿痹,腰脚酸痛者殊功。"

伸筋草苦辛温,祛风除湿,舒筋活血,通络止痛;豨莶草苦辛寒,祛风除湿,活血通络,清热解毒。伸筋草性走而不守,其用沉而不浮,善祛筋骨间风湿而通痹止痛,为治痹痛拘挛及伤损瘀肿之要药;豨莶草长于走窜,开泄之力甚强,为祛风除湿活血之要药,善治腰膝无力、四肢痿软等症。二药伍用,辛散苦降,祛风湿、舒筋络、通血脉、利关节、强筋骨,相得益彰。

白芍、炙甘草

白芍、炙甘草——调和肝脾、缓急止痛

白芍、炙甘草是在临床上用于治疗各种骨关节相关痛证的常用对药。芍药甘草汤原方出自张仲景的《伤寒论》。原方的用意主要是酸甘化阴,且甘味缓急止痛,治疗腿脚挛急或腹中疼痛等,后世医家用其治疗各种痛证,效果显著。天池伤科认为:肝藏血,在体合筋,肝体阴而用阳,肝精肝血充足则筋力强健,运动灵活,能耐受疲劳,并能较快地解除疲劳。如果肝精肝血亏虚,筋脉得不到很好的濡养,则筋的运动能力就会减退,出现小腿腓肠肌的痉挛等。肝肾同源,日久则累及肾,必发生筋骨退行性病变,相应的血管、神经等组织结构受到压迫而产生疼痛。故而用白芍、炙甘草配以补肾壮骨药来治疗各种骨与关节退行性病变合并疼痛者,尤其是气血不和、筋脉失养以致下肢无力、拘挛疼痛者,疗效颇佳。

白芍,味酸、苦、甘,性微寒,归肝、脾经,具有补血柔肝、平肝止痛、敛阴止汗、养血调经之功效。临床上常用于肝阴不足、肝气不舒或肝阳偏亢之头痛、胁肋疼痛、脘腹四肢拘挛等。《神农本草经》云:"主邪气腹痛,除血痹,破坚积,寒热,疝瘕,止痛,利小便,益气。"《本草备要》云:"补血,泻肝,益脾,敛肝阴"。《医学启源》云:"安脾经,治腹痛,收胃气,止泻利,和血,固腠理,泻肝,补脾胃。"《滇南本草》云:"泻脾热,止腹疼,止水泻,收肝气逆疼,调养心肝脾经血,舒经降气,止肝气疼痛。"

炙甘草味甘、性平,归心、肺、脾、胃经,具有益气补中、缓急止痛、调和药性等功效。临床上用于脘腹及四肢挛急作痛、心气不足,并用于药性过猛的中药中起调和作用。善于解毒及治腹痛挛急或四肢挛急,能缓解拘挛而止疼痛,并善和百药。因其与峻烈药同用,又能缓和药物的作用,故有"国老"之美称。《神农本草经》云:"主五脏六腑寒热邪气,坚筋骨,长肌肉,倍力,金疮㿊,解毒。"《名医别录》云:"温中下气,烦满短气,伤脏咳嗽,止渴,通经脉,利血气,解百药毒。"《日华子本草》云:"安魂定魄,补五劳七伤,一切虚损、惊悸、烦闷、健忘。通九窍,利百脉,益精养气,壮筋骨,解冷热。"

白芍养血敛阴,柔肝止痛,平抑肝阳;炙甘草补中益气,泻火解毒,润肺祛痰,缓急止痛,缓和药性。白芍味酸,得木之气最纯;甘草味甘,得土之气最厚。二药配伍应用,有酸甘化阴之妙用,共奏敛阴养血、缓急止痛之功。

当归、黄芪

当归、黄芪——补气养血

天池伤科崇尚肾主骨理论,但是治疗时除大剂量应用补肾中药外,还常常兼顾气血,当归、黄芪就是治疗骨伤科疾病气血亏虚之证经常应用的对药。《景岳全书》云:"人有阴阳,即为血气。阳主气,故气全则神旺;阴主血,故血盛则形强。人生所赖,惟斯而已。"这说明气与血对人体生命活动的重要性。气和血是构成人体和维持人体生命活动的两大基本物质,气为阳,血为阴,两者关系密切。人体各关节之所以能屈伸活动自如、筋骨健壮全依赖于气血的濡养。因此,治疗骨伤科疾病时用药应当兼顾气血。

当归味辛甘性温,归肝、心、脾经,具有补血活血、调经止痛、润肠之功效。《本草经集注》云:"温中止痛……湿痹,中恶,客气虚冷,补五脏,生肌肉。"《本草纲目》云:"治一切风,一切气,补一切劳,破恶血,养新血……治头痛,心腹诸痛,润肠胃筋骨皮肤,治痈疽,排脓止痛,和血补血。"《本草新编》云:"当归是生气生血之圣药,非但补也。血非气不生,气非血不长。当归生气而又生血者,正其气血之两生,所以生血之中而又生气,生气之中而又生血也。"

黄芪甘温,归脾、肺经,具有补气升阳、益卫固表、利水消肿、托疮生肌之功效。临床上常用其治疗气血不足、气虚血滞不行的关节痹痛、肢体麻木等。《本草汇言》云:"黄芪可以荣筋骨"。《药性赋》云:"温分肉而实腠理,益元气而补三焦"。

当归、黄芪配伍应用,益气生血,气血兼顾。在治疗气或血的一些疾病时,如果单纯用一些补气或补血的药时,可以酌情加一些行气或活血的药物,效果会更好,其目的是补而不壅。临床上当归常用量为15g,黄芪常用量为25g。治疗脊髓型颈椎病时,黄芪用量较大,一般起始在80g,逐渐增加,极量为150g;当归用量则基本不变。

乳香、没药

乳香、没药——活血化瘀止痛

乳香、没药是临床上常用的对药,尤其在骨伤科杂病中的应用更为广泛。天池伤科认为:骨伤科疾病无论是伤骨、伤筋还是骨病方面,常常会出现疼痛,由血瘀气滞所致者并不少见。乳香辛散苦泄,芳香走窜,内能宣通脏腑、畅达气血,外能透达经络,功善活血止痛、消肿生肌,并兼行气。凡血瘀气滞疼痛、跌打损伤、痈疽疮疡、瘰疬肿块皆可用之。没药辛平芳香,既能通滞散瘀止痛,又能生肌排脓敛疮,为行气散瘀止痛之要药,治疗各种气血凝滞、胸胁腹痛、风湿痹痛、跌打损伤、疮疡肿毒等。俗语说:"不通则痛,痛则不通",乳香、没药是一对不可多得的活血止痛要药。

乳香味辛苦性温,归心、脾、肝经,有活血止痛、消肿生肌之功效。《本草汇言》云:"乳香,活血祛风,舒筋止痛之药也。"《珍珠囊》云:"(乳香)定诸经之痛。"杨清叟云:"凡人筋不伸者,敷药宜加乳香,其性能伸筋。"《本草纲目》云:"乳香香窜,入心经,活血定痛,故为痈疽疮疡、心腹痛要药。"又云:"消痈疽诸毒,托里护心,活血定痛伸筋,治妇人产难,折伤。"本品有镇痛、消炎作用。口服本品能促进多核白细胞计数增加,加速炎症渗出的吸收,促进伤口的愈合。

没药味辛苦性平,归心、脾、肝经。《药性论》云没药:"主打搕损,心腹血瘀,伤折踒跌,筋骨疼痛,金刃所损,痛不可忍,皆以酒投饮之"。《本草衍义》云:"没药,大概通滞血,打扑损疼痛,皆以酒化服。血滞则气壅淤,气壅淤则经络满急,经络满急故痛且肿。凡打扑着肌肉须肿胀者,经络伤,气血不行,壅淤,故如是。"《医学入门》云:"此药推陈致新,故能破宿血,消肿止痛,为疮家奇药也。"

《医学衷中参西录》云乳香、没药:"二药并用,为宣通脏腑流通经络之要药,故凡心胃、胁腹、肢体、关节诸疼痛皆能治之。又善治女子行经腹疼,产后瘀血作疼,月事不以时下。其通气活血之力,又善治风寒湿痹,周身麻木,四肢不遂及一切疮疡肿疼,或其疮硬不疼。外用为粉以敷疮疡,能解毒、消肿、生肌、止疼,虽为开通之品,不至耗伤气血,诚良药也。"又云:"乳香、没药不但流通经络之气血,诸凡脏腑中,有气血凝滞,二药皆能流通之。术者但知见其善入经络,用之以消疮疡,或外敷疮疡,而不知用之以调脏腑之气血,斯岂知乳香、没药者哉。"《本草纲目》云:"乳香活血,没药散血,皆能止痛消肿生肌,故二药每每相兼而用。"《日华子本草》云:"破癥结宿血,消肿毒。"

乳香辛温香润,能于血中行气,舒筋活络,消肿止痛。没药苦泄力强,功善活血散瘀,消肿止痛。乳香以行气活血为主,没药以活血散瘀为要。二药伍用,气血兼顾,取效尤捷,共奏宣通脏腑、流通经络、活血祛瘀、消肿止痛、敛疮生肌之功。临床运用时常写成"炙乳没",一般常用量为各15g,儿童酌减。

熟地黄、淫羊藿

熟地黄、淫羊藿——调和肾中阴阳并促进骨的生发

熟地黄、淫羊藿是临床上治疗骨质增生、骨质疏松症、股骨头无菌性坏死等骨伤科疾病的常用对药。天池伤科提出:"肾主骨生髓,年少者肾阳升发,骨生髓长,肾阴充盈,髓充骨壮;年老则肾亏阴损,阳气虚浮,骨生旁赘,髓减骨衰。阴藏精,阳升发,阴阳调和则骨强健生发有力。"《难经·八难》云:"所谓生气之原者,谓十二经之根本也,谓肾间动气也,此五脏六腑之本,十二经脉之根,呼吸之门,三焦之原,一名守邪之神。"指出生命本原之气,是产生于两肾之间的生命动力之气,是五脏六腑、十二经脉活动的根本,维持呼吸之气出纳的关键,是三焦气化的发源地,又具有抗御病邪的功能。后世医家意见不一,但多数医家

认为肾间动气根于命门,来自先天精气,一般理解为肾阴肾阳,先天真阳蒸动真阴而化生的动力。

熟地黄甘温,补血生津,滋肾养肝,安五脏,和血脉,润肌肤,养心神,安魂魄。《本经逢原》云:"熟地黄,假火力蒸晒,转苦为甘,为阴中之阳,故能补肾中元气……皆肾所主之病,非熟地黄不除。"《本草正》云:"阴虚而神散者,非熟地之守,不足以聚之;阴虚而火升者,非熟地之重,不足以降之;阴虚之躁动者,非熟地之静,不足以镇之;阴虚而刚急者,非熟地之甘,不足以缓之。"《本草纲目》云:"填骨髓,长肌肉,生精血,补五脏内伤不足,通血脉,利耳目,黑须发,男子五劳七伤,女子伤中胞漏、经候不调、胎产百病。"《本草从新》云:"滋肾水,封填骨髓,利血脉,补益真阴,聪耳明目,黑发乌须。又能补脾阴,止久泻,治劳伤风痹,阴亏发热,干咳痰嗽,气短喘促,胃中空虚觉馁,痘证心虚无脓,病后胫股酸痛,产后脐腹急疼,感证阴亏,无汗便闭,诸种动血,一切肝肾阴亏,虚损百病,为壮水之主药。"《珍珠囊》云:"大补血虚不足,通血脉,益气力。"以上说明熟地黄善补血滋阴,益精填髓,为滋补肝肾阴血之要药。

医者在临证中喜用熟地黄,因其甘温味厚,质地柔润,既能填补真阴,又具有养血滋阴、补精益髓之功效。在补阴诸方中均以熟地黄为主药。临证中经常会讲到的一段话就是"肾主骨,治肾亦治骨,骨病必须治肾,肾精充足则骨健,补肾必用熟地"。因熟地黄过于滋腻,所以常常配伍健脾行气药,如砂仁、陈皮等。

淫羊藿辛香甘温,既能温补命门火、兴阳事、益精气,用于治疗肾阳虚衰所引起的遗精、阳痿、尿频、腰膝酸软、神疲体倦等;又能祛风湿、强筋骨,用于风湿痹痛、四肢麻木、筋脉拘急或兼见下肢瘫痪、筋骨痿软等。《神农本草经》云:"主阴痿绝伤,茎中痛。利小便,益气力,强志。"《医学入门》云:"补肾虚,助阳。"《名医别录》云:"主坚筋骨。"《日华子本草》云:"治一切冷风劳气,补腰膝……筋骨拘急,四肢不任。"淫羊藿是治疗骨伤科疾病,尤其是肾阳虚,命门火衰,骨生发无力的一味要药,常配伍熟地黄形成对药应用。临床常用量是20g,极量为30g,儿童酌减。

20世纪60年代运用"肾主骨,治肾亦即治骨"理论,研制的骨质增生止痛丸就是以熟地黄为君药,取其能补肾中之阴(填充物质基础),淫羊藿兴肾中之阳(生化功能动力)等精确配伍而成。此后,依此理论研制的治疗颈椎病、腰椎间盘突出症、腰椎管狭窄症、骨质疏松症、增生性(退行性)骨关节病的壮骨伸筋胶囊则以熟地黄滋肾阴、淫羊藿兴肾阳相互搭配共为君药,以求阴阳俱补,阴阳调和,肾间动气旺,则骨强健生发有力,从而达到"阴平阳秘,精神乃治"的目的。

淫羊藿辛香甘温,补肾助阳,强壮筋骨,祛湿散寒,舒筋通络。熟地黄甘温,补血生津,滋肾养肝,安五脏,和血脉。熟地黄以补阴为主,淫羊藿以补阳为要。二药伍用,一阴一阳,阴阳俱补,则阴平阳秘,骨痿得治,骨赘得除。

《素问·阴阳应象大论》曰:"治病必求于本",就是告诫医者治病要本于阴阳,治病调和阴阳很重要。熟地黄、淫羊藿就是一个很好的例子。天池伤科运用这对药治疗骨质增生、骨质疏松症及退行性骨关节病的患者,几十年来疗效显著,验证了这一说法的科学性;也说明了退行性骨关节病往往存在的不仅仅是单纯的阴亏或阳损的问题,及时地调整阴阳往往能收到满意的效果。

薏苡仁、丹参

薏苡仁、丹参——活血消肿

薏苡仁、丹参是临床上治疗下肢关节腔积液及所形成的髋关节滑膜炎、膝关节滑膜炎、踝关节滑膜炎时喜用的对药。天池伤科认为：下肢关节腔积液及滑膜炎等多源于湿邪阻滞经络，滞于关节，气血运行不畅，关节屈伸不利，为肿为痛。《素问·至真要大论》云："诸湿肿满，皆属于脾。"意思是说凡是湿病而发生的浮肿胀满，都责之于脾。《医宗金鉴·杂病心法要旨》云："上肿多风宜乎汗，下肿多湿利水泉。"这句源于《素问·汤液醪醴论》中的"开鬼门，洁净府"，并在上述的层面上更进一步，意思都是指用发汗、利小便的方法祛除肿胀。

薏苡仁甘淡微寒，甘淡利湿，微寒清热，既能利水渗湿，又能健脾止泻，利水而不伤正，补脾而不滋腻，为淡渗清补之品。凡水湿滞留均可用之，尤以脾虚湿滞者为宜，常用于水肿、小便不利、脾虚泄泻等。善渗湿而舒筋脉、缓挛急，善治痹痛拘挛、脚气浮肿，尤以湿热者为宜；并可清热排脓，用于肺痈、肠痈等。《神农本草经》云："主筋急拘挛，不可屈伸，风湿痹，下气。"《本草新编》云："最善利水，不至损耗真阴之气，凡湿盛在下身者，最宜用之，视病之轻重，准用药之多寡，则阴阳不伤，而湿病易去。"《本草纲目》云："薏苡仁，阳明药也，能健脾益胃。""筋骨之病，以治阳明为本，故拘挛筋急风痹者用之。土能胜水除湿，故泄痢水肿用之。"《药品化义》云："薏米，味甘气和，清中浊品，能健脾阴，大益肠胃。主治脾虚泻，致成水肿，风湿盘缓，致成手足无力，不能屈伸。"临床上治疗下肢关节肿胀时，薏苡仁常用量为 50g，极量为 80g，儿童酌减。薏苡仁力缓，用量宜大，应用时宜包煎。

丹参苦寒降泄，入走血分，为活血化瘀要药，既能活血化瘀、行气止痛，用于心脉瘀阻所引起的冠心病心绞痛等；又能活血化瘀、祛瘀生新，用于治疗瘀血所引起的癥瘕积聚等；还能凉血消痈，用于疮疡痈肿等。《本草汇言》云："丹参，善治血分，去滞生新，调经顺脉之药也。"《日华子本草》云："养神定志，通利关脉。治冷热劳，骨节疼痛，四肢不遂"。《本草新编》云："丹参，味苦，气微寒，无毒。入心、脾二经。专调经脉，理骨筋酸痛，生新血，去恶血。"《本草纲目》云："活血，通心包络。"《重庆堂随笔》云："丹参，降而行血。"用丹参活血养血、化瘀生新，古有"一味丹参，功同四物"之说。临床上丹参常用量为 15g，瘀血较重或合并冠心病时，丹参量酌情增加，极量为 25g。

薏苡仁甘淡渗利，善除脾湿而清热，以健脾化湿，利水消肿。丹参活血祛瘀，化瘀生新，凉血消痈。二药相伍，互相促进，共奏健脾祛湿、活血消肿、化瘀生新之功。

治疗关节腔积液及所形成的髋关节滑膜炎、膝关节滑膜炎、踝关节滑膜炎时除用丹参、薏苡仁对药来活血消肿外，因湿邪易于阻滞经络，滞于关节，往往在其中加一些通络的药物，如络石藤、海风藤等藤类药，在活血消肿的基础上达到通经活络的作用，疗效较好；如果肿胀依然不消退，依据《金匮要略》中提出的"病痰饮者，当以温药和之"，天池伤科流派临证会在原方中加入一对药，就是下文要谈的"附子、肉桂"。虽然附子辛甘大热，但入药后往往疗效很好。天池伤科认为滑膜炎之关节肿胀、屈伸不利，除祛湿活血通络之外，依情况可酌加温阳药以温化水湿之邪。

乌贼骨、骨碎补

乌贼骨、骨碎补——促进骨与关节软骨再生

乌贼骨、骨碎补是临床上常用的治疗膝关节半月板损伤非常有效的一对药。依据《素问·五藏生成》云:"诸筋者皆属于节",《素问·宣明五气》云:"肝主筋""肾主骨",《素问·阴阳应象大论》云:"肾生骨髓,髓生肝"。天池伤科认为:半月板等关节软骨皆属于筋,肝主筋,肾主骨,故治疗半月板等关节软骨损伤,必求于筋、责之于肝,疗骨之病则必求于肾。

乌贼骨,又名海螵蛸,咸涩微温,入肝经走血分,长于收涩,既善于止血止带,为治疗妇女崩漏带下之良药;又善制酸止痛,为治胃痛吐酸之佳品;又能固精止带,用于遗精、滑精、带下等证。外用还可收湿敛疮,为治湿疮湿疹及疮疡溃烂的常用药。《神农本草经》云:"主女子漏下,赤白经汁,血闭,阴蚀,肿痛,寒热,癥瘕,无子。"《要药分剂》云:"通经络,去寒湿。"实验研究表明,海螵蛸有明显的促进骨缺损修复作用,能促进纤维细胞和成骨细胞增生与骨化。临床上治疗膝关节半月板损伤及退行性骨关节病等涉及关节软骨病损喜用乌贼骨,常用量为30g,极量为60g,儿童酌减;半月板损伤及关节软骨修复等需重用乌贼骨。

骨碎补,又名申姜,苦温,入肝、肾经,既善活血疗伤止痛、续筋接骨,治跌仆闪挫、筋伤骨折、瘀肿疼痛,又善益肾强骨,为治肾虚腰痛、足膝痿弱及耳鸣耳聋诸症之良药。《本草图经》云:"治闪折筋骨伤损"。《药性论》云:"主骨中毒气,风血疼痛,五劳六极"。《开宝本草》云:"主破血,止血,补伤折。"《本草新编》云:"骨碎补,味苦,气温,无毒。入骨,用之以补接伤碎最神。疗风血积疼,破血有功,止血亦效。同补血药用之尤良,其功用真有不可思议之妙;同补肾药用之,可以固齿;同失血药用之,可以填窍,不止祛风接骨独有奇功也。"以上说明骨碎补为骨伤科续筋接骨疗伤之良药。

骨碎补为中医临证常用的一味药,因其能补肾续筋接骨、祛风活血止痛,且苦温性降,不但能补肾,还能收敛浮阳兼活血而喜用,除在各类骨折时应用外,在伤筋骨病中也能经常看到应用,如腰椎间盘突出症、腰椎管狭窄症属肾虚腰痛者及膝关节半月板损伤、滑膜炎等。可见骨碎补为治疗脊柱疾病之要药,骨关节疾患等骨伤科常用药之一。实验证实,骨碎补水煎剂能促进肠对钙的吸收,同时能提高血钙、血磷水平,有利于骨钙化和骨质的形成;对骨关节软骨细胞有刺激细胞代偿性增生的作用,并能部分改善由于力学改变造成的关节软骨的退行性病变。治疗退行性骨关节病常用量为15g,极量为25g,儿童酌减。

乌贼骨咸涩,长于入肝经走血分,善于收涩,固精止带、收敛止血、制酸止痛;而骨碎补苦温,入肝、肾经,善行,善活血疗伤止痛、接骨续筋。二药相伍,一收一行,共奏接骨续筋、瘀去新生之功。

狗脊、杜仲

狗脊、杜仲——补肝肾、强腰膝

依据《素问·上古天真论》中随着年龄增长,肾中精气日渐衰减及"肾主骨"理论,临床上治疗腰膝疼痛,尤其是老年退行性骨关节病喜用狗脊、杜仲。天池伤科认为:肾主骨生髓,年少者肾阳升发,骨生髓长,肾阴充盈,髓充骨壮,年老则肾亏阴损,阳气虚浮,骨生旁赘,髓减骨衰,故退行性骨关节病出现的腰膝疼痛、活动受限责之于肾。《素问·逆调论》云:"肾不生,则髓不能满",说明肾与骨髓的关系甚为密切。《素问·脉要精微论》云:"腰者,肾之府,转摇不能,肾将惫矣。"说明腰活动受限责之于肾,多源于肾亏。正如《诸病源候论》所云:"夫腰痛,皆由伤肾气所为。"

狗脊味苦甘性温,入肝、肾经,苦能燥湿,甘能养血,温能益气,有温而不燥,补而能走,走而不泄的特点。对肝肾不足兼风寒湿邪之腰脊强痛、不能俯仰、足膝软弱,尤其对于风湿日久、关节屈伸不利等最为适宜,为治疗脊柱疾病常用药物。对于狗脊的论述,各家基本都是以补肾、强腰膝为主。《神农本草经》云:"主腰背强关机,缓急,周痹,寒湿,膝痛。颇利老人。"《名医别录》云:"主治失溺不节,男子脚弱腰痛,风邪,淋露,少气,目暗,坚脊,利俯仰,女子伤中,关节重。"《本草纲目》云:"强肝肾,健骨,治风虚。"

杜仲味甘性温,入肝、肾经,肝主筋,肾主骨,肾充则骨强,肝充则筋健。脊柱乃筋骨聚集之处,筋骨病变繁多,而本品乃治疗各种脊柱病变的要药。《神农本草经》云:"主腰脊痛,补中,益精气,坚筋骨,强志"。此外,凡腰腿部创伤、骨折后期筋骨无力及损伤后遗症均可用之。炒用治疗损伤性胎动不安或习惯性流产。《本草汇言》云:"凡下焦之虚,非杜仲不补;下焦之湿,非杜仲不利;足胫之酸,非杜仲不去;腰膝之痛,非杜仲不除……补肝益肾,诚为要药。"《名医别录》云:"主脚中酸痛,不欲践地。"《药性论》云:"治肾冷臀腰痛也,腰病人虚而身强直,风也,腰不利加而用之。"《日华子本草》云:"治肾劳,腰脊挛。"《玉楸药解》认为杜仲可益肝肾、养筋骨,去关节湿淫,治腰膝酸痛、腿足拘挛。

狗脊除善祛脊背之风寒湿邪外,又善补肝肾、强腰膝、利关节、镇疼痛;杜仲补肝肾、强筋骨、降血压,善走经络关节之中。二药伍用,其功益彰,补肝肾、壮筋骨、祛风湿、强腰膝之力增强。

生牡蛎、夏枯草

生牡蛎、夏枯草——软坚散结

生牡蛎、夏枯草是临床上治疗陈旧性关节扭挫伤、踝关节创伤性关节炎、踝关节滑膜炎、踝关节肿胀不消的常用对药。天池伤科认为:陈旧性踝关节扭挫伤后青紫瘀肿、肿胀不消、功能障碍,除有瘀血外,还应责之于肝。因肝主筋,凡是筋的问题,都应调肝。

夏枯草,既善清泻肝火,为治肝火目赤、目珠疼痛之要药,又能清热消肿散结,为治痰火凝结之瘰疬、瘿瘤所常用。《神农本草经》云:"主寒热、瘰疬、鼠瘘、头疮,破癥,散瘿结气,脚肿湿痹。"《滇南本草》云:"去肝风,行经络……止筋骨疼……治目珠夜痛,消痛,散瘰疬,手足周身节骨酸疼。"《本草纲目》云:"能解内热,缓肝火也。"《生草药性备要》云:"去痰消脓。治瘰疬,清上补下,去眼膜,止痛。"临床上夏枯草清肝火、散瘀结常用量为15g,极量为30g。

牡蛎咸涩微寒,质重沉降,生用为平肝潜阳之要药,善治阴虚阳亢、头晕目眩之证,又长于软坚散结,常治痰核、瘰疬、癥瘕之疾。《本草纲目》云:"化痰软坚,清热除湿,止心脾气痛,痢下,赤白浊,消疝瘕积块,瘿疾结核。"《珍珠囊》云:"软痞积,又治带下,温疟,疮肿,为软坚收涩之剂。"类似牡蛎的质重沉降的贝壳类药要重用,因其水煎后,有效成分煎出较少,故临床上生牡蛎软坚散结常用量可达50g。现代医学研究证明牡蛎具有促进新陈代谢、缓解疲劳、提高免疫力等作用。

桑椹、生山楂

桑椹、生山楂——化瘀开郁、补益肝肾、滑利关节

桑椹、生山楂是临床上用来治疗肩关节周围炎等骨伤科疾病的常用药。肩关节周围炎又称为"冻结肩""肩凝症""漏肩风""五十肩""肩痹"等,是肩关节周围关节囊及其周围韧带、肌腱和滑囊等发生的慢性非特异性炎症,一般好发于50岁左右的中年人,女性多见,以肩痛、肩关节多方向活动受限等为主要特征。中医学将其归属为"痹证"范畴。依《素问·上古天真论》中提出的"随着年龄的增长,肾气逐渐亏虚"理论,肩关节周围炎多由于随着年龄的增长,肾气不足,气血渐亏,加之长期劳累或因肩部受寒致寒凝筋膜、气血滞涩不通而引起。其外因是寒湿之邪侵袭、劳损,内因是肝肾不足、气血虚弱、血不荣筋。《中藏经·五痹》云:"肾气内消……精气日衰,则邪气妄入"。以上更多强调的是本为肾气亏虚,又有外邪入侵为标致使关节活动受限。《儒门事亲》云:"此疾之作,多在四时阴雨之时,及三月九月,太阴寒水用事之月,故草枯水寒如甚,或濒水之地,劳力之人,辛苦失度,触冒风雨,寝处潮湿,痹从外入。"《普济方》云:"此病盖因久坐湿地,及曾经冷处睡卧而得。"更多强调的是外邪致病的重要性。临床中依据肾主骨、肝主筋理论,应用桑椹、生山楂来治疗肩关节周围炎,效果显著。

桑椹甘寒质润,既能滋阴补血,又能生津止渴、润肠通便,临证常用于阴血亏虚之眩晕、目暗耳鸣、须发早白、肠燥便秘及津伤口渴、消渴等。《滇南本草》云:"益肾脏而固精,久服黑发明目。"《随息居饮食谱》云:"滋肝肾,充血液,祛风湿,健步履,息虚风,清虚火。"桑椹还具有补肝益肾、滑利关节的功效。《本草拾遗》云:"利五脏关节,通血气"。《本草述》云:"乌椹益阴气便益阴血,血乃水所化,故益阴血,还以行水,风与血同脏,阴血益则风自息。"《本草经疏》云:"桑椹……甘寒益血而除热,为凉血补血益阴之药……消渴由于内热、津液不足,生津故止渴。五脏皆属阴,益阴故利五脏。阴不足则关节之血气不通,血生津满,阴气长盛,则不饥而血气自通矣。热退阴生,则肝心无火,故魂安而神自清宁,神清则聪明内发,阴复则变白不老。"临床上常用量为50g。

实验研究发现,桑椹对脾有增重作用,具有增强免疫的作用;可防止人体动脉硬化、骨骼关节硬化,促进新陈代谢;可以促进红细胞的生长,防止白细胞减少,并对治疗糖尿

病、贫血、高血压、高血脂、冠心病、神经衰弱等具有辅助功效。

生山楂酸甘微温。味酸入肝,善行气散瘀,疗瘀阻肿痛,可通行气血、化瘀散结而止痛;甘温入脾,善消食化积而健脾胃、消一切饮食积滞,疗脘腹胀满、嗳腐吞酸、腹痛便溏等症。《本草纲目》云:"化饮食,消肉积,癥瘕,痰饮痞满吞酸,滞血痛胀。"《本草求真》云:"山楂,所谓健脾者,因其脾有食积,用此酸咸之味,以为消磨,俾食行而痰消,气破而泄化,谓之为健,止属消导之健矣。"《日用本草》云:"化食积,行结气,健胃宽膈,消血痞气块。"《医学衷中参西录》云:"山楂,若以甘药佐之,化瘀血而不伤新血,开郁气而不伤正气,其性尤和平也。"现代研究发现,山楂有助于解除局部瘀血状态,对跌打损伤有辅助疗效。临床上常用量为50g。

山楂酸温,气血并走,化瘀血而不伤新血,开郁气而不伤正气。桑椹甘寒,补肝益肾、滋阴补血、滑利关节,补而不腻。桑椹、生山楂相配伍,一温一寒,一化一补,共奏化瘀开郁、滑利关节之效。

三棱、莪术

> 三棱、莪术——破血行气、化积消块

临床上常用三棱、莪术治疗关节瘀肿、肿胀难消、肿瘤及血瘀气滞之骨伤科疾病。天池伤科认为:损伤气血后,血行不畅而成积瘀,瘀久势必阻碍气机,气机郁滞反又加重瘀块形成,非破血消积之法不能除。

三棱苦平降泄,入肝脾血分,破血中之气,功专破血祛瘀、行气止痛、化积消块,用于血瘀气结之重症,疗血瘀经闭、腹中包块、产后瘀滞腹痛,以及饮食停滞、胸腹胀满疼痛之症;又可用于肝脾大、胁下胀痛、跌打损伤、疮肿坚硬。《日华子本草》云:"治妇人血脉不调,心腹痛,落胎,消恶血;补劳,通月经,治气胀;消扑损瘀血,产后腹痛、血运并宿血不下。"《本草纲目》云:"通肝经积血,女人月水,产后恶血。"实验研究证实,本品水煎剂可抑制血小板聚集,使动物血栓形成时间明显延长、血栓长度缩短。还可直接破坏肿瘤细胞,对实验动物模型有一定的抑制肿瘤的作用。

莪术辛温行散,味苦降泄,入肝脾气分,功专行气破血、散瘀通经、消积化食,为破血消癥之要药,药力颇强,用于瘀血气滞重症,既疗血瘀气结之癥瘕积聚、肿块等,又治宿食不消之脘腹胀痛及跌打损伤诸证。此外,还有抗肿瘤作用,用于各种肿瘤。唯易伤正气,用时宜慎重。《药性论》云:"治女子血气心痛,破痃癖冷气,以酒醋摩服。"《日华子本草》云:"治一切气,开胃消食,通月经,消瘀血"。《药品化义》云:"蓬术味辛性烈,专攻气中之血,主破积消坚,去积聚癖块,经闭血瘀,扑损疼痛。"《汤液本草》云:"蓬莪茂色黑,破气中之血,入气药发诸香"《萃金裘本草述录》云:"破气中之血,血涩于气中则气不通,此味能疏阳气以达于阴血,血达而气乃畅,故前人谓之益气。"莪术常用量为10g,极量为15g。儿童酌减。莪术有耗气伤血之弊,中病即止,不宜过量或久服。月经过多及妇女妊娠期忌服。

实验证实,莪术水提取液能够抑制血小板聚集和抗血栓形成,并能明显降低血液黏度,以及缩短红细胞的电泳时间。除此之外,实验还证实莪术油对肿瘤有明显的抑制生长和破坏的作用;发现肿瘤明显缩小者,可见瘤组织周围纤维细胞增多;不同浓度的莪术油对瘤细胞均有明显的直接破坏作用,有作用快而强的特点。治疗后发现肿瘤细胞表现为核质比例减少,核外形趋向正常,染色质、核仁和染色质间颗粒数量减少,认为莪术对小鼠肉瘤的细胞核代谢有抑制作用。

三棱、莪术相互配伍,原方名为三棱丸,出自《经验良方》,用于治疗血滞经闭腹痛。张锡纯谓:"三棱、莪术,若治陡然腹胁疼痛,由于气血凝滞者,可单用三棱、莪术,不必以补药佐之;若治瘀血积久过坚者,原非数剂所能愈,必以补药佐之,方能久服无弊。""三棱气味俱淡,微有辛意;莪术味辛苦,气微香,亦微有辛意,性皆微温,为化瘀血之要药。以治男子痃癖,女子癥瘕,月经不通,性非猛烈而建功甚速。其行气之力,又能治心腹疼痛,胁下胀痛,一切血凝气滞之症。"

三棱苦平辛散,入肝脾血分,为血中气药,长于破血中之气,以破血通经;莪术苦辛温香,入肝脾气分,为气中血药,善破气中之血,以破气消积。二药伍用,气血双施,活血化瘀、行气止痛、化积消癥。

葛根、川芎

葛根、川芎——舒头项强痛

葛根、川芎在临床上常用于治疗颈椎病出现头项强痛、头晕等症状,具有舒颈清眩的作用,尤其是患者出现头项强痛伴发肝阳上亢、津液亏虚之高血压、冠心病时效果显著。天池伤科认为:素有肝肾亏虚,外有外伤劳损、风寒湿邪侵袭,邪侵足太阳膀胱经,经脉不利,故见头项强痛等症。《证治准绳》云:"颈项强急之证,多由邪客三阳经也。寒搏则筋急,风搏则筋弛,左多属血,右多属痰。"现代医学认为,可因颈部肌肉张力增高,血液循环障碍,代谢产物堆积,刺激椎动脉或交感神经而引起颈椎病。亦可见一侧颈部肌肉紧张,另一侧松弛,左右肌力不协调,颈椎力学平衡失调,导致颈椎失稳,椎间关节紊乱而促发颈椎病。

临证中应用葛根、川芎配伍治疗各种原因引起的头项强痛伴发头晕、头痛、血压增高等,尤其是随着年龄增长而出现的颈椎退行性病变,可明显改善头项强痛等症状。

葛根辛甘凉,入脾、胃经,轻扬升发,既能发表散邪、解肌退热、透发麻疹,以治表证发热无汗、头痛、项背强痛等症;又能疏通足太阳膀胱经之经气,生发清阳,以疗清阳不升所致头晕、头痛、疹出透发不畅等症,还可鼓舞脾胃清阳之气上升而生津止渴、止泻止痢。《神农本草经》云:"主消渴,身大热,呕吐,诸痹,起阴气,解诸毒。"《本草正》云:"虽善达诸阳经,而阳明为最,以其气轻,故善解表发汗。"经现代中药研究证实,葛根含黄酮类物质大豆素、大豆苷、葛根素及大量淀粉等成分。通过动物实验证实,葛根能扩张冠状动脉和脑血管,增加血流量,改善冠状动脉血供及脑循环,能降低心肌耗氧量,有明显的降压作用,并能降低血糖,有较明显的解热及缓解肌肉痉挛的作用。

川芎辛散温通,走而不守,入肝、胆、心包经。能上行颠顶,下走血海,旁通四肢,外彻皮毛,为"血中之气药",具有良好的活血行气、祛风止痛之功效,对于血瘀气滞兼寒凝者用之最宜;尤善治妇女血瘀气滞经产诸证,为妇科活血调经要药;又治头痛、目痛、跌打损伤、风湿痹痛等症。其治头痛，无论风、寒、湿、热、虚、血瘀所致，皆可随证选用。而且，川芎在活血药中使用可增强散血行气之功；在补血药中使用，能通达气血，祛瘀生新，补而不滞。《神农本草经》云："主中风入脑，头痛，寒痹，筋挛缓急，金疮，妇人血闭无子。"《珍珠囊》云："上行头角，助清阳之气，止痛；下行血海，养新生之血调经。"《日华子本草》云："治一切风，一切气，一切劳损，一切血，补五劳，壮筋骨，调众脉，破癥结宿血，养新血。"经现代中药研究证实，川芎中内含川芎嗪等多种生物碱成分。通过动物实验证实，川芎能扩张冠状动脉，增加冠状动脉血流量，降低心肌耗氧量，改善微循环，降低血小板表面活性，抑制血小板聚集等。临床上常用量是15g。

葛根辛甘凉，轻扬升发，发表解肌、透发麻疹；川芎辛散温通，走而不守，活血行气、祛风止痛，能上行颠顶，下走血海，旁通四肢，外彻皮毛，为"血中之气药"。二者伍用，一温一凉，共奏舒头项强痛之功。

制附子、肉桂

制附子、肉桂——温阳

制附子、肉桂是临床上治疗机体阳气不足所致的各种骨伤科疾病常用的对药。天池伤科认为：阳气衰则血行不畅，温煦气化不足则经脉失于濡养，寒邪乘隙内侵，寒主收引，寒邪闭阻经脉，经脉不通，起初出现肢体关节冷痛、活动不利，久则出现筋脉挛急、关节拘挛难以屈伸活动等，故治则宜兴阳治骨。《素问·生气通天论》云："阳气者若天与日，失其所则折寿而不彰，故天运当以日光明，是故阳因而上卫外者也。"人以阳气为本，有阳气则生，无阳气则死。阳气盛则健，阳气衰则病。《素问·举痛论》云："经脉流行不止，环周不休。寒气入经而稽迟，泣而不行，客于脉外则血少，客于脉中则气不通，故卒然而痛。"人体经脉中的气血流行不止，如环无端，如果寒邪侵入经脉，则经脉气血的循行迟滞，凝涩而不畅行，寒邪侵袭经脉内外，则使经脉凝涩而血少，脉气留止而不通，所以突然作痛。

附子辛甘热，有毒、力猛，入心、肾、脾经；既善上助心阳、中温脾阳、下补肾阳，而奏回阳救逆之功，又善峻补元阳，益火消阴。既为治亡阳证之主药，又为治肾阳虚、脾阳虚、心阳虚等阳虚诸证之良品。且秉性纯阳，散寒力大，温散走窜，亦为散阴寒、除风湿、止疼痛之猛药，善治寒湿痹痛及阳虚外感等。唯性燥烈而有毒，用当宜慎。《神农本草经》云："主风、寒、咳逆邪气，温中，金疮，破癥坚积聚，血瘕，寒湿，痿躄拘挛，膝痛不能行步。"《本草汇言》云："附子，回阳气，散阴寒，逐冷痰，通关节之猛药也。诸病真阳不足，虚火上升，咽喉不利，饮食不入，服寒药愈甚者，附子乃命门主药，能入其窟穴而招之，引火归元，则浮游之火自熄矣。"《本草正义》云："附子，本是辛温大热，其性善走，故为通行十二经纯阳之要药。外则达皮毛而除表寒，里则达下元而温痼冷，彻内彻外，凡三焦经络，诸脏诸腑，果有真寒，无可不治。但生者尤烈，如其群阴用事，汩没真阳，地加于天，仓猝暴病之肢冷肤清，脉微欲绝，或上吐下泻，澄澈清冷者，非生用不为功。而其他寒病之尚可缓缓图功者，则皆宜炮制，较为驯良。"

肉桂辛甘热，归脾、肾、心经，其性纯阳温散，善补命门之火，益阳消阴，并能引火归元，为治命门火衰及虚阳上浮诸证之要药；又善温脾胃、散寒邪，为治脾胃寒证及脾肾阳虚证之常用药；且散血分阴寒而温通经脉功胜，可治寒凝血滞诸痛，尤善治风湿痹痛、经闭痛经及胸痹心痛。此外，取其甘热助阳补虚，辛热散寒通脉，常用治阴疽，或气血虚寒所致痈肿脓成不溃或溃久不敛及气血虚衰证。《名医别录》云："主温中……坚骨节，通血脉，理疏不足，宣导百药"。《本草汇言》云："肉桂，治沉寒痼冷之药也。凡元虚不足而亡阳厥逆，或心腹腰痛而呕吐泄泻，或心肾久虚而痼冷怯寒……或气血冷凝而经脉阻遏，假此味厚甘辛大热，下行走里之物，壮命门之阳，植心肾之气，宣导百药，无所畏避，使阳长则阴自消，而前诸症自退矣。"

制附子辛甘热，有毒力猛，性走不守，既善上助心阳、中温脾阳、下补肾阳，又善峻补元阳，通行十二经脉；肉桂辛甘热，性守不走，其性纯阳温散，善补命门之火，益阳消阴，并能引火归元。二药伍用，一走一守，其功益彰，阳气得温，寒邪得逐。

第三节　天池伤科流派常用内服中成药

骨质增生止痛丸

【处方】　熟地黄，淫羊藿，鹿衔草，骨碎补，肉苁蓉，鸡血藤，莱菔子等。
【功能】　补益肝肾，强筋健骨，活血止痛。
【主治】　肥大性脊柱炎、颈椎病、足跟痛、增生性骨关节病、大骨节病等。
【用法】　每丸6g(蜜丸)，每次2丸，每日3次，口服。
【禁忌】　儿童须遵医嘱，妇女妊娠期忌服。
【方解】　方中以熟地黄为君，取其补肾中之阴(填充物质基础)，臣药淫羊藿兴肾中之阳(生化功能动力)以及肉苁蓉的入肾充髓，骨碎补、鹿衔草的补骨镇痛；再加入佐药鸡血藤配合骨碎补等诸药，在补益肝肾、益精填髓的基础上，进一步通畅经络，行气活血，不仅能增强健骨舒筋的作用，而且可收到"通则不痛"的功效；使以莱菔子之健胃消食理气，以防补而滋腻之弊。

壮骨伸筋胶囊

【处方】　熟地黄，淫羊藿，鹿衔草，骨碎补，肉苁蓉，鸡血藤，人参，延胡索，茯苓，葛根，威灵仙，狗骨，豨莶草，姜黄，桂枝，山楂，洋金花等。
【功能】　补益肝肾，强筋健骨，活血化瘀，通络止痛。
【主治】　颈椎病、腰椎间盘突出症、腰椎管狭窄症、骨质疏松症以及增生性(退行性)骨关节病等。
【用法】　每粒0.3g，每次6粒，每日3次，口服。
【禁忌】　儿童须遵医嘱，妇女妊娠期及青光眼者忌服。
【方解】　本方选用熟地黄以滋肾阴、淫羊藿以兴肾阳为方中之君药。合臣药肉苁蓉之入肾充髓，骨碎补、鹿衔草、延胡索的补骨镇痛，再加入鸡血藤配合骨碎补等诸药，在补肾益精、滋肝舒筋的基础上,进一步通畅经络,行气活血。如此,君臣药力集中,不仅可补肾生髓,髓充则骨健,而且可养血滋肝,肝舒则筋展,从而改善由肝肾虚损所导致的筋骨退行性病变而出现的颈臂痛以及腰腿痛等。佐以威灵仙、豨莶草、狗骨、葛根、姜黄、桂枝等舒筋络、止痹痛之品,通十二经以利关节。使以人参、茯苓之补气健脾、安神益智,目的有二:一可扶正,二可和调气血,因"气运乎血,血本随气以周流"(《杂病源流犀烛·跌仆闪挫源流》),虽所谓"痛无补法",但与行散药相结合,可提高患者的抗病能力,促进治病的功效。方中洋金花少量,与诸药偕行,解痉、止痛之力尤著。更用生山楂之健胃消食理气,以防补而滋腻之弊,这是本方的特点所在。故本方药对颈肩臂痛、腰膝酸软疼痛不仅有良效,而且无不良反应,是一安全可靠,符合中医药理论的中药新药配方。

健骨保胶囊

【处方】 淫羊藿,熟地黄,鹿角霜,骨碎补,肉苁蓉,龟甲,黄芪,牡蛎,鹿衔草,鸡血藤,当归,杜仲,三七,陈皮,山药,鹿角胶,莱菔子等。

【功能】 补肾健骨,益血舒筋,通络止痛。

【主治】 骨质疏松症、骨质增生、骨无菌性坏死等。

【用法】 每粒 0.3g,每次 6~8 粒,每日 3 次,口服。

【禁忌】 儿童须遵医嘱,妇女妊娠期慎服。

【方解】 方中淫阳藿入肝、肾经,补命门、兴肾阳、益精气,以"坚筋骨"也,主腰膝酸软无力、肢麻、痹痛,为君药;合臣药肉苁蓉、鹿角霜、鹿角胶之入肾充髓、补精,养血益阳,与君药相配伍,强筋健骨之力益著;佐熟地黄、龟甲之滋阴益肾健骨,骨碎补、鹿衔草以入肾补骨镇痛,当归、黄芪之补血,牡蛎、杜仲益气敛精,盖有形之血赖无形之气而生,故久病或年老体衰,气血不足,精少、力疲,骨痿筋弱者,由此将会获得很大裨益;加入鸡血藤、三七之活血补血,通经活络止痛,以收"通则不痛"之功。怀山药、陈皮、莱菔子理气健脾和胃,且可拮抗本方滋补药腻膈之弊,皆为佐使药。以上诸药相伍有补命门、壮肾阳、滋阴血、填精髓、通经络、坚筋骨之功效。

颈 痛 胶 囊

【处方】 天麻,钩藤,葛根,血竭,儿茶,当归,乳香,没药,自然铜,川芎,白芷,半夏,茯苓,桂枝,姜黄,砂仁,陈皮等。

【功能】 活血化瘀,平肝息风,清眩镇痛。

【主治】 颈僵痛、肩臂痛、手足麻木,以及头痛、眩晕、恶心呕吐、耳鸣等症。

【用法】 每粒 0.3g,每次 6~8 粒,每日 3 次,口服。

【禁忌】 儿童须遵医嘱,妇女妊娠期及月经期忌服。

【方解】 方中以血竭之活血化瘀、散滞血诸痛为君药;配乳香、没药、自然铜之通十二经、散结气、通滞血、伸筋镇痛为臣药;天麻、钩藤、葛根、姜黄、桂枝、白芷平肝息风、解痉、清眩晕、止头痛、除项强、止耳鸣,当归、川芎与君臣诸药同用,不仅能补血活血,而且可行气开郁、止肢体麻痛,皆为佐药;使以陈皮、半夏、茯苓、砂仁并儿茶,化痰生津、理脾和胃、固护中州。诸药君臣佐使相伍,共奏活血化瘀、解痉镇痛、清眩晕、止头痛、镇呃逆、除项强、解肢痛之功效。

舒 筋 片

【处方】 马钱子,川乌,穿山龙,麻黄,桂枝,独活,千年健,地枫皮,当归,豨莶草,络石藤,苍术,威灵仙,延胡索,蜈蚣等。

【功能】 舒筋活络,祛风散结,解痉止痛。

【主治】 治筋络(软组织)伤痛,风寒湿邪侵注,关节挛痛,以及神经痛等证。

【用法】 每片 0.3g,每次服 6~8 片,每日 2~3 次。

【禁忌】 儿童须遵医嘱,妇女妊娠期忌服。

【方解】 马钱子又名番木鳖,入肝、脾经,以其有"开通经络,透达关节之力"且能消肿散结、化瘀定痛,为方中之君药,合臣药川乌、穿山龙、麻黄、桂枝、独活、延胡索、蜈蚣以宣痹解痉止痛;配千年健、地枫皮、豨莶草、络石藤、威灵仙、苍术,祛风湿、通经络、除肢痛,共为佐药;当归虽为之使,以其有补血、活血、养血之力,与上述诸药相伍,其功甚著。诸药合用,使本方具有通经利节、祛风除湿、温经化瘀、宣痹止痛之功效。

活 血 丸

【处方】 血竭,红花,土鳖虫,三七,骨碎补,续断,苏木,五灵脂,蒲黄,地龙,赤芍,大黄,当归,木香,乳香,没药,马钱子,琥珀,朱砂,冰片,麝香等。

【功能】 活血化瘀,消肿止痛。

【主治】 治跌打损伤,初、中期瘀血肿胀,筋骨疼痛等。

【用法】 每粒 0.3g,每次 6~8 片,每日 3 次,口服。

【禁忌】 儿童须遵医嘱,妇女妊娠期忌服。

【方解】 方中血竭入心、肝经,专入血分,"散滞血诸痛",红花亦入心、肝经,善"活血润燥,止痛散肿,通经",为君药;合土鳖虫、三七、苏木、五灵脂、蒲黄、赤芍以及乳香、没药等主血药,而且兼入气分,辅君药活血化瘀,通经止痛之力益著,为臣药;骨碎补、续断、当归、地龙补肝肾,益气血,利关节,为佐药;木香理气和中,大黄气味重浊、直降下行、走而不守、血瘀能化、血滞能散,合马钱子之开通经络、透达关节,琥珀、朱砂以安神益智,冰片、麝香之通关开窍、活血散结,皆为使药。君臣佐使相互配伍,共奏活血化瘀、消肿止痛、舒筋展痹之功效。

接 骨 丹

【处方】 血竭,黄瓜籽,三七,红花,土鳖虫,自然铜,方海,龙骨,骨碎补,续断,补骨脂,硼砂,白及,儿茶,乳香,没药,琥珀,朱砂,冰片,麝香等。

【功能】 破瘀生新,接骨续筋。

【主治】 骨折筋伤。

【用法】　每粒 0.3g,每次 6~8 粒,每日 3 次,口服。

【禁忌】　少儿须遵医嘱,妇女妊娠期忌服。

【方解】　方中血竭入心、肝经,专入血分,"散滞血诸痛",黄瓜籽主骨折筋伤,为君药;合三七、红花、土鳖虫、自然铜、方海(螃蟹)以活血化瘀,疗筋伤骨折,为臣药;骨碎补、续断、补骨脂、龙骨入肝、肾经,以补骨续筋,与君臣药相伍,接骨续筋之力益著,为佐药;硼砂、儿茶、白及化瘀生津,止内出血有良效,益以乳没,通十二经,行气血而止痛,琥珀、朱砂以安神,冰片、麝香之通关开窍,皆为使药。君臣佐使诸药相伍,共奏接骨续筋之效。

风湿骨痛丸

【处方】　榛蘑,马钱子,狗骨,乌梢蛇,蜈蚣,麻黄,桂枝,地枫皮,千年健,乳香,没药,羌活,独活,防风,牛膝,木瓜,杜仲,萆薢,甘草等。

【功能】　通经络,驱风湿,散寒痹,止疼痛。

【主治】　风湿性关节炎、类风湿关节炎、神经痛等。

【用法】　每丸 6g,每次 1 丸,每日 2~3 次,口服。

【禁忌】　儿童须遵医嘱,妇女妊娠期忌服。

【方解】　方中榛蘑、马钱子为君药,取其"开通经络,透达关节",祛风化痰,强健筋骨之功;合狗骨、乌梢蛇、蜈蚣以及麻黄、羌活、独活、地枫皮、千年健、防风、萆薢,祛风湿、逐寒邪、温经络、强筋骨、止痹痛,为臣药;用乳香、没药以通十二经、解痉镇痛,杜仲、牛膝、木瓜、桂枝等引经药携诸药直达病所,为佐药;甘草为使药以调和诸药。

伤湿止痛丸

【处方】　薏苡仁,苍术,防己,土茯苓,鸡血藤,红花,桃仁,豨莶草,泽泻,山慈菇,黄柏,生石膏,茜草等。

【功能】　清热利湿,通经散结,化瘀止痛。

【主治】　静脉炎、滑膜炎、类风湿关节炎初期、风湿热以及结节性红斑等。

【用法】　每粒 0.3g,每次 6~8 粒,每日 3 次,口服。

【禁忌】　儿童须遵医嘱,妇女妊娠期忌服。

【方解】　方中以薏苡仁之渗湿、健脾、除痹,"解筋急拘挛,不可伸屈",为君药;苍术、防己、土茯苓、泽泻为臣药,化湿、通络、除痹之力益著;鸡血藤、红花、桃仁、茜草、豨莶草养血、补血、活血化瘀、通经络、祛风湿,进一步化解经络阻遏之虞,为佐药;山慈菇能行肢体脉络、消坚散结,合石膏、黄柏以凉血化斑,为使药。上述诸药相互配伍,共奏活血化瘀、渗湿通络、散结止痛之效。

第四节 天池伤科流派常用外用药

消 肿 膏

【处方】 五灵脂,红花,山栀子,乳香,没药,大黄,桃仁,合欢皮等。

【功能】 活血化瘀,消肿止痛,舒筋散结。

【主治】 跌打损伤,红肿热痛等。

【用法】 调成 50% 软膏,涂布外敷患处,24 小时更换 1 次。

【方解】 方中五灵脂行血散瘀止痛为君药,伍臣药桃仁、红花以增强活血化瘀、消肿止痛之力;佐乳香、没药以通经镇痛;使大黄、山栀子、合欢皮,清热凉血解毒化瘀。上述诸药相伍,共奏活血化瘀、消肿止痛、舒筋散结之功效。

化瘀止痛膏

【处方】 黄丹,血竭,五灵脂,乳香,没药,紫荆皮,独活,赤芍,南星,白芷,石菖蒲,川乌,草乌,香附,红花,土鳖虫,合欢皮,大黄,香油等。

【功能】 活血化瘀,消肿止痛。

【主治】 跌打损伤,骨折筋伤等。

【用法】 先将紫荆皮、独活、赤芍、南星、白芷、石菖蒲、川乌、草乌、香附、红花、土鳖虫、合欢皮、大黄等入香油内泡 3 日,慢火熬起青烟,将渣滤清,再将油熬开,徐徐放入黄丹、血竭、五灵脂、乳香、没药等细药,熬至滴水成珠,离火放冷出火毒后可用。临用时摊白布上贴患处。

【方解】 方中血竭、乳香、没药有散瘀生新之功,为君药,三者合用有调和血气而无留滞壅毒之功;合五灵脂、独活、白芷、赤芍及香附、红花等辅君药活血化瘀,通经止痛之力益著,为臣药;佐南星、川乌、草乌、石菖蒲与君臣药相伍,温经止痛之力益著;大黄气味重浊,直降下行,走而不守,血瘀能化,血滞能散,土鳖虫破血逐瘀、续筋接骨,合欢皮和血消肿,紫荆皮活血解毒,黄丹止痛生肌,皆为使药。上述诸药相伍,共奏活血化瘀、消肿止痛之功效。

千 锤 膏

【处方】 杏仁,土鳖虫,黄丹,血竭,乳香,没药,铜绿,冰片,轻粉,蓖麻子,松香等。

【功能】 活血化瘀,消肿止痛,解毒散结,生肌收口。

【主治】 疔疮、瘰疬、无名肿毒等。

【用法】 先将土鳖虫、杏仁捣碎,再同蓖麻子同捣如泥,边捣边加入松香细粉,逐渐加黄丹、血竭等细粉,捣千锤如膏。将膏制成小块,涂上滑石粉。用时取一小块摊白布上贴患处。

【方解】 方中以血竭之活血化瘀、散滞血诸痛,为君药;臣以杏仁、土鳖虫、乳香、没药以消肿散结;佐以铜绿、冰片、轻粉、黄丹、蓖麻子、松香以祛腐敛疮、拔毒生肌。上述诸药相伍,共奏活血化瘀、消肿止痛、解毒散结、生肌收口之功效。

红 油 膏

【处方】 当归,生地黄,忍冬藤,甘草,白芷,紫草,乳香,没药,儿茶,大黄,血竭,轻粉,冰片,香油,白蜡等。

【功能】 活血化瘀,祛腐生肌,解毒止痛。

【主治】 汤烫火伤,皮肉烂痛,以及诸般溃疡,久不收口等。

【用法】 先用500g香油将紫草单味浸泡1日,另500g香油将当归、生地黄、忍冬藤、甘草、白芷、大黄等浸泡1日后,先用香油熬紫草,待草枯再过滤干净,后将另500g香油与浸泡的草药一起熬至药枯为止,然后加轻粉,搅匀,入白蜡再搅。稍凉加入冰片细粉搅匀,待凉成膏可用。

【方解】 方中乳香、没药有活血止痛、消肿生肌之功,为君药,伍臣药当归、生地黄、忍冬藤、紫草、白芷以凉血解毒,佐以血竭、轻粉、儿茶敛疮生肌,使以大黄、冰片清热凉血解毒化瘀。上述诸药相伍,共奏活血化瘀、祛腐生肌、解毒止痛之功效。

熏洗1号

【处方】 透骨草,威灵仙,急性子,川椒,海桐皮,红花,伸筋草,骨碎补,羌活,独活,防风,生川乌,生草乌,木鳖子,荆芥,艾叶,白芷,细辛,洋金花,大青盐等。制成粗末装袋。

【功能】 祛风散寒,舒筋壮骨,宣痹止痛。

【主治】 陈伤瘀肿难消,风寒湿痹,关节挛痛等。

【用法】 将药袋放水盆内浸泡1小时后加热熬开后用于患处,先熏后洗,再用药袋熨熘患处。每次持续1小时以上,每日2~3次。每袋可用2日。

【禁忌】 熏洗时避风冷。有破皮伤者勿用。此药不宜口服。

【方解】 方中透骨草为祛风湿止痹痛之要药,威灵仙活血通经,疗骨关节疼痛、麻木不仁、风湿骨痛,为君药;合急性子、木鳖子以通经软坚,川椒、细辛、生川乌、生草乌、羌活、独活、防风、荆芥、艾叶温经散寒,通血脉、除痹痛、行肢节,为臣药;海桐皮、伸筋草、白芷、洋金花祛风邪、通经络、止疼痛,为佐药;大青盐入血分,且能软坚祛瘀,并有渗透肌肤之功,骨碎补、红花善活血化瘀。诸药相伍,通畅经络,使寒湿之邪得除,瘀遏之经络得解,拘挛之筋脉得舒,何患而不除也。

熏洗2号

【处方】 透骨草,威灵仙,急性子,乌梅,山楂,伸筋草,防风,三棱,骨碎补,红花,莪术,白芷,白芥子,皂角,麻黄,马钱子等。制成粗末装袋。

【功能】 化瘀散结,舒筋展痹。

【**主治**】 骨刺作痛,关节挛痛,组织硬化,腱鞘炎等。

【**用法**】 将药袋放水盆内浸泡 1 小时,然后加热熬开,于患处先熏后洗,再用药袋熨熠患处。每次持续 1 小时以上,每日 2~3 次。每袋可用 2 日。

【**禁忌**】 熏洗时避风冷。皮肉破损者勿用。此药不宜口服。

【**方解**】 方中透骨草为祛风湿止痹痛之要药,威灵仙活血通经,疗骨关节疼痛、麻木不仁、风湿骨痛,为君药;合急性子、生山楂、乌梅、三棱、莪术之活血化瘀、软坚散结,为臣药;伸筋草、麻黄、防风、白芷祛风湿、通经络、止疼痛,为佐药;骨碎补、红花活血通经,皂角、白芥子祛痰消癥、利气散结,益以马钱子之开通经络、透达肢节,为使药。上述诸药相互配伍,共奏活血化瘀、消癥散结、舒筋展痹之功效。

第八章

天池伤科流派治疗骨折医案

第一节 上 肢 骨 折

——— 医案一 ———

化瘀消肿、续骨息痛法治疗锁骨骨折

张某,女,42岁,职员。

初诊:2020年8月9日。

主诉:因外伤致右肩部肿痛,活动受限1小时。

症状及体格检查:外伤后右肩部肌肉痉挛、肿胀、疼痛、畸形明显,触痛,可摸到移位的骨折端。患肩向内、下、前倾斜,以健手托着患侧肘部,头向患侧倾斜,下颌偏向健侧。

影像学检查:肩关节正侧位X线片示右锁骨中段骨折,内侧段向后上方移位,外侧段向前下方移位。

临床诊断:右锁骨骨折。

治则治法:化瘀消肿,续骨息痛。

(1)手法复位与固定:患者坐位,挺胸抬头,双手叉腰,术者将膝部顶住患者背部正中,双手握其两肩外侧,向背侧徐徐牵引,使之挺胸伸肩。此时骨折移位即可复位或改善,如仍有侧方移位,可用提按手法矫正。在两腋下各置棉垫,用绷带从患侧肩后经腋下,绕过肩前上方,横过背部,经对侧腋下,绕过对侧肩前上方,绕回背部至患侧腋下,包绕10层。包扎后,用三角巾悬吊患肢于胸前。复查肩关节正侧位X线片示骨折断端对位对线良好,接近解剖复位。保持固定4周。

(2)内服方药:当归15g、土鳖虫15g、丹参15g、苏木10g、桃仁15g、泽兰10g、炙没药10g、炙乳香10g、骨碎补15g、桑枝15g、煅自然铜10g、川续断20g、延胡索15g、三七10g(冲服)。14剂,水煎服,日1剂,分2次服。

嘱患者固定期间可练习握拳及腕、肘关节屈伸活动。

二诊:2020年8月25日,患者右肩部肿痛减轻,活动受限,纳可,寐差,二便调,舌质暗红,苔薄白,脉弦紧。治拟和营生新,接骨续筋。内服方药:当归15g、赤芍15g、川芎15g、

生地 10g、杜仲 15g、川续断 10g、骨碎补 10g、五加皮 10g、木瓜 15g、桑枝 15g、陈皮 10g、独活 20g。14 剂,水煎服,日 1 剂,分 2 次服。

三诊:2020 年 9 月 10 日,患者右肩部肿痛基本消失,纳可,寐佳,二便调,舌质淡红,苔薄白,脉迟缓。复查 X 线片,示骨折临床愈合,予拆除固定。治拟益气血,补肝肾。内服方药:党参 15g、黄芪 30g、白术 15g、当归 10g、熟地黄 15g、川续断 10g、狗脊 10g、鹿角胶 10g(烊化)、鸡血藤 15g、红花 15g、陈皮 10g、茯苓 20g、甘草 10g。14 剂,水煎服,日 1 剂,分 2 次服。外用:骨科熏洗 1 号熏洗患肩。逐渐做肩部练功活动,重点是肩外展和旋转运动。

【按语】

锁骨骨折是常见的上肢骨折之一,又称缺盆骨折、锁子骨断伤、井栏骨折断等。明代对锁骨骨折已有较深的认识,如《普济方·折伤门》对锁骨骨折的治疗就有较详细的论述。清代对锁骨骨折的病因病机和治疗有更进一步的论述,《医宗金鉴·正骨心法要旨》云:"断伤此骨,用手法先按胸骨,再将肩端向内合之,揉摩断骨令其复位"。锁骨是弯曲的长骨,全骨浅居皮下,桥架于胸前与肩峰之间,是肩胛带与躯干间的唯一骨性联系。锁骨内侧端与胸骨柄构成胸锁关节,外侧端与肩胛骨的肩峰相接成肩锁关节,支持肩部组织并使其离开胸壁。锁骨呈"~"形,内侧 2/3 前凸,且有胸锁乳突肌和胸大肌附着,外侧 1/3 后凸,有三角肌和斜方肌附着。从锁骨的横切面来看,内侧 1/3 呈三角形,中 1/3 与外 1/3 交接处则变为类椭圆形,而外侧 1/3 又变为扁平状。因为其解剖上的弯曲形态,以及不同横切面的不同形态,所以在交接处形成应力上的弱点而容易发生骨折。锁骨骨折可发生于任何年龄,但多见于儿童及青壮年,约有 2/3 为儿童患者,而儿童患者又以幼儿患者多见。

治疗锁骨骨折的方法很多,但没有一种方法是完美的。有移位的锁骨骨折,虽可设法使其复位,但实际上没有很好的方法维持复位,最终锁骨总要残留一定的畸形,外形虽不美观,但一般不影响肩关节的功能。对锁骨骨折采用切开复位内固定术应十分慎重,因为手术创伤和骨膜的剥离常导致骨折不愈合。如需手术,应注意减少手术的创伤和骨膜的剥离范围。可采用髓内针、螺丝钉、钢板等内固定,术后以三角巾悬吊 4~6 周。

初诊时,患者以外伤后右肩部疼痛为主症,选用当归、三七活血补血,统筹全方,与骨碎补共为君药,自然铜、土鳖虫疗伤接骨为方中臣药,骨折初起当用乳香、没药、延胡索能活血定痛减轻痛苦,其中暗含七厘散之用,佐以苏木、桃仁活血化瘀,桑枝、泽兰利水消肿。

二诊时,患者右肩部疼痛减轻,仍有活动受限,选用当归、赤芍补血止痛,川续断、骨碎补、杜仲补肾壮骨,五加皮补肝肾、强筋骨,川芎、陈皮理气止痛,桑枝、木瓜能舒筋活络,独活有除痹痛之功用,辅以生地滋阴凉血。

三诊时,患者右肩部疼痛进一步减轻,选用党参、白术、陈皮、茯苓、甘草健运中焦化生之源,乃是异功散之方;狗脊补肾阳除痹痛;鹿角乃鹿骨之有余、生长发育速度最快,禀先天之气,通督脉之精髓;加之以当归、黄芪、熟地黄、鸡血藤补气活血,红花化瘀通络,共奏续断接骨续筋之效。

―――― 医案二 ――――

化瘀消肿、续骨息痛法治疗肱骨外科颈骨折

王某,男,52 岁,工人。

初诊:2021 年 4 月 6 日。

主诉:因外伤后右肩肿痛,活动受限 1 小时。

症状及体格检查:伤后局部肿胀、功能障碍、疼痛,有压痛和纵轴叩击痛,上臂内侧可见瘀斑,出现骨擦音和异常活动。

影像学检查:右肩关节正侧位 X 线片示肱骨外科颈骨折,断端外侧分离而内侧嵌插,向外侧突起成角。

临床诊断:右肱骨外科颈骨折。

治则治法:化瘀消肿,续骨息痛。

(1) 手法复位与夹板固定:术者两拇指压住骨折部向内推,两手其余四指使远端外展,助手在牵引下将上臂外展即可复位。如成角畸形过大,还可继续将上臂上举过头顶;此时术者立于患者前外侧用两拇指推挤远端,两手其余四指挤按成角突出处,如有骨擦感,断端相互抵触,则表示成角畸形矫正。在助手维持牵引下,将 3 个棉垫放于骨折部周围,短夹板放在内侧,大头垫应放在肱骨内上髁的上部,3 块长夹板分别放在上臂前、后、外侧,用 3 条绑带将夹板捆紧,然后用长布带绕过对侧腋下用棉花垫好打结,保持固定 6 周。

(2) 内服方药:丹皮 15g、赤芍 15g、生地 15g、制草乌 5g、磁石 15g、泽兰 10g、炙没药 10g、炙乳香 10g、骨碎补 15g、三七 10g(冲服)、煅自然铜 10g、延胡索 15g。14 剂,水煎服,日 1 剂,分 2 次服。

嘱患者握拳,屈伸肘、腕关节,进行舒缩上肢肌肉的活动。

二诊:2021 年 4 月 21 日。患者右肩肿痛明显减轻,活动受限,纳可,寐差,二便调,舌质淡红,苔薄白,脉沉弦。调整夹板固定松紧度,用三角巾悬吊右上肢于胸前。调整中药汤剂,内服方药:黄芪 15g、桂枝 15g、木瓜 15g、鸡血藤 10g、杜仲 15g、川续断 10g、骨碎补 10g、五加皮 10g、红花 15g、桑枝 15g、党参 10g、姜黄 20g、白术 10g、甘草 10g。14 剂,水煎服,日 1 剂,分 2 次服。

三诊:2021 年 5 月 6 日。患者右肩部微肿、偶有痛感,纳可,睡眠改善,二便调,舌质淡红,苔薄白,脉虚缓。调整夹板固定松紧度,用三角巾悬吊右上肢于胸前。治拟益气血、补肝肾,练习肩关节各方向活动,活动范围应循序渐进,每日练习 10 余次。内服方药:党参 15g、黄芪 30g、白术 15g、当归 10g、熟地黄 15g、川续断 10g、狗脊 10g、五加皮 10g、鸡血藤 15g、红花 15g、千年健 10g、络石藤 20g、伸筋草 10g、甘草 10g。14 剂,水煎服,日 1 剂,分 2 次服。

四诊:2021 年 5 月 21 日。患者右肩无肿胀、疼痛,复查 X 线片,示骨折临床愈合,停服中药汤剂,仍局部外用熏洗 1 号,以促进肩关节功能恢复。

【按语】

我国早在元代对肱骨外科颈骨折的分类和治疗就有一定的认识。如元代李仲南将此骨折分为向前、向后、向内成角 3 种类型,并介绍采用布袋悬腕于胸前或后背以矫正骨折的

向前或向后成角的固定方法,以及采用内收骨折断端以矫正骨折向内成角的整复方法。明代《普济方·折伤门》及《证治准绳·疡医》均有类似的记载。

肱骨外科颈骨折是指肱骨解剖颈下 2~3cm 处骨折,又称臑骨上段骨折、臑骨肩端骨折等。肱骨外科颈位于解剖颈下 2~3cm 处,相当于大、小结节下缘与肱骨干的交界处,又为松骨质和密骨质的交界处,是应力上的薄弱点,常容易发生骨折。紧靠肱骨外科颈内侧有腋神经向后进入三角肌内,臂丛神经、腋动脉及腋静脉经过腋窝,骨折端严重移位时可合并神经血管损伤。本骨折以老年人较多见,亦可发生于儿童和成年人。

X 线片显示的内收型骨折,只能说明骨折侧方移位的情况,至于肱骨头有无旋转、嵌插、前后移位、重叠畸形,须拍摄肱骨头轴位(如腋窝或穿胸位)X 线片才能进一步确诊。

肱骨外科颈骨折绝大多数都可经手法复位而治愈。包括部分陈旧性骨折(骨折在 1 个半月之内者),用手法复位加上述治疗方法仍可取得良好效果。即使骨折复位不够满意,但因肩关节活动范围较大,代偿能力强,若能注意早期即进行恰当的功能锻炼,也能取得良好的治疗效果。如青壮年陈旧性骨折,或未经手法复位,或手法复位不成功,严重影响肩关节活动功能,经过数月功能锻炼无改善者,可考虑手术治疗。

治疗肱骨外科颈骨折既要坚强有效地固定,又要适当地进行肩关节活动,以免关节周围的软组织粘连,避免发生冻结肩。

初诊时,患者以右肩肿痛、活动受限为主症,方选丹皮、赤芍活血化瘀、消肿止痛,为伤科初期治疗之要药;三七活血止血、化瘀生新;骨碎补,名如其用,碎骨可补之;自然铜,古人以为此药能如"焊药",凡骨碎之处自然铜皆能"焊接";制草乌、延胡索,皆是止痛要药;乳香、没药,乃是伤科止痛活血之利刃;初伤疼痛,难以卧眠,磁石重镇以安魂魄,佐以生地黄凉血滋阴,防治心火内扰。

二诊时,患者右肩肿痛缓解,选用黄芪、党参补中益气,中土得健运,为后天化生之源为君药;桂枝禀少阳春发之气,达肝木而万物滋生,姜黄能行气止痛,白术以利腰脐间血,桑枝、木瓜乃能解筋骨拘挛;佐杜仲并五加皮,补肾亦补骨也;鸡血藤乃伤科之妙药,补血行血,兼有除痹痛之功用,单方配伍用之无有不效。

三诊时,患者症状明显好转,但本病已进入慢性进程,故选用党参、黄芪、白术健中土以维化生之源,狗脊、五加皮直补肾精以维先天之本,当归、黄芪乃为当归补血汤之方以补益气血,鸡血藤补血行血而兼有除痹痛之功用,伤科后期筋脉拘挛当用络石藤、千年健、伸筋草,则筋骨并重、气血调和。

—————— 医案三 ——————

活血消肿、化瘀止痛法治疗肱骨干骨折

孙某,男,60岁,退休。

初诊:2020 年 9 月 4 日。

主诉:因外伤后左上臂肿痛,活动受限 1 小时。

症状及体格检查:伤后局部有明显疼痛、压痛、肿胀和功能障碍。上臂短缩、成角畸形,并有异常活动和骨擦音。前臂及各手指感觉及活动正常,末梢血液循环良好。

影像学检查:左肱骨正侧位 X 线片示肱骨干中段骨折,向外、向前移位,远端向上移位。

临床诊断:左肱骨干骨折。

治则治法:活血消肿,化瘀止痛。

(1) 手法复位与夹板固定:患者坐位或平卧位。一助手用布带通过腋窝向上,另一助手提持前臂在中立位向下、沿上臂纵轴对抗牵引,一般牵引力不宜过大,否则易引起断端分离移位。待重叠移位完全矫正后,在维持牵引下,术者以两拇指抵住骨折近端外侧推向内,两手其余四指环抱远端内侧拉向外,纠正移位后,术者捏住骨折部,助手徐徐放松牵引,使断端互相接触,微微摇摆骨折远端,或从前后内外以两手掌相对挤压骨折处,可感到断端摩擦音逐渐减小,直至消失,骨折处平直,表示基本复位。在骨折部的前后方各放一长方形大固定垫,将上、下骨折端紧密包围。注意固定垫不应置于桡神经沟部位,防止桡神经受压而麻痹。放置夹板后,用4条布带扎紧。然后屈肘90°,前臂中立位置于木托板上,患肢悬吊在胸前,保持固定约8周。

(2) 内服方药:煅自然铜10g、川续断20g、延胡索15g、红花20g、三七10g(冲服)、紫荆皮15g、刘寄奴15g、苏木10g、桃仁15g、泽兰10g、炙没药10g、炙乳香10g、骨碎补15g、甘草10g。14剂,水煎服,日1剂,分2次服。

嘱患者可做伸屈指、掌、腕关节活动,有利于气血畅通。

二诊:2020年9月19日。患者左上臂肿痛缓解,活动受限,纳可,寐差,二便调,舌质淡红,苔薄白,脉迟缓。调整左上臂夹板固定松紧度,三角巾悬吊患肢于胸前。拟舒筋活血,接骨续筋。内服方药:当归15g、赤芍15g、川芎15g、生地黄10g、杜仲15g、川续断10g、骨碎补10g、五加皮10g、红花15g、党参15g、沙参10g、麦冬20g、山药10g、甘草10g。14剂,水煎服,日1剂,分2次服。

三诊:2020年10月5日。患者左上臂肿已消、偶有痛感,纳可,寐差,二便调,舌质淡红,苔薄白,脉沉弱。拟益气血,补肝肾,强筋壮骨。内服方药:党参15g、黄芪30g、白术15g、当归10g、熟地黄15g、川续断10g、狗脊10g、蚕沙10g、鸡血藤15g、木瓜15g、五加皮10g、乌梢蛇20g、甘草10g。14剂,水煎服,日1剂,分2次服。嘱患者患肢上臂肌肉进行舒缩活动,并逐渐进行肩、肘关节活动。

四诊:2020年10月20日。患者左上臂肿已消、无痛感,复查X线片,示骨折接近临床愈合,予拆除夹板固定。停服中药汤剂,外用熏洗2号。适当进行肩、肘屈伸活动。

【按语】

早在春秋时期对肱骨干骨折已有认识,如《左传·定公》已有"三折肱知为良医"的记述。马王堆汉墓出土的帛书《阴阳十一脉灸经》有"臑以折"的记载。明代以后对肱骨干骨折的诊断、治疗和并发症有较深的认识。肱骨干骨折是指肱骨外科颈以下至内、外髁上2cm处的骨折。肱骨又称臑骨、胳膊骨,故肱骨干骨折又名臑骨骨折、胳膊骨骨折。肱骨干为长管状坚质骨,上部较粗,轻度向外侧凸,横切面为圆形,自中1/3以下逐渐变细,至下1/3渐成扁平状,并稍向前倾。肱骨干中、下1/3交界处后外侧有一桡神经沟,桡神经穿出腋窝后,绕肱骨干中、下1/3交界处后外侧,沿桡神经沟,自内后向前外侧紧贴骨干斜行而下。肱骨干滋养动脉在中1/3偏下内方处,从滋养孔进入骨内,向肘部下行。肱骨干骨折在临床上较为常见,可发生于任何年龄,但多见于青壮年。肱骨干骨折好发于肱骨干的中1/3及中、下1/3交界处,下1/3次之,上1/3少见。

肱骨干骨折在治疗上应防止两种倾向:一是对有可能达到较好复位的骨折而不努力争

取;二是无原则强求良好复位,而加重局部软组织损伤。对肱骨干骨折应严格掌握手术指征。用成人的方法处理小儿肱骨干骨折,常导致许多不良后果,如切开复位所致的骨不连接、医源性缺血性肌挛缩及神经损伤等。粗暴手法复位或强行夹板固定,易发生肢体缺血性肌挛缩及神经损伤,而且一旦发生,无良好的补救方法。而皮肤牵引是治疗小儿肱骨干骨折简单易行的方法。

大多数肱骨干骨折可以采用非手术治疗,仅有少数需手术治疗。骨折后,若成角畸形不超过 20°,短缩不超过 2cm,一般在外形上不是很明显,功能影响不大,不一定强求骨骼的解剖对位,更不应该扩大手术治疗适应证的范围。手法复位夹板固定治疗肱骨干骨折是比较简便和理想的方法,适用于肱骨干各种类型骨折,均能达到解剖复位或接近解剖复位。夹板只固定骨折的局部,保证了肩、肘关节的功能活动,骨折愈合快、愈合率高;但因肱骨骨折断端常分离或具有软组织,骨折容易发生延迟愈合或不愈合。

初诊时,患者以左上臂肿痛,活动受限为主症。治疗选用骨碎补活血续伤、补肾强骨,苏木活血疗伤、祛瘀通经,共为君药;川续断补益肝肾、强筋健骨、疗伤续筋,延胡索活血行气而止痛,煅自然铜散瘀止痛、接骨疗伤,三七活血定痛、化瘀止血,红花活血通经止痛,紫荆皮舒筋通络而止痛,刘寄奴散瘀止痛、疗伤止血,桃仁活血祛瘀,泽兰活血消肿而止痛,炙没药、炙乳香活血止痛、消肿生肌,共为臣药;甘草缓急止痛、调和诸药,为佐使药。二诊患者局部肿胀、疼痛明显减轻,故用骨碎补活血续伤、补肾强骨,川续断补益肝肾、强筋健骨、疗伤续筋,共为君药;当归补血活血止痛,赤芍活血散瘀止痛,川芎活血行气而止痛,生地黄清热凉血生津,杜仲、五加皮补肝肾、强筋骨,红花活血通经、散瘀止痛,党参补脾肺气、补血生津,沙参、麦冬补阴益胃生津,山药益气养阴、补脾肺气,共为臣药;甘草缓急止痛、调和诸药,为佐使药。三诊患者局部肿胀、疼痛消失,方选党参补脾肺气、补血生津,黄芪补中益气,白术益气健脾,川续断补益肝肾、强筋健骨、疗伤续筋,共为君药;当归补血活血止痛,熟地黄补血养阴、填精益髓,狗脊补肝肾、强腰膝,蚕沙舒筋缓急,鸡血藤行血补血、舒筋活络,木瓜舒筋活络和胃,五加皮补肝肾、强筋骨,乌梢蛇祛风通络,共为臣药;甘草缓急止痛、调和诸药,为佐使药。

───── 医案四 ─────

活血消肿、化瘀止痛法治疗肱骨髁上骨折

李某,女,9 岁,学生。

初诊:2020 年 2 月 5 日。

主诉:因外伤后左肘部肿痛,活动受限 1 小时。

症状及体格检查:伤后肘部疼痛,肿胀较明显,肘部呈靴形畸形,压痛,可出现骨擦音和异常活动。可触及桡动脉的搏动,腕和手指感觉及运动正常,末梢血液循环良好。

影像学检查:肘关节正侧位 X 线片示左肱骨髁上骨折,远端向后上移位。

临床诊断:左肱骨髁上骨折。

治则治法:活血消肿,化瘀止痛。

(1) 手法复位与夹板固定:患者仰卧,两助手分别握住其上臂和前臂,进行顺势拔伸牵引,术者两手分别握住远、近段,相对挤压,纠正重叠移位。以两拇指从肘后推远端向前,

两手其余四指环抱骨折近段向后拉,同时用捺正手法矫正侧方移位,并令助手在牵引下徐徐屈曲肘关节,常会感到骨折复位时的骨擦感。复位后固定肘关节于屈曲100°位置3周。夹板长度应上达三角肌中部水平,内外侧夹板超过肘关节,前侧板下至肘横纹,后侧板远端呈向前弧形弯曲,并嵌有铝钉,使最下一条布带斜跨肘关节缚扎而不致滑脱;为防止骨折远端后移,在鹰嘴后方加一梯形垫;为防止内翻,在骨折近端外侧及远端内侧分别加塔形垫,夹缚后用颈腕带悬吊。

(2)内服方药:姜黄15g、三七10g(冲服)、当归15g、土鳖虫15g、丹参15g、苏木10g、桃仁15g、泽兰10g、炙没药10g、炙乳香10g、骨碎补15g、煅自然铜10g、川续断20g、延胡索15g、甘草10g。14剂,水煎服,日1剂,分2次服。

嘱患者可做握拳、腕关节屈伸活动。

二诊:2020年2月20日。患者左肘部肿痛减轻,肘部靴形畸形缓解,活动受限,纳可,寐差,二便调,舌质暗红,苔薄白,脉弦紧。调整夹板固定松紧度,用颈腕带悬吊。调整中药汤剂,治宜和营生新、接骨续筋。内服方药:当归15g、赤芍15g、生地黄10g、杜仲15g、川续断10g、骨碎补10g、五加皮10g、红花15g、桑枝15g、桂枝10g、苍术20g、黄芪30g、甘草10g。14剂,水煎服,日1剂,分2次服。嘱患者逐渐练习肘关节屈伸活动。

三诊:2020年3月7日。患者左肘部肿痛基本消失,肘部畸形消失,活动较前改善,纳可,寐差,二便调,舌质淡红,苔薄白,脉迟缓。治拟益气血,补肝肾。内服方药:伸筋草15g、黄芪30g、白术15g、当归10g、熟地黄15g、川续断10g、狗脊10g、鹿角胶10g(烊化)、鸡血藤15g、红花15g、络石藤10g、五加皮20g、甘草10g。14剂,水煎服,日1剂,分2次服。

四诊:2020年3月21日。患者经6周治疗后,查X线片,示骨折临床愈合,予拆除夹板固定,嘱积极主动锻炼,进行肘关节伸屈活动,注意禁忌暴力被动活动。可外用熏洗1号,以助患肘功能的恢复。

【按语】

肱骨髁上骨折多见于3~12岁儿童,尤多见于5~8岁;青壮年和老年人亦可发生,但较少见。男多于女,左侧多于右侧。肱骨下端较扁薄,髁上部处于疏松骨质和致密骨质交界处,后有鹰嘴窝;前有冠状窝,两窝之间仅为一层极薄的骨片,两髁稍前屈,并与肱骨纵轴形成向前30°~50°的前倾角。前臂完全旋后时,上臂与前臂纵轴成10°~15°外翻的携带角,骨折移位可使此角改变而呈肘内翻或肘外翻畸形。肱动脉和正中神经从肱二头肌腱膜下通过,桡神经通过肘窝前外方并分成深、浅2支进入前臂。肱骨髁上骨折时,血管神经易因骨折断端刺伤或受挤压而造成损伤。非手术疗法对于肱骨髁上骨折的治疗效果令人满意,手术疗法只适用于伴有重要血管神经损伤、开放骨折或经非手术疗法的努力后仍有明显的成角旋转时。

初诊时,患者因外伤后左肘部疼痛、活动受限,肿胀明显。治拟活血化瘀止痛。方选骨碎补活血续伤、补肾强骨,苏木活血疗伤、祛瘀通经,川续断补益肝肾、强筋健骨、疗伤续筋,共为君药;延胡索活血行气而止痛,煅自然铜散瘀止痛、接骨疗伤,土鳖虫破血逐瘀、续筋接骨,丹参活血祛瘀止痛,三七活血定痛、化瘀止血,当归补血活血止痛,姜黄活血行气、通经止痛,桃仁活血祛瘀,泽兰活血消肿而止痛,炙没药、炙乳香活血止痛、消肿生肌,共为臣药;甘草缓急止痛、调和诸药,为佐使药。二诊时,患者左肘部疼痛、肿胀较前明显减轻,肘部呈靴形畸形缓解。治拟和营生新,接骨续筋。选用骨碎补活血续伤、补肾强骨,川续断补益肝肾、强筋健骨、疗伤续筋，共为君药；赤芍活血散瘀止痛，生地黄清热凉血生津，杜仲、五加皮补肝肾、强筋骨，红花活血通经、散瘀止痛，桑枝舒筋缓急，桂枝温经通络，黄芪补中益气，苍术行气健脾，共为臣药；甘草缓急止痛、调和诸药，为佐使药。三诊时，患者左肘部疼痛、肿胀、畸形消失。治拟益气血，补肝脾。选用黄芪补中益气，白术益气健脾，川续断补益肝肾、强筋健骨、疗伤续筋，共为君药；当归补血活血，熟地黄补血养阴、填精益髓，狗脊补肝肾、强腰膝，鸡血藤行血补血、舒筋活络，红花活血通经，伸筋草舒筋活络，络石藤祛风通络活血，鹿角胶补肝肾、益精血，五加皮补肝肾、强筋骨，共为臣药；甘草调和诸药，为佐使药。

医案五

活血化瘀、通络止痛法治疗肱骨外髁骨折

张某，男，8 岁，学生。

初诊：2020 年 6 月 7 日。

主诉：因外伤后右肘肿痛，活动受限 1 小时。

症状及体格检查：伤后右肘关节呈半屈位，肘外侧肿胀明显，肱骨外髁部压痛，可触及骨折块的活动及骨擦感，肘关节活动障碍。

影像学检查：肘关节正侧位 X 线片示右肱骨外髁骨折不连续，断端分离。

临床诊断：右肱骨外髁骨折。

治则治法：活血化瘀，通络止痛。

（1）手法复位与夹板固定：患者坐位或卧位，术者先用右手拇指指腹轻柔按摩骨折部，然后左手握患者腕部，置肘关节于屈曲 45° 前臂旋后位，加大肘内翻使关节腔外侧间隙增宽，腕背伸以使伸肌群松弛。并以右手示指或中指扣住骨折块的滑车端，拇指扣住肱骨外上髁端，先将骨折块平行向后方推移，再将滑车端推向后内下方，把肱骨外上髁端推向外上方以矫正旋转移位，然后用右手拇指将骨折块向内挤压，并将肘关节伸屈、内收、外展以矫正残余移位。若复位确已成功，则可触及肱骨外髁骨峰平整，压住骨折块进行肘关节伸屈活动良好，且无响声。整复后，肘伸直，前臂旋后位，外髁处放固定垫，尺侧肘关节上、下各放一固定垫，4 块夹板从上臂中上段到前臂中下段，4 条布带缚扎，使肘关节伸直位稍外翻位固定 2 周。

（2）内服方药：当归 15g、赤芍 15g、丹参 15g、苏木 10g、桃仁 15g、泽兰 10g、炙没药 10g、炙乳香 10g、骨碎补 15g、桑枝 15g、煅自然铜 10g、川续断 20g、延胡索 15g、甘草 10g。14 剂，水煎服，日 1 剂，分 2 次服。

嘱患者做手指轻微活动，不宜做强力前臂旋转、握拳、腕关节屈伸活动。

二诊：2020 年 6 月 22 日。患者右肘肿痛减轻，舌质暗红，苔薄白，脉弦紧。肘外侧肿胀稍消退，调整夹板固定松紧度，改为屈肘 90° 固定 4 周。治拟和营生新，接骨续筋。内服方药：当归 15g、赤芍 15g、川芎 15g、生地黄 10g、杜仲 15g、川续断 10g、骨碎补 10g、五加皮 10g、红花 15g、桑枝 15g、生山楂 10g、麦芽 20g、甘草 10g。14 剂，水煎服，日 1 剂，分 2 次服。嘱患者逐渐加大指、掌、腕关节的活动范围。

三诊：2020 年 7 月 22 日。患者肘部疼痛消失，肘关节活动基本自如，无畸形；复查 X

线片,示骨折临床愈合,予拆除夹板固定。解除固定之后,开始进行肘关节屈伸、前臂旋转等功能活动。

【按语】

肱骨外髁骨折是常见的肘关节损伤之一。肱骨外髁包含非关节面(包括外上髁)和关节面两部分。前臂伸肌群及部分旋后肌附着于肱骨外髁的外后侧。肱骨外髁骨折比内髁骨折多见,在肘关节损伤中仅次于肱骨髁上骨折,肱骨外髁骨折远端往往包括整个肱骨外髁、肱骨小头骨骺、邻近的肱骨滑车一部分和属于肱骨小头上的一部分干骺端。肱骨外髁骨折是关节内骨折,骨折块较小,不容易捏握,整复较为困难。如果肱骨外髁骨折未得到正确复位,或固定不佳,断端受肌肉牵拉而发生分离移位,均可导致骨不连接,在生长过程中,断端移位将更为显著,又由于外侧骨骺的生长停止或生长缓慢,日后往往会引起肱骨远端滑车中心的沟形缺损,而且会发生明显的肘外翻畸形,影响关节活动功能,并可出现牵拉性尺神经麻痹。

肱骨外髁骨折为关节内骨折,要求解剖复位。若处理不当可以发生骨折不连接或畸形愈合、肱骨小头缺血性坏死,肘外翻畸形、肘关节屈伸功能障碍、创伤性关节炎以及迟发性尺神经炎等。手法治疗时,要求一次准确的复位和妥善的固定,任何反复多次固定,都可能损伤骨折块的血流供给或损伤骨骺线,引起肘外翻等并发症。骨折整复时间越早越好,早期整复时骨折块有自然回复力,历时越久,此种回复力越小,加之周围血肿机化、粘连,给骨折块整复带来困难。手术治疗时,术中应注意尽可能保留骨折块上附着的软组织,以免发生骨折块缺血性坏死;较小骨骺分离块可作丝线缝合固定,不可切除。

初诊时,患者以外伤后右肘肿痛,活动受限为主症。治拟化瘀消肿,续骨息痛。方选骨碎补活血续伤、补肾强骨,苏木活血疗伤、祛瘀通经,川续断补益肝肾、强筋健骨、疗伤续筋,共为君药;延胡索活血行气止痛,煅自然铜散瘀止痛、接骨疗伤,丹参活血祛瘀止痛,当归补血活血止痛,桃仁活血祛瘀,泽兰活血消肿而止痛,桑枝舒筋缓急,炙没药、炙乳香活血止痛、消肿生肌,共为臣药;甘草缓急止痛、调和诸药,为佐使药。二诊时,患者右肘肿痛减轻,肘外侧肿胀消退。治拟和营生断,接骨续筋。方选骨碎补活血续伤、补肾强骨,川续断补益肝肾、强腰健骨、疗伤续筋,共为君药;赤芍活血散瘀止痛,川芎活血行气而止痛,生地黄清热凉血生津,杜仲、五加皮补肝肾、强筋骨,红花活血通经、散瘀止痛,桑枝舒筋缓急,生山楂、麦芽健脾消食,共为臣药;甘草缓急止痛、调和诸药,为佐使药。

医案六

消肿化瘀、舒筋止痛法治疗肱骨内上髁骨折

刘某,女,8岁,学生。

初诊:2020年9月8日。

主诉:因外伤后左肘部肿胀疼痛,活动受限1小时。

症状及体格检查:伤后左肘关节呈半屈位,疼痛,肘内侧肿胀且压痛,可触及骨折块的活动及骨擦感,肘关节活动障碍。

影像学检查:肘关节正侧位X线片示左肱骨内上髁骨折,断端分离,旋转移位。

临床诊断:左肱骨内上髁骨折。

治则治法:消肿化瘀,舒筋止痛。

(1) 手法复位与夹板固定:患者坐位,在拔伸牵引下,伸直肘关节,前臂旋后、外展,造成肘外翻,使肘关节的内侧间隙增宽,术者拇指在肘关节内侧触到骨折块的边缘时,助手随即背伸患肢手指及腕关节,使前臂屈肌群紧张,将关节内的骨折块拉出,再屈肘90°~100°前臂中立位,术者以拇、示指固定骨折块,拇指自下方向上方推挤,使其复位。对位满意后,在骨折块的前内下方放一固定垫,再用夹板超肘关节固定于屈肘90°位3周。

(2) 内服方药:当归15g、三七15g(冲服)、丹参15g、苏木10g、桃仁15g、泽兰10g、炙没药10g、炙乳香10g、骨碎补15g、赤芍15g、煅自然铜10g、川续断20g、延胡索15g、血竭2g、甘草10g。7剂,水煎服,日1剂,分2次服。

嘱患者1周内只做手指轻微屈伸活动;1周后可逐渐加大手指屈伸活动幅度,禁忌做握拳及前臂旋转活动。

二诊:2020年9月16日。患者左肘部肿胀疼痛减轻,活动受限,纳可,寐差,二便调,舌质暗红,苔薄白,脉弦紧。调整夹板固定松紧度。治拟和营生新,接骨续筋。内服方药:当归15g、赤芍15g、川芎15g、生地黄10g、杜仲15g、川续断10g、骨碎补10g、五加皮10g、红花15g、桑枝15g、陈皮10g、独活20g、甘草10g。7剂,水煎服,日1剂,分2次服。嘱患者开始做肘关节屈伸活动。

三诊:2020年9月23日。患者左肘部疼痛、肘内侧肿胀消失,活动受限,纳可,寐差,二便调,舌质淡红,苔薄白,脉迟缓。治拟益气血,补肝肾。内服方药:党参15g、黄芪30g、白术15g、当归10g、熟地黄15g、川续断10g、杜仲10g、鹿角胶5g(烊化)、龟甲15g、红花15g、陈皮10g、茯苓20g、赤芍10g、甘草10g。7剂,水煎服,日1剂,分2次服。

四诊:2020年9月30日。患者肘部疼痛消失,肘关节活动基本自如,无畸形;复查X线片,示骨折临床愈合,予拆除夹板固定。

【按语】

肱骨内上髁骨折是青少年常见的肘关节损伤之一。肱骨内上髁为肱骨内髁的非关节部分,有前臂屈肌群、旋前圆肌和肘部内侧副韧带附着。内上髁后面有尺神经沟,尺神经紧贴此沟通过。内上髁骨化中心于5岁开始出现,17~20岁闭合,当骨化中心尚未与相当的肱骨髁融合前,其间的骨骺板为对抗韧带和肌肉牵拉张力的较弱点,容易产生撕脱骨折。肱骨内上髁骨折多发生于儿童,给骨折复位造成困难,治疗不当则会后遗关节功能障碍。

肱骨内上髁骨折多由间接暴力所致。根据骨折块移位的程度一般分为4型。①Ⅰ型:无移位或轻度移位。②Ⅱ型:骨折块有分离和旋转移位,可达肘关节间隙的水平位。③Ⅲ型:肘关节遭受强大的外翻暴力,将内侧肘关节囊撕裂,使肘关节腔内侧张开,骨折块与关节囊粘在一起,嵌夹在肱骨滑车和尺骨半月切迹关节面之间,并有旋转移位。④Ⅳ型:骨折块有旋转移位并伴有肘关节向桡侧脱位,骨折块的骨折面朝向滑车,并嵌入尺骨鹰嘴和肱骨滑车之间。

肱骨内上髁Ⅰ型、Ⅱ型骨折在诊断和治疗上较为简单,预后满意,多用夹板或石膏托固定肘关节于功能位2~3周即可,也可单纯颈腕带悬吊。由于骨折块小,随着屈肌活动,会将骨折块进行牵拉,故不易固定,用外固定方法也不能保证其对位。经临床观察,对Ⅰ型、Ⅱ型骨折,不进行整复和固定,反而消肿快、疗程短。部分病例,骨折块在局部血肿消散的过程中,可自行靠拢复位。轻度移位的纤维愈合与骨性愈合,对今后肘部功能不会有很大的障碍,也不会形成尺神经继发性损伤的症状。重要的是外固定 3 周以后,应开始积极主动伸屈关节运动和前臂旋前旋后运动,避免局部因血肿机化而引起广泛粘连。基于以上观点,Ⅲ型、Ⅳ型骨折只要经手法改变成Ⅰ型、Ⅱ型骨折后,即可不再进行复位的措施,按Ⅰ型、Ⅱ型骨折处理。因骨折块多嵌入关节腔内,闭合复位难度较大,过去多主张切开复位。由于开展中西医结合治疗,近年来各地改进手法,复位成功率明显增高,减少了并发症,获得较满意的效果。

初诊时,患者因外伤后左肘部肿胀疼痛,活动受限。治拟消肿化瘀,舒筋止痛。选用血竭活血定痛、化瘀止血,骨碎补活血续伤、补肾强骨,苏木活血疗伤、祛瘀通经,川续断补益肝肾、强筋健骨、疗伤续筋,共为君药;延胡索活血行气而止痛,煅自然铜散瘀止痛、接骨疗伤,丹参活血祛瘀止痛,三七活血定痛、化瘀止血,当归、赤芍补血活血止痛,桃仁活血祛瘀,泽兰活血消肿而止痛,炙没药、炙乳香活血止痛、消肿生肌,共为臣药;甘草缓急止痛、调和诸药,为佐使药。

二诊时,患者左肘部疼痛缓解、肘内侧肿胀减轻。治拟和营生新,接骨续筋。选用骨碎补活血续伤、补肾强骨,川续断补益肝肾、强筋健骨、疗伤续筋,共为君药;赤芍活血散瘀止痛,当归补血活血止痛,川芎活血行气而止痛,生地黄清热凉血生津,杜仲、五加皮补肝肾、强筋骨,红花活血通经、散瘀止痛,桑枝舒筋缓急,独活祛风湿、止痛,陈皮理气健脾,共为臣药;甘草缓急止痛、调和诸药,为佐使药。

三诊时,患者患侧局部疼痛、肘内侧肿胀消失。治拟益气血,补肝肾。选用黄芪补中益气,白术益气健脾,党参补脾肺气、补血生津,川续断补益肝肾、强筋健骨、疗伤续筋,共为君药;当归补血活血,熟地黄补血养阴、填精益髓,红花活血通经,鹿角胶温补肝肾、益精养血,陈皮、茯苓理气健脾,赤芍活血散瘀,龟甲滋阴潜阳、益肾健骨,共为臣药;甘草调和诸药,为佐使药。

─────── 医案七 ───────

消肿化瘀、舒筋止痛法治疗尺骨上 1/3 骨折合并桡骨头脱位

梁某,男,10 岁,学生。

初诊:2020 年 5 月 6 日。

主诉:因外伤后右肘部及前臂肿痛,活动受限半小时。

症状及体格检查:伤后右肘部及前臂肿胀,可见尺骨成角畸形,在右肘关节前外方可摸到脱出的桡骨头,骨折和脱位处压痛明显。

影像学检查:右肘关节正侧位 X 线片示右尺骨上 1/3 可见斜行骨折,断端分离移位;桡骨头向前外方脱出。

临床诊断:右尺骨上 1/3 骨折合并桡骨头脱位。

治则治法:消肿化瘀,舒筋止痛。

(1) 手法复位与夹板固定:患者平卧,前臂置中立位,两助手顺势拔伸,矫正重叠移位,术者两拇指放在桡骨头外侧和前侧,向尺侧、背侧推挤,同时肘关节徐徐屈曲 90°,使桡骨头复位,然后术者捏住骨折断端进行分骨,在骨折处向掌侧加大成角,再逐渐向背侧按压,

使尺骨复位。先以尺骨骨折平面为中心,在前臂的掌侧与背侧各置一分骨垫,在骨折的掌侧置一平垫;在桡骨头的前外侧放置葫芦垫;在尺骨内侧的上下端分别放一平垫,用胶布固定。然后在前臂掌、背侧与桡、尺侧分别放上长度适宜的夹板,用4条布带捆绑。保持固定于屈肘位4周。

(2)内服方药:当归15g、赤芍15g、川芎15g、苏木10g、桃仁15g、泽兰10g、炙没药10g、炙乳香10g、骨碎补15g、桑枝15g、煅自然铜5g、川续断20g、延胡索15g、血竭2g(冲服)、三七10g(冲服)、甘草10g。7剂,水煎服,日1剂,分2次服。

嘱患者进行手、腕诸关节的屈伸锻炼。

二诊:2020年5月14日。患者右肘部及前臂肿痛改善,活动受限,纳可,寐差,二便调,舌质暗红,苔薄白,脉弦紧。调整夹板固定松紧度,用三角巾悬吊患肢于胸前。治拟和营生新,接骨续筋。内服方药:当归15g、赤芍15g、川芎15g、生地黄10g、杜仲15g、骨碎补10g、五加皮10g、红花15g、桑枝15g、陈皮10g、独活20g、川续断20g、延胡索15g、甘草10g。7剂,水煎服,日1剂,分2次服。嘱患者逐步进行肘关节屈伸锻炼。

三诊:2020年5月22日。患者右肘部及前臂肿胀消失、无明显疼痛,纳可,寐佳,二便调,舌质淡红,苔薄白,脉迟缓。治拟益气血,补肝肾,强筋壮骨。内服方药:人参5g、黄芪20g、白术15g、当归10g、熟地黄15g、杜仲10g、狗脊10g、鹿角胶3g(烊化)、鸡血藤15g、红花15g、陈皮10g、茯苓10g、甘草10g。7剂,水煎服,日1剂,分2次服。

四诊:2020年5月30日。患者肘部及前臂疼痛消失,肘部及前臂活动基本自如,无畸形;复查X线片,示骨折临床愈合,予拆除夹板固定。

【按语】

尺骨上1/3骨折合并桡骨头脱位为上肢最常见的复杂的骨折合并脱位,又称孟氏骨折。这种特殊类型的损伤是指尺骨半月切迹以下的上1/3骨折,桡骨头同时自肱桡关节、上尺桡关节脱位,而肱尺关节无脱位。多发生于儿童。这种特殊类型的损伤往往容易被忽视(如对桡骨头脱位未能加以注意),常造成漏诊、误诊或处理不当。在治疗年龄小的患儿时,若未能将脱位的桡骨头整复或外固定不良,伤臂会出现明显的发育不良,肢体短小,肘关节屈曲受限,肘外翻畸形,迟发性桡神经深支麻痹以及骨性关节炎等。

尺骨上1/3骨折合并桡骨头脱位为骨折和关节脱位同时发生的损伤,直接暴力和间接暴力均可引起,而以间接暴力所致者为多。根据暴力作用的方向、骨折移位情况及桡骨头脱位的方向,临床上可分为伸直型、屈曲型、内收型和特殊型4种类型。桡骨头不同方向的移位,伴有环状韧带不同程度撕裂、肱桡关节囊撕裂和上尺桡关节脱位。撕裂的软组织,又可嵌入肱桡关节内或上尺桡关节内。由于尺骨骨折端发生移位,尺骨变短使上尺桡关节错位,于是破坏了桡骨、尺骨间的相对稳定性。因此肱桡关节很容易滑移而发生脱位,环状韧带会被撕裂。尺骨骨折端移位越大,脱位也就越严重。尺骨失去桡骨的支撑,则更容易加大移位。骨折移位与关节脱位互为因果。尺骨背侧全长皆位于皮下,因各种外因易撕脱皮肤而成为开放性骨折。尺骨上1/3骨折合并桡骨头脱位时,由于桡神经可被夹于桡骨头及深筋膜之间或由于桡骨头的牵拉,常可造成桡神经的损伤。

患者因外伤后右肘部及前臂肿痛,活动受限。治拟活血祛瘀,舒筋止痛。选用血竭活血定痛、化瘀止血,骨碎补活血续伤、补肾强骨,苏木活血疗伤、祛瘀通经,共为君药;川续断补益肝肾、强筋健骨、疗伤续筋,延胡索、川芎活血行气而止痛,煅自然铜散瘀止痛、接骨疗伤,三七活血定痛、化瘀止血,桃仁活血祛瘀,泽兰活血消肿而止痛,桑枝舒筋缓急,炙没药、炙乳香活血止痛、消肿生肌,共为臣药;甘草缓急止痛、调和诸药,为佐使药。二诊患者患侧肘部及前臂肿胀减轻。治拟和营生新,接骨续筋。选用骨碎补活血续伤、补肾强骨,川续断补益肝肾、强筋健骨、疗伤续筋,共为君药;当归补血活血止痛,赤芍活血散瘀止痛,川芎、延胡索活血行气而止痛,生地黄清热凉血生津,杜仲、五加皮补肝肾、强筋骨,红花活血通经、散瘀止痛,桑枝舒筋缓急,陈皮理气健脾,独活祛风湿止痛,共为臣药;甘草缓急止痛、调和诸药,为佐使药。三诊患者患侧肘部及前臂肿胀消失。治拟益气血,补肝肾,强筋壮骨。选用人参补脾肺气、补血生津,黄芪补中益气,白术益气健脾,杜仲补益肝肾、强筋健骨、疗伤续筋,共为君药;当归补血活血止痛,熟地黄补血养阴、填精益髓,狗脊补肝肾、强腰骨,鸡血藤行血补血、舒筋活络,红花活血通经、散瘀止痛,鹿角胶活血散瘀消肿,陈皮、茯苓理气健脾,共为臣药;甘草调和诸药,为佐使药。

医案八

化瘀消肿、续骨息痛法治疗尺桡骨干双骨折

孙某,女,28岁,职员。

初诊:2020年7月12日。

主诉:外伤致右前臂肿痛,活动受限2小时。

症状及体格检查:伤后右前臂局部肿胀、疼痛、压痛明显,右前臂功能丧失,可触及骨擦音,有异常活动。

影像学检查:右前臂正侧位X线片示尺、桡骨中1/3处可见横行骨折线。

临床诊断:右尺桡骨干双骨折。

治则治法:化瘀消肿,续骨息痛。

(1) 手法复位与夹板固定:患者平卧,肩外展90°,肘屈曲90°,取前臂中立位,由两助手进行拔伸牵引,矫正重叠、旋转及成角畸形(经牵引后重叠未完全纠正者,用折顶手法进行复位)。将分骨垫放置在两骨之间,采用三点加压法纠正成角畸形。在掌侧、背侧、桡侧、尺侧依次放置夹板,掌侧板由肘横纹至腕横纹,背侧板由鹰嘴至腕关节或掌指关节;桡侧板由桡骨头至桡骨茎突,尺侧板自肱骨内上髁下至第5掌骨基底部;掌、背两侧夹板要比桡、尺两侧夹板宽,夹板间距离约1cm,缚扎后,再用铁丝托或有柄托板固定,屈肘90°,三角巾悬吊,前臂原则上放置在中立位固定6周。

(2) 内服方药:当归15g、土鳖虫15g、丹参15g、苏木10g、桃仁15g、泽兰10g、炙没药10g、炙乳香10g、骨碎补15g、川续断10g、三七15g(冲服)、煅自然铜10g、红花20g、延胡索15g、血竭2g(冲服)、甘草10g。14剂,水煎服,日1剂,分2次服。

嘱患者做手指、腕关节屈伸活动及上肢肌肉舒缩活动。

二诊:2020年7月27日。患者右前臂肿痛减轻,活动受限,纳可,寐差,二便调,舌质暗红,苔薄白,脉弦紧。患肢夹板外固定,用三角巾悬吊患肢于胸前。治拟和营生新,接骨续筋。内服方药:当归15g、赤芍15g、川芎15g、生地黄10g、杜仲15g、川续断10g、骨碎补10g、五加皮10g、红花15g、桑枝15g、陈皮10g、独活20g、肉苁蓉10g、甘草10g。14剂,水煎服,日1剂,分2次服。嘱患者开始做肩、肘关节活动(如小云手、大云手等),活动范围逐渐增大,

但不宜做前臂旋转活动。

三诊：2020年8月10日。患者右前臂肿胀、疼痛消失，活动受限，纳可，寐差，二便调，舌质淡红，苔薄白，脉迟缓。治拟益气血，补肝肾。内服方药：党参15g、黄芪30g、白术15g、当归10g、熟地黄15g、川续断10g、狗脊10g、鹿角胶10g（烊化）、鸡血藤15g、红花15g、陈皮10g、苍术20g、白芍10g、甘草10g。14剂，水煎服，日1剂，分2次服。

四诊：2020年8月25日。患者前臂疼痛消失，活动基本自如，无畸形；复查X线片，示骨折临床愈合，予拆除夹板固定后进行前臂旋转活动。

【按语】

尺桡骨干双骨折是常见的前臂损伤之一，也称手骨两胻俱断、断臂辅两骨、前臂双骨折。《仙授理伤续断秘方》指出前臂"有两胻"，即尺骨和桡骨，骨折后有左、右侧方移位和重叠移位。《医宗金鉴·正骨心法要旨》有更进一步认识。前臂由桡、尺二骨构成。尺骨上端粗而下端细，为构成肘关节的重要部分。桡骨相反，上端细而下端粗，为构成腕关节的主要组成部分。前臂肌肉较多，有屈肌群、伸肌群、旋前肌群和旋后肌群等。前臂上2/3为前臂伸、屈及旋转肌的肌腹所在，至下1/3移行为肌腱，因而前臂上粗下细，上圆下扁。从正面看，尺骨较直，桡骨茎突向桡侧有9.3°的生理弧度；从侧面看，二骨均有约6.4°弧度突向背侧。正常时尺骨是前臂的轴心，通过上、下尺桡关节及骨间膜与桡骨相连。桡骨沿尺骨旋转，自旋后位至旋前位，回旋动作可达150°，由于肌肉的牵拉，骨折后常出现重叠、成角、旋转及侧方移位，骨整复较难。前臂骨间膜致密的纤维膜，几乎连接尺、桡骨的全长，松紧度随着前臂的旋转而发生改变。前臂中立位时，两骨干接近平行，骨间隙最大，骨间膜上下松紧不一致，对尺、桡骨起稳定作用；当前臂旋前、旋后位时，骨干间隙缩小，骨间膜上下松紧一致，为使两骨相对稳定并预防骨间膜挛缩，在骨折复位后将前臂固定在中立位。尺桡骨干双骨折多见于儿童或青壮年。骨折部位多发生于前臂中1/3部。

尺桡骨干双骨折后，由于损伤暴力和前臂肌肉牵拉的综合作用，导致断端间重叠移位、成角移位、侧方移位和旋转移位。前臂的特殊功能是旋转，骨折后的4种移位中，旋转移位也是主要的。由于旋转，尺、桡骨之间的对应关系发生改变，尺、桡骨互相靠拢，骨间膜失去生理性张力平衡，使骨折端失去稳定。解决好旋转移位，其他移位就好解决了。单纯的牵引手法虽能解决重叠、旋转移位，但由于尺桡骨干双骨折为并列双骨折，常常顾此失彼，不能满意复位。只有恢复尺、桡骨的正常骨间隙和前臂骨间膜的生理张力，才能使骨折满意复位。因此，利用分骨手法在断端间加压，克服尺、桡骨互相靠拢的倾向，使骨折端相对稳定，上、下桡尺两骨各自成为一个单位，就为纠正各种移位提供了先决条件，使双骨折变成单骨折，使复杂的骨折变成简单的骨折。同时，正常骨间隙的恢复，也是衡量整复质量的重要标准。只有远、近骨折段间的骨间隙相等，才能表明骨折端的旋转、成角畸形得到了纠正。

初诊时，患者因外伤后右前臂局部肿胀、疼痛、压痛明显，前臂功能丧失。治拟化瘀消肿，续骨息痛。选用骨碎补活血续伤、补肾强骨，苏木活血疗伤、祛瘀通经，共为君药；川续断补益肝肾、强筋健骨、疗伤续筋，土鳖虫破血逐瘀、续筋接骨，丹参活血祛瘀止痛，当归补血活血止痛，延胡索活血行气而止痛，煅自然铜散瘀止痛、接骨疗伤，红花活血通经、散瘀止痛，三七活血定痛、化瘀止血，血竭活血定痛、化瘀止血，桃仁活血祛瘀，泽兰活血消肿而止痛，炙没药、炙乳香活血止痛、消肿生肌，共为臣药；甘草缓急止痛、调和诸药，为佐使药。二诊时,患者患处局部肿胀、疼痛减轻。治拟和营生新,接骨续筋。选用骨碎补活血续伤、补肾强骨,川续断补益肝肾、强筋健骨、疗伤续筋,共为君药;当归补血活血止痛,赤芍活血散瘀止痛,川芎活血行气而止痛,生地黄清热凉血生津,杜仲、五加皮补肝肾、强筋骨,红花活血通经、散瘀止痛,桑枝舒筋缓急,陈皮理气健脾,独活祛风湿止痛,肉苁蓉补肾助阳,共为臣药;甘草缓急止痛、调和诸药,为佐使药。三诊时,患者患处局部肿胀、疼痛消失。治拟益气血,补肝肾。选用党参补脾肺气、补血生津,黄芪补中益气,白术益气健脾,川续断补益肝肾、强筋健骨、疗伤续筋,共为君药;当归补血活血止痛,熟地黄补血养阴、填精益髓,狗脊补肝肾、强腰膝,鸡血藤行血补血、舒筋活络,红花活血通经、散瘀止痛,鹿角胶活血散瘀消肿,陈皮、苍术理气健脾,白芍散瘀止痛,共为臣药;甘草调和诸药,为佐使药。

─────── 医案九 ───────

活血逐瘀、通络止痛法治疗尺骨干骨折

迟某,男,14 岁,学生。

初诊:2021 年 1 月 12 日。

主诉:因外伤后右前臂肿痛,活动受限 1 小时。

症状及体格检查:伤后右前臂局部肿胀、疼痛,压痛明显,前臂功能丧失,可触及骨擦音,有异常活动。

影像学检查:右前臂正侧位 X 线片示尺骨下 1/3 处骨折,可见横行骨折线。

临床诊断:右尺骨干骨折。

治则治法:活血逐瘀,通络止痛。

(1) 手法复位与夹板固定:患者仰卧或坐位,肩外展,肘关节屈曲 90°。一助手握持上臂下端;另一助手一手握持患肢拇指及大鱼际部,另一手握持其余四指;两助手行拔伸牵引。前臂置于旋前位牵引,以矫正缩短和旋转移位。术者在捏挤分骨下,将尺骨骨折远端向尺侧、背侧提拉,以矫正尺骨远端向桡侧和掌侧移位。复位后在持续维持牵引下进行固定。背侧各放置一平垫;背侧骨间隙处各放置一分骨垫。夹板扎带束缚固定后,前臂固定于旋前位。

(2) 内服方药:当归 15g、地龙 15g、丹参 15g、苏木 10g、桃仁 15g、泽兰 10g、炙没药 10g、炙乳香 10g、骨碎补 15g、红花 15g、煅自然铜 10g、川续断 20g、延胡索 15g、血竭 2g(冲服)、甘草 10g。14 剂,水煎服,日 1 剂,分 2 次服。

嘱患者进行握拳锻炼。

二诊:2021 年 1 月 26 日。患者右前臂肿痛减轻,活动受限,纳可,寐差,二便调,舌质暗红,苔薄白,脉弦紧。调整患肢夹板固定松紧度。治拟和营生新,接骨续筋。内服方药:当归 15g、赤芍 15g、川芎 15g、生地黄 10g、杜仲 15g、川续断 10g、骨碎补 10g、五加皮 10g、红花 15g、桑枝 15g、陈皮 10g、独活 20g、刘寄奴 10g、降香 20g、甘草 10g。14 剂,水煎服,日 1 剂,分 2 次服。

三诊:2021 年 2 月 10 日。患者右前臂局部肿胀、疼痛消失,活动受限,纳可,寐差,二便调,舌质淡红,苔薄白,脉迟缓。治拟强筋骨,益肝肾,补气血,舒筋络。内服方药:党参 15g、黄芪 30g、白术 15g、当归 10g、熟地黄 15g、川续断 10g、狗脊 10g、鹿角胶 10g(烊化)、鸡

血藤 15g、红花 15g、紫荆皮 10g、甘草 10g。14 剂,水煎服,日 1 剂,分 2 次服。嘱患者开始进行肩、肘关节活动(如小云手、大云手等)。

四诊:2021 年 2 月 24 日。患者前臂疼痛消失,活动基本自如,无畸形;复查 X 线片,示骨折临床愈合,予拆除夹板固定后,可进行前臂旋转活动锻炼。

【按语】

尺骨干骨折也称臂骨骨折、正骨骨折、地骨骨折等。尺骨为一长管状骨,位于前臂内侧,尺骨干上粗下细,位置表浅,整个骨骼均可在皮下摸得,中 1/3 及下 1/3 段较为细弱,且其背侧、内侧无肌肉保护,容易遭受暴力打击而造成骨折。骨折多发生于中、下 1/3 交界处,该段血液供应较差,骨折后愈合较缓慢。尺骨干骨折在临床上较少见,多发于青壮年。

直接暴力和间接暴力均可导致尺骨干骨折,但绝大多数为直接暴力所致。直接暴力所致者多为前臂背侧遭受打击。撞击和挤压而引起者,常见横断或粉碎骨折。偶尔由间接暴力所致,如跌倒时手掌着地,前臂突然极度旋前扭转使尺骨遭受扭转暴力,在较为细弱的中、下 1/3 交界处发生螺旋骨折。尺骨骨折后,因为有完整的桡骨支撑,且有骨间膜相连,骨折一般移位不大。骨折近端因肱肌的牵拉而向前移位,骨折远端因旋前方肌的牵拉而易向桡、掌侧轻度侧方移位。由于尺骨略向背侧移位,同时因肌肉均附着于尺骨的前方,故虽在背侧遭受暴力,但仍向背侧轻度成角。

尺骨的旋转畸形或成角畸形对前臂的旋转运动的影响,远大于桡骨的相应畸形对前臂旋前运动的影响。所以在复位时应注意,尺骨骨折成角畸形不得大于 10°,旋转畸形不得大于 10°。

尺骨干骨折多无明显移位,整复较容易。需要注意的是尺骨干下 1/4 部位的骨折,此处肌肉附着少,接近腕关节,完全移位的尺骨干骨折常合并尺骨茎突骨折。纵向牵引力很难直接作用于骨折端。牵引远端的助手牵拉患者小鱼际不宜用力过猛。术者在维持牵引下利用分骨、推挤或提按手法将骨折复位。

初诊时,患者因外伤后右前臂肿痛,活动受限。治拟活血逐瘀,通络止痛。选用骨碎补活血续伤、补肾强骨,苏木活血疗伤、祛瘀通经,共为君药;川续断补益肝肾、强筋健骨、疗伤续筋,延胡索活血行气而止痛,煅自然铜散瘀止痛、接骨疗伤,桃仁活血祛瘀,红花活血通经、散瘀止痛,血竭活血定痛、化瘀止血,泽兰活血消肿而止痛,地龙通络止痛,丹参活血祛瘀止痛,当归补血活血止痛,炙没药、炙乳香活血止痛、消肿生肌,共为臣药;甘草缓急止痛、调和诸药,为佐使药。二诊时,患者患肢局部肿胀、疼痛减轻。治拟和营生新,接骨续筋。选用骨碎补活血续伤、补肾强骨,川续断补益肝肾、强筋健骨、疗伤续筋,共为君药;当归补血活血止痛,赤芍活血散瘀止痛,川芎活血行气而止痛,生地黄清热凉血生津,杜仲、五加皮补肝肾、强筋骨,红花活血通经、散瘀止痛,陈皮理气健脾,独活祛风湿止痛,桑枝祛风湿、通筋活络,刘寄奴散瘀止痛、疗伤止痛,降香化瘀止血、理气止痛,共为臣药;甘草缓急止痛、调和诸药,为佐使药。三诊患者患肢局部肿胀、疼痛消失。后期治拟强筋骨,益肝肾,补气血,舒筋络。选用党参补脾肺气、补血生津,黄芪补中益气,白术益气健脾,川续断补益肝肾、强健筋骨、疗伤续筋,共为君药;当归补血活血,熟地黄补血养阴、填精益髓,狗脊补肝肾、强腰膝,鸡血藤行血补血、舒筋活络,红花活血通经,鹿角胶活血散瘀,紫荆皮舒筋通络,共为臣药;甘草调和诸药,为佐使药。

─────── 医案十 ───────

化瘀消肿、续骨息痛法治疗桡骨干下 1/3 骨折合并下尺桡关节脱位

郑某,男,27 岁,职员。

初诊:2020 年 12 月 25 日。

主诉:因外伤后左前臂及腕部肿痛,活动受限 1 小时。

症状及体格检查:伤后左前臂及腕部肿胀、疼痛、压痛明显,前臂功能丧失,可触及骨擦音,有异常活动,下尺桡关节松弛并有挤压痛。

影像学检查:左前臂正侧位 X 线片示桡骨下 1/3 处骨折,可见斜形骨折,骨折端分离移位,下尺桡关节分离。

临床诊断:左桡骨干下 1/3 骨折合并下尺桡关节脱位。

治则治法:化瘀消肿,续骨息痛。

(1) 手法复位与夹板固定:患者平卧。肩外展,肘屈曲,前臂中立位,两助手行拔伸牵引 3~5 分钟,将重叠移位拉开。然后术者用左手拇指及示、中二指,挤平掌侧移位,再用两拇指由桡侧、尺侧向前臂中线扣紧下尺桡关节。关节脱位整复后,将备妥的合骨垫置于腕部背侧,由桡骨茎突掌侧 1cm 绕过背侧到尺骨茎突掌侧 1cm,进行半环状包扎,再用 4cm 宽绷带缠绕 4 周固定。然后嘱牵引远端的助手,用两手环握腕部维持固定,持续牵引矫正远折段向掌侧的移位,一手作分骨,另一手拇指按近折段向掌侧,示、中、环三指提远折段向背侧,使之对位。再次扣挤下尺桡关节,用分骨垫夹板固定后,经 X 线透视检查,位置满意,再在维持牵引和分骨下,捏住骨折部,敷消肿膏,再用绷带松包 3 层。掌、背侧各放 1 个分骨垫。分骨垫在骨折线远侧占 2/3,近侧占 1/3,用手捏住掌、背侧分骨垫,各用 2 条粘膏固定。放置掌、背侧夹板,用手捏住,再放桡、尺侧板,桡侧板下端稍超过腕关节,以限制手的桡偏活动,尺侧板下端不超过腕关节,以利于手的尺偏活动,借紧张的腕桡侧副韧带牵拉桡骨远折段向桡侧,限制其尺偏倾向,利于骨折对位。前臂中立位,用三角巾悬挂于胸前,保持固定约 6 周。

(2) 内服方药:当归 15g、土鳖虫 15g、丹参 15g、苏木 10g、桃仁 15g、泽兰 10g、炙没药 10g、炙乳香 10g、骨碎补 15g、桑枝 15g、煅自然铜 10g、三七 10g(冲服)、白及 15g、血竭 2g(冲服)、甘草 10g。7 剂,水煎服,日 1 剂,分 2 次服。

嘱患者进行握拳锻炼。

二诊:2021 年 1 月 3 日。患者左前臂及腕部肿痛减轻,活动受限,纳可,寐差,二便调,舌质暗红,苔薄白,脉弦紧。调整夹板固定松紧度,用三角巾悬吊患肢于胸前。治拟和营生新,接骨续筋。内服方药:当归 15g、赤芍 15g、川芎 15g、生地黄 10g、杜仲 15g、川续断 10g、骨碎补 10g、五加皮 10g、红花 15g、桑枝 15g、陈皮 10g、独活 20g、伸筋草 10g、乌药 10g、甘草 10g。7 剂,水煎服,日 1 剂,分 2 次服。

三诊:2021 年 1 月 11 日。患者左前臂及腕部肿胀、疼痛基本消失,纳可,寐差,二便调,舌质淡红,苔薄白,脉迟缓。治拟益气血,补肝肾,强筋壮骨。内服方药:党参 15g、黄芪 30g、白术 15g、当归 10g、熟地黄 15g、川续断 10g、狗脊 10g、鹿角胶 10g(烊化)、蚕沙 10g、桃仁 15g、红花 15g、白芍 10g、甘草 10g。7 剂,水煎服,日 1 剂,分 2 次服。

三诊:2021 年 1 月 25 日。患者前臂及腕部疼痛消失,活动基本自如,无畸形;复查 X 线片,示骨折临床愈合,予拆除夹板固定后,可进行前臂旋转活动锻炼。

【按语】

桡骨干下 1/3 骨折合并下尺桡关节脱位是一种既有骨折又有脱位的联合损伤,又称盖氏骨折。三角纤维软骨的尖端附着在尺骨茎突,该三角形的底边附着在桡骨下端尺骨切迹边缘,前后与关节滑膜连贯。它横隔于桡腕关节与下尺桡关节之间而将两滑膜腔完全分隔。下尺桡关节的稳定,主要由坚韧的三角纤维软骨与较薄弱的掌、背侧下尺桡韧带维持。前臂进行活动时,桡骨切迹则围绕着尺骨小头旋转。若三角纤维软骨、尺侧腕韧带或尺骨茎突被撕裂,则容易造成下尺桡关节脱位。桡骨干下 1/3 骨折合并下尺桡关节脱位多见于成人,儿童较少见。桡骨干下 1/3 骨折极其不稳定,整复固定较难,下尺桡关节脱位容易漏诊而造成不良后果,故对这种手术应给予充分重视。儿童桡骨干中、下 1/3 骨折可以合并尺骨远端骨骺分离,而不发生桡、尺骨远侧关节脱位,治疗时应注意。拍摄 X 线片时须包括腕关节,以确定是否伴有尺骨茎突骨折。

整复的重点要放在整复骨折上,只要桡骨恢复了原来的长度,下尺桡关节即可满意复位。而固定的重点应放在下尺桡关节上,只要下尺桡关节稳定,复合损伤就转化为单纯桡骨干骨折。

初诊时,患者因外伤后左前臂及腕部肿痛,活动受限。治拟化瘀消肿,续骨息痛。选用骨碎补活血续伤、补肾强骨,苏木活血疗伤、祛瘀通经,共为君药;煅自然铜散瘀止痛、接骨疗伤,三七活血定痛、化瘀止血,桃仁活血祛瘀,泽兰活血消肿而止痛,血竭活血定痛、化瘀止血,土鳖虫破血逐瘀、续筋接骨,丹参活血祛瘀止痛,当归补血活血止痛,白及止血消肿,桑枝舒筋止痛,炙没药、炙乳香活血止痛、消肿生肌,共为臣药;甘草缓急止痛、调和诸药,为佐使药。二诊患者患肢局部肿胀、疼痛减轻。治拟和营生新,接骨续筋。选用骨碎补活血续伤、补肾强骨,川续断补益肝肾、强筋健骨、疗伤续筋,共为君药;当归补血活血止痛,赤芍活血散瘀止痛,川芎活血行气而止痛,生地黄清热凉血生津,杜仲、五加皮补肝肾、强筋骨,红花活血通经、散瘀止痛,陈皮理气健脾,独活祛风湿止痛,桑枝、伸筋草舒筋止痛,乌药散寒行气止痛,共为臣药;甘草缓急止痛、调和诸药为佐使药。三诊患者左前臂及腕部肿痛进一步减轻,选用党参补脾肺气、补血生津,黄芪补中益气,白术益气健脾,川续断补益肝肾、强筋健骨、疗伤续筋,共为君药;当归补血活血止痛,熟地黄补血养阴、填精益髓,狗脊补肝肾、强腰膝,蚕沙舒筋缓急,红花活血通经、散瘀止痛,桃仁活血祛瘀,鹿角胶活血散瘀消肿,白芍散瘀止痛,共为臣药;甘草调和诸药,为佐使药。

--- 医案十一 ---

活血化瘀、续骨息痛法治疗桡骨远端骨折

李某,男,65 岁,退休。

初诊:2020 年 7 月 8 日。

主诉:因外伤后左腕肿痛,活动受限 1 小时。

症状及体格检查:伤后左腕局部肿胀,疼痛,手腕功能部分丧失,可见"餐叉样"畸形,桡骨下端压痛,可触及骨擦音,有异常活动。

影像学检查:腕关节正侧位 X 线片示左桡骨远端距关节面 2cm 处骨折,骨折远端向桡背侧移位,近端向掌侧移位。

临床诊断:左桡骨远端伸直型骨折。

治则治法:活血化瘀,续骨息痛。

(1) 手法复位与夹板固定:患者坐位,肘部屈曲 90°,前臂中立位。一助手把住上臂,术者两拇指并列置于远端背侧,两手其余四指置于腕部,扣紧大小鱼际肌,先顺势拔伸 2~3 分钟,待重叠移位完全纠正后,将远段旋前,并利用牵引力,骤然猛抖,同时迅速尺偏掌屈,使之复位。腕部畸形消失,意味复位成功。在骨折远端背侧和近端掌侧分别放一平垫,再放上夹板,夹板上端达前臂中、上 1/3 交界处,桡侧、背侧夹板下端应超过腕关节,限制手腕的桡偏和背伸活动,然后扎上 3 条布带,复查 X 线片见骨折解剖复位,最后将前臂悬挂胸前,保持固定约 6 周。

(2) 内服方药:当归 15g、土鳖虫 15g、丹参 15g、苏木 10g、桃仁 15g、泽兰 10g、炙没药 10g、炙乳香 10g、骨碎补 15g、煅自然铜 10g、川续断 20g、延胡索 15g、红花 10g、甘草 10g。7 剂,水煎服,日 1 剂,分 2 次服。

嘱患者积极进行指间关节、掌指关节屈伸锻炼及肩、肘关节活动。

二诊:2020 年 7 月 15 日。患者左腕肿胀、疼痛减轻,纳可,寐差,二便调,舌质暗红,苔薄白,脉弦紧。调整患肢夹板固定松紧度,用三角巾悬吊患肢于胸前。治拟和营生新,接骨续筋。内服方药:当归 15g、赤芍 15g、川芎 15g、生地黄 10g、杜仲 15g、川续断 10g、骨碎补 10g、五加皮 10g、红花 15g、桑枝 15g、陈皮 10g、桂枝 10g、延胡索 10g、甘草 10g。7 剂,水煎服,日 1 剂,分 2 次服。嘱患者积极进行指间关节、掌指关节屈伸锻炼及肩、肘关节活动。

三诊:2020 年 7 月 23 日。患者左腕肿胀、疼痛基本消失,纳可,寐差,二便调,舌质淡红,苔薄白,脉迟缓。治拟补气血,益肝肾,强筋骨。内服方药:党参 15g、黄芪 30g、白术 15g、当归 10g、熟地黄 15g、川续断 10g、五加皮 10g、龟甲 10g、鸡血藤 15g、红花 15g、桃仁 10g、白芍 20g、甘草 10g。7 剂,水煎服,日 1 剂,分 2 次服。

四诊:2020 年 8 月 22 日。患者腕部疼痛消失,腕部活动基本自如,无畸形;复查 X 线片,示骨折临床愈合。解除固定后,可进行腕关节屈伸、旋转和前臂旋转锻炼。

【按语】

桡骨远端骨折是指桡骨远侧端 3cm 范围内的骨折。明代《普济方·折伤门》首先记载了伸直型桡骨下端骨折移位特点,以及采用超腕关节夹板固定方法。清代胡廷光编《伤科汇纂》则将此骨折分为向背侧移位和向掌侧移位两种类型,并采用合理的整复和固定。桡骨下端膨大,横断面近似四方形,由松质骨构成,松质骨与密质骨交界处为应力上的弱点,故此处容易发生骨折。

本病例系一桡骨下端骨折,为间接暴力所致,跌倒时,躯干向下的重力与地面向上的反作用力交集于桡骨下端而发生骨折。骨折是否有移位与暴力的大小有关。根据受伤姿势和骨折移位的不同,可分为伸直型和屈曲型。跌倒时,腕关节呈背伸位,手掌先着地,可造成伸直型骨折。伸直型骨折远段向背侧和桡侧移位,桡骨远段关节面改向背侧倾斜,向尺侧倾斜减少或完全消失,甚至形成相反的倾斜,如合并尺骨茎突骨折,在临床上比较常见。治疗时要注意桡骨远端与腕骨的关系。桡骨远端背侧边缘长于掌侧,故关节面向掌侧倾斜为 10°~15°,桡骨远端内侧缘切迹与尺骨头形成下尺桡关节,切迹的下缘为三角纤维软骨的基底部附着,三角纤维软骨的尖端起于尺骨茎突基底部,前臂旋转时桡骨沿尺骨头回旋;而以尺骨头为中心,桡骨远端外侧的茎突,较其内侧长 1~1.6cm,故其关节面还向尺侧倾斜 20°~25°。这些关系在骨折时常被破坏,在整复时应尽可能恢复正常解剖位。桡骨远端骨折虽是一种简单常见的损伤,但易发生多种合并症,如正中神经损伤、拇长伸肌腱断裂、骨萎缩、肩手综合征、骨折畸形愈合等,临床施治时应注意。在 20 岁以前,桡骨远端骨骺尚未融合,可发生骺离骨折,不应忽略。

初诊时,患者因外伤后左腕肿痛,活动受限。治拟化瘀消肿、续骨息痛。选用骨碎补活血续伤、补肾强骨,苏木活血疗伤、祛瘀通经,川续断补益肝肾、强筋健骨、疗伤续筋,共为君药;延胡索活血行气而止痛,煅自然铜散瘀止痛、接骨疗伤,红花活血通经、散瘀止痛,桃仁活血祛瘀,泽兰活血消肿而止痛,土鳖虫破血逐瘀、续筋接骨,丹参活血祛瘀止痛,当归补血活血止痛、炙没药、炙乳香活血止痛、消肿生肌,共为臣药;甘草缓急止痛、调和诸药,为佐使药。二诊时,患者局部肿胀、疼痛减轻。治拟和营生新,接骨续筋。选用骨碎补活血续伤、补肾强骨,川续断补益肝肾、强筋健骨、疗伤续筋,共为君药;当归补血活血止痛,赤芍活血散瘀止痛,川芎活血行气而止痛,生地黄清热凉血生津,杜仲、五加皮补肝肾、强筋骨,红花活血通经、散瘀止痛,桑枝舒筋止痛,陈皮理气健脾,桂枝温经通络,延胡索活血行气而止痛,共为臣药;甘草缓急止痛、调和诸药,为佐使药。三诊时,患者患侧局部肿胀、疼痛消失。治拟补气血,益肝肾,强筋骨。选用党参补脾肺气、补血生津,黄芪补中益气,白术益气健脾,川续断补益肝肾、强筋健骨、疗伤续筋,共为君药;当归补血活血,熟地黄补血养阴、填精益髓,鸡血藤行血补血、舒筋活络,红花、桃仁活血通经,龟甲滋阴潜阳、益肾健骨,白芍养血调经,五加皮补肝肾、强筋骨,共为臣药;甘草调和诸药,为佐使药。

医案十二

活血祛瘀、舒筋止痛法治疗腕舟骨骨折

徐某,女,23 岁,职员。

初诊:2020 年 11 月 19 日。

主诉:因外伤后左腕肿痛,活动受限 1 小时。

症状及体格检查:伤后左腕部轻度疼痛和腕关节活动功能障碍,鼻烟窝处肿胀、压痛明显;将左腕关节桡倾,屈曲拇指和示指而叩击其掌指关节时亦可引起疼痛。

影像学检查:左腕关节正侧位及尺偏位 X 线片示左腕舟骨骨折,可见横行骨折线。

临床诊断:左腕舟骨骨折。

治则治法:活血祛瘀,舒筋止痛。

(1) 石膏固定:用短臂石膏管形固定腕关节于背伸 25°~30°、尺偏 10°、拇指对掌和前臂中立位固定 6 周。

(2) 内服方药:当归 15g、土鳖虫 15g、丹参 15g、苏木 10g、桃仁 15g、泽兰 10g、炙没药 10g、炙乳香 10g、骨碎补 15g、桑枝 15g、煅自然铜 10g、补骨脂 20g、制川乌 10g、三七 10g(冲服)、甘草 10g。14 剂,水煎服,日 1 剂,分 2 次服。

嘱患者可做手指的屈伸活动和肩、肘关节的活动,如屈肘拎篮、小云手等。

二诊:2020 年 12 月 5 日。患者左腕肿痛减轻,活动受限,纳可,寐差,二便调,舌质暗红,

苔薄白,脉弦紧。更换石膏外固定,用三角巾悬吊患肢于胸前。治拟和营生新,接骨续筋。内服方药:当归15g、赤芍15g、川芎15g、生地黄10g、杜仲15g、川续断10g、骨碎补10g、五加皮10g、红花15g、桑枝15g、泽泻10g、丹皮20g、甘草10g。14剂,水煎服,日1剂,分2次服。

三诊:2020年12月20日。患者左腕肿胀、疼痛基本消失,活动受限,纳可,寐差,二便调,舌质淡红,苔薄白,脉迟缓。复查X线片,示骨折临床愈合,予拆除石膏外固定。治拟益气血,补肝肾。内服方药:阿胶15g(烊化)、黄芪30g、白术15g、当归10g、熟地黄15g、川续断10g、狗脊10g、鹿角胶10g(烊化)、鸡血藤15g、红花15g、秦艽10g、枸杞子20g、龟甲10g、五加皮10g、甘草10g。14剂,水煎服,日1剂,分2次服。

【按语】

腕舟骨是近排腕骨中最长的一块,呈长弧形,其状如舟,形状不规则,远端超过近排腕骨,而平于头状骨的中部,腰部相当于两排腕骨间关节的平面。腕舟骨分结节、腰部和体部3个部分。其远端呈凹面与头状骨构成关节;近端有凸面与桡骨构成关节;尺侧与月骨桡侧和大、小多角骨分别构成关节,故其表面大部分为关节软骨所覆盖。腕舟骨的血液供应较差,只有腰部及结节部有来自背侧桡腕韧带和掌侧桡腕韧带的小营养血管供应。因此,骨折的位置若在腰部近端或体部,常导致近侧骨折块发生缺血而影响骨折愈合。正常腕关节的活动,一部分通过桡腕关节(此处的活动量大),另一部分通过两排腕骨间关节及第1、2掌骨之间完成。在腕舟骨腰部发生骨折后,腕舟骨远侧的骨块就与远侧其他腕骨一起活动,两排腕骨间关节的活动就要通过腕舟骨骨折线,故腕舟骨骨折端所受的剪力很大,骨折两端难以固定在一起,以致骨折难以愈合。血液循环障碍和剪力大,是造成腕舟骨骨折迟缓愈合或不愈合的主要原因。腕舟骨骨折多发生于青壮年。

腕舟骨骨折多为间接暴力所致。跌倒时,手掌先着地,腕关节过度桡偏背伸,暴力向上传达,腕舟骨被锐利的桡骨关节面的背侧缘或茎突缘切断而发生骨折。腕舟骨骨折按骨折部位可分为3种类型。①舟骨结节骨折:不论血管分部是属于哪一类,均不影响骨折端的血液供应。6~8周可以愈合。②舟骨腰部骨折:大部分腰部骨折的病例,给予及时的适当的固定,骨折可在10~12周愈合;但有少数病例,因局部血液循环障碍和剪力大,骨折愈合缓慢,有时需固定6个月至1年的时间,骨折始能愈合;有个别病例发生不愈合或近端骨块缺血性坏死。此型骨折临床最常见。③舟骨近端骨折:血液循环分布情况决定骨折愈合的速度,骨折固定时间与腰部骨折类同。结节部骨折一般约6~8周即可愈合,其余部位骨折愈合时间可为3~6个月,甚至更长时间,故应定期进行X线检查。如骨折仍未愈合则须继续固定,加强功能锻炼,直至正斜位X线片证实骨折线消失、骨折已临床愈合,才能解除外固定。

处理舟骨骨折的方法不一,但可靠的固定是舟骨骨折治疗的关键。在一处骨折中可包括早期和晚期治疗2个方面。应注意,舟骨骨折后,腕部极不稳定,月骨常向背侧屈,使桡骨、头状骨、月骨的直线对位丧失,轴线呈"之"字形,治疗时须纠正。

外伤后,腕舟骨处压痛,疑有腕舟骨骨折的病例,暂按骨折处理,石膏固定2~3周后再拍摄X线片,以免漏诊。

初诊时,患者因外伤后左腕肿痛、活动受限。治拟活血祛瘀,舒筋止痛。选用骨碎补活血续伤、补肾强骨,苏木活血疗伤、祛瘀通经,共为君药;煅自然铜散瘀止痛、接骨疗伤,三七活血定痛、化瘀止血,桃仁活血祛瘀,泽兰活血消肿而止痛,土鳖虫破血逐瘀、续筋接骨,丹参活血祛瘀止痛,当归补血活血止痛,桑枝舒筋通络,补骨脂补气健骨,制川乌活血通经止痛,灸没药、灸乳香活血止痛、消肿生肌,共为臣药;甘草缓急止痛、调和诸药,为佐使药。二诊患者局部肿胀、疼痛减轻。治拟和营生新,接骨续筋。选用骨碎补活血续伤、补肾强骨,川续断补益肝肾、强筋健骨、疗伤续筋,共为君药;当归补血活血止痛,赤芍活血散瘀止痛,川芎活血行气而止痛,生地黄清热凉血生津,杜仲、五加皮补肝肾、强筋骨,红花活血通经、散瘀止痛,泽泻、丹皮凉血逐瘀,共为臣药;甘草缓急止痛、调和诸药,为佐使药。三诊患者患侧局部肿胀、疼痛基本消失。后期治拟益气血,补肝肾。选用黄芪补中益气,白术益气健脾,川续断补益肝肾、强筋健骨、疗伤续筋,共为君药;当归补血活血止痛,阿胶补血养血,熟地黄补血养阴、填精益髓,狗脊补肝肾、强腰膝,鸡血藤行血补血、舒筋活络,红花活血通经、散瘀止痛,鹿角胶活血散瘀消肿,秦艽祛风舒筋止痛,龟甲滋阴潜阳、益肾健骨,枸杞子补肾填精,五加皮补肝肾、强筋骨,共为臣药;甘草调和诸药,为佐使药。

<hr>

医案十三

活血祛瘀、舒筋止痛法治疗掌骨骨折

杜某,男,22 岁,职员。

初诊:2020 年 9 月 12 日。

主诉:因外伤后左手掌肿痛 2 小时。

症状及体格检查:伤后左手掌疼痛,肿胀畸形,功能障碍,有明显压痛,纵压或叩击掌骨头则疼痛加剧,可触及骨擦音,有异常活动。

影像学检查:左手正斜位 X 线片示第 3 掌骨干骨折,可见横行骨折线。

临床诊断:左第 3 掌骨骨折。

治则治法:活血祛瘀,舒筋止痛。

(1) 手法复位与夹板固定:在牵引下先矫正向背侧突起成角,然后用示指与拇指在骨折的两旁自掌侧与背侧行分骨挤压,并放 2 个分骨垫以胶布固定,在掌侧与背侧各放 1 块夹板,厚 2~3mm,以胶布固定,外加绷带包扎。

(2) 内服方药:当归 15g、土鳖虫 15g、秦艽 15g、苏木 10g、桃仁 15g、泽兰 10g、灸没药 10g、灸乳香 10g、骨碎补 15g、红花 15g、煅自然铜 10g、川续断 20g、延胡索 15g、三七 10g(冲服)、甘草 10g。7 剂,水煎服,日 1 剂,分 2 次服。

嘱患者积极进行指间关节屈伸锻炼及肩、肘部活动。

二诊:2020 年 9 月 20 日。患者左手掌肿痛减轻,活动受限,纳可,寐差,二便调,舌质暗红,苔薄白,脉弦紧。调整患肢夹板固定。治拟和营生新,接骨续筋。内服方药:当归 15g、赤芍 15g、川芎 15g、生地黄 10g、杜仲 15g、川续断 10g、骨碎补 10g、五加皮 10g、红花 15g、桂枝 15g、陈皮 10g、独活 20g、伸筋草 10g、丹皮 10g、甘草 10g。7 剂,水煎服,日 1 剂,分 2 次服。嘱患者积极进行指间关节屈伸锻炼及肩、肘部活动。

三诊:2020 年 9 月 28 日。患者左手掌肿胀、疼痛基本消失,纳可,寐差,二便调,舌质淡红,苔薄白,脉迟缓。复查 X 线片,示骨折临床愈合,予拆除夹板固定。治拟益气血,补肝肾,强筋骨。内服方药:党参 15g、黄芪 30g、白术 15g、当归 10g、熟地黄 15g、川续断 10g、狗脊 10g、鹿角胶 10g(烊化)、鸡血藤 15g、红花 15g、大枣 10 枚、生姜 20g、甘草 10g。7 剂,水煎服,日 1 剂,分 2 次服。嘱患者积极进行掌指关节及腕关节屈伸活动。

【按语】

掌骨骨折是常见的手骨骨折之一。第1掌骨短而粗，活动性较大，骨折多发生于基底部，还可合并腕掌关节脱位，临床上较常见。第2、3掌骨细而长，握拳击物时重力点多落在第2、3掌骨，容易发生骨折。第4、5掌骨既短又细，且第5掌骨易遭受打击而发生掌骨颈骨折。手部周围的肌肉、肌腱较多，肌肉的收缩作用可影响掌骨骨折的移位。掌骨微弯曲，凹面在掌侧。4个掌骨呈放射状排列，远端由薄弱的掌骨横韧带相连。掌骨头与近节指骨基底间有侧副韧带连接，因掌骨头呈凸轮状，当掌指关节伸直时，侧副韧带呈松弛状，允许关节有侧方活动。当关节屈曲时，侧副韧带变紧张，关节稳定而不能向侧方活动。此解剖特点使掌指关节不能长期制动在伸直位，否则侧副韧带挛缩变短，则关节不能屈曲。掌背侧骨间肌起自掌骨干，止点在掌指关节远端，作用为屈曲掌指关节。骨间肌可牵拉掌骨远端骨折向掌侧弯曲成角。

掌骨骨折比较常见，一般可分为以下几种。①第1掌骨基底部骨折：多由间接暴力引起，骨折远端受拇长屈肌、拇短屈肌与拇指内收肌的牵拉，近端受拇长伸肌的牵拉，骨折总是向桡背侧突起成角。②第1掌骨基底部骨折脱位：也由间接暴力引起，骨折线呈斜形经过第1掌腕关节面，第1掌骨基底部内侧的三角形骨块，因有掌侧韧带相连，仍留在原位，而骨折远端从大多角骨关节面上脱位至背侧及桡侧。③掌骨颈骨折：由间接暴力或直接暴力所致。但以握拳时，掌骨头受到冲击的传达暴力所致骨折者为多见。第5掌骨因易暴露和受打击，故最多见，第2、3掌骨次之。骨折后断端受骨间肌与蚓状肌的牵拉，而向背侧突起成角，掌骨头向掌侧屈转；又因手背伸肌腱牵拉，以致近节指骨向背侧脱位、掌指关节过伸，手指越伸直，畸形越明显。④掌骨干骨折：可为单根骨折或多根骨折，由直接暴力所致者，多为横断或粉碎骨折。扭转及传达暴力引起者，多为斜形或螺旋骨折。骨折后因骨间肌及屈指肌的牵拉，使骨折向背侧成角及侧方移位，单根的掌骨骨折移位较轻，而多根骨折则移位较甚，且对骨间肌的损伤也比较严重。

处理手部骨折时必须注意下治疗原则：①要充分固定与适当活动相结合，对稳定性骨折以采用夹板局部固定为佳，有利于关节功能的恢复。②固定骨折时，必须把邻近关节置于屈曲位，以利骨折复位，并可预防关节囊挛缩。③不要固定未受伤的手指，保证各指关节经常活动。④骨折要正确整复，不能有成角、旋转、重叠错位，否则可导致畸形愈合，造成手指功能障碍。⑤开放性骨折，要首先争取伤口1期愈合，清创必须彻底，同时也要尽可能将骨折整复。⑥固定或牵引手指时，除伸直位固定外，都应注意将手指的指端指向腕舟骨结节，可防止旋转移位。⑦手指固定时间不能太长，以免影响手部功能康复。除特殊情况外，手部骨折一般固定时间不宜超过4周。

初诊时，患者因外伤后左手掌肿痛。治拟活血祛瘀、舒筋止痛。选用骨碎补活血续伤、补肾强骨，苏木活血疗伤、祛瘀通经，川续断补益肝肾、强筋健骨、疗伤续筋，共为君药；延胡索活血行气而止痛，煅自然铜散瘀止痛、接骨疗伤，三七活血，桃仁活血祛瘀，红花活血通经、散瘀止痛，泽兰活血消肿而止痛，土鳖虫破血逐瘀、续筋接骨，秦艽通经止痛，当归补血活血止痛，炙没药、炙乳香活血止痛、消肿生肌，共为臣药；甘草缓急止痛、调和诸药，为佐使药。二诊患者局部肿胀、疼痛减轻。治拟和营生断，接骨续筋。选用骨碎补活血续伤、补肾强骨，川续断补益肝肾、强筋健骨、疗伤续筋，共为君药；当归补血活血止痛，赤芍活血散瘀止痛，川芎活血行气而止痛，生地黄清热凉血生津，杜仲、五加皮补肝肾、强筋骨，红花活血通经、散瘀止痛,桂枝温经通脉,陈皮理气健脾,独活祛风通络止痛,伸筋草舒筋通络,丹皮祛瘀活血,共为臣药;甘草缓急止痛、调和诸药,为佐使药。三诊患者患侧局部肿胀、疼痛基本消失。治拟益气血,补肝肾,强筋骨。选用党参补脾肺气、补血生津,黄芪补中益气,白术益气健脾,川续断补益肝肾、强筋健骨、疗伤续筋,共为君药;当归补血活血止痛,熟地黄补血养阴、填精益髓,狗脊补肝肾、强腰膝,鸡血藤行血补血、舒筋活络,大枣、生姜温中和胃,红花活血通经、散瘀止痛,鹿角胶活血散瘀消肿,共为臣药;甘草调和诸药,为佐使药。

———— 医案十四 ————

活血祛瘀、舒筋止痛法治疗指骨骨折

邓某,男,33 岁,职员。

初诊:2021 年 3 月 2 日。

主诉:因外伤后左手示指肿痛,活动受限 1 小时。

症状及体格检查:伤后左手示指局部有明显肿胀、疼痛,可触及骨擦音,有异常活动。

影像学检查:左手正侧位 X 线片示指指骨干骨折,可见横行骨折线。

临床诊断:左示指指骨骨折。

治则治法:活血祛瘀,舒筋止痛。

(1) 手法复位与固定:术者用一手拇指与示指自尺桡侧挤压矫正侧方移位,然后将远端逐渐掌屈,同时以另一手拇指将近端自掌侧向背侧顶住,以矫正向掌侧突起成角。放置小固定垫,用夹板局部固定患指,再令患指握一裹有 3 层纱布的小圆柱状固定物(小木棒),使手指屈向舟状骨结节,以胶布固定,外加绷带包扎,保持固定 4 周。

(2) 内服方药:当归 15g、土鳖虫 15g、丹参 15g、苏木 10g、桃仁 15g、泽兰 10g、炙没药 10g、炙乳香 10g、骨碎补 15g、桑枝 15g、煅自然铜 10g、川续断 20g、延胡索 15g、三七 10g(冲服)、甘草 10g。7 剂,水煎服,日 1 剂,分 2 次服。

二诊:2021 年 3 月 9 日。患者左手示指肿痛减轻,活动受限,纳可,寐差,二便调,舌质暗红,苔薄白,脉弦紧。调整患肢夹板固定。治拟和营生新,接骨续筋。内服方药:当归 15g、赤芍 15g、川芎 15g、生地黄 10g、杜仲 15g、川续断 10g、骨碎补 10g、五加皮 10g、红花 15g、桂枝 15g、桃仁 10g、独活 20g、刘寄奴 10g、补骨脂 10g、甘草 10g。7 剂,水煎服,日 1 剂,分 2 次服。

三诊:2021 年 3 月 16 日。患者左手示指肿胀、疼痛消失,活动受限,纳可,寐差,二便调,舌质淡红,苔薄白。治拟益气血,补肝肾。内服方药:肉苁蓉 15g、黄芪 30g、白术 15g、当归 10g、熟地黄 15g、川续断 10g、狗脊 10g、鹿角胶 10g(烊化)、鸡血藤 15g、红花 15g、陈皮 10g、厚朴 10g、五加皮 10g、肉苁蓉 15g、桑枝 10g、甘草 10g。7 剂,水煎服,日 1 剂,分 2 次服。

【按语】

指骨骨折是手部最常见的骨折之一,也称竹节骨折。指骨周围附着的肌肉和肌腱收缩牵拉,可影响骨折的移位。在治疗过程中,如果处理不当,可发生骨折畸形愈合,造成关节囊挛缩,或骨折端与邻近肌腱发生粘连而导致关节功能障碍,甚至关节僵直,对手的功能影响较大。

直接暴力和间接暴力均可造成指骨骨折,但多由直接暴力所致,且多为开放性骨折。骨折有横断、斜形、螺旋、粉碎或波及关节面等多种情况。其中闭合骨折以横断骨折较多见,斜

形骨折次之。开放性骨折以粉碎骨折较多见。指骨骨折可按骨折部位分为近节、中节、远节、末节指骨骨折。①近节指骨骨折：骨折近端受骨间肌的牵拉，向掌侧移位，远端受指总伸肌腱牵拉而向背侧移位，形成向掌侧成角畸形。骨端正好顶在屈肌腱上，如不复位将阻碍屈肌腱滑动并形成粘连。②中节指骨骨折：中节指骨基底部骨折，骨折线在指浅屈肌腱附着点的近侧，因受指浅屈肌腱牵拉，骨折远端向掌侧移位，骨折近端向背侧移位。指浅屈肌附着点的远侧骨折，因受指浅屈肌的牵拉，骨折处往往向掌侧成角。③远节指骨骨折：多为直接暴力所伤，如挤压、砸伤等，造成横形或粉碎骨折，较少移位。④末节指骨基底部背侧撕脱骨折：指伸肌腱附着于末节指骨的背侧，强力伸指时，在暴力打击下猛然屈曲可引起指伸肌腱断裂，或连同基底小片骨呈撕脱性骨折。患指末节下垂，不能伸直，陈旧病例畸形明显，称锤状指。

　　骨折段受附着肌腱牵拉而造成较为典型的畸形，治疗时不可轻视，处理不当可发生畸形愈合。还可因关节囊挛缩，骨折端与邻近肌腱相粘连而导致关节功能障碍，对手的功能产生不良影响。若得到及时正确的治疗，指骨骨折一般恢复较好。但若失去早期治疗机会，易有关节粘连、肌腱短缩等不良反应，影响伤指功能，不能充分伸直。视其具体情况可行关节融合术或不予特殊治疗。骨折应力求正确对位，不能留有成角、旋转、重叠畸形。对闭合性骨折可用手法复位，夹板固定。

　　初诊时，患者因外伤后左手示指肿痛，活动受限。治拟活血祛瘀，舒筋止痛。选用骨碎补活血续伤、补肾强骨，苏木活血疗伤、祛瘀通经，川续断补益肝肾、强筋健骨、疗伤续筋，共为君药；延胡索活血行气而止痛，煅自然铜散瘀止痛、接骨疗伤，三七活血定痛、化瘀止血，桃仁活血祛瘀，泽兰活血消肿而止痛，土鳖虫破血逐瘀、续筋接骨，丹参活血祛瘀止痛，当归补血活血止痛，桑枝舒筋活络，炙没药、炙乳香活血止痛、消肿生肌，共为臣药；甘草缓急止痛、调和诸药，为佐使药。二诊患者局部肿胀、疼痛减轻。治拟和营生新，接骨续筋。选用骨碎补活血续伤、补肾强骨，川续断补益肝肾、强筋健骨、疗伤续筋，共为君药；当归补血活血止痛，赤芍活血散瘀止痛，川芎活血行气而止痛，生地黄清热凉血生津，杜仲、五加皮补肝肾、强筋骨，红花活血通经、散瘀止痛，桂枝温经通脉，刘寄奴散瘀止痛、疗伤止血，桃仁活血散瘀，独活祛风止痛，补骨脂补肾壮阳温脾，共为臣药；甘草缓急止痛、调和诸药，为佐使药。三诊患者伤处局部肿胀、疼痛消失。后期治拟益气血，补肝肾。选用黄芪补中益气，白术益气健脾，川续断补益肝肾、强筋健骨、疗伤续筋，共为君药；当归补血活血止痛，熟地黄补血养阴、填精益髓，狗脊补肝肾、强腰膝，鸡血藤行血补血、舒筋活络，红花活血通经、散瘀止痛，鹿角胶活血散瘀消肿，陈皮、厚朴理气健脾，五加皮补肝肾、强筋骨，肉苁蓉补肾助阳，桑枝舒筋通络，共为臣药；甘草调和诸药，为佐使药。

第二节　下肢骨折

医案一

化瘀消肿、续筋接骨法治疗股骨颈骨折

章某，女，62 岁，退休。
初诊：2019 年 6 月 21 日。

主诉:右髋部疼痛伴活动受限 5 小时。

症状及体格检查:车祸致右髋部疼痛伴活动受限。右下肢呈外旋位,短缩约 1cm,右髋部周围无开放性创口,右大腿肿胀,右腹股沟中点压痛(+),右侧大粗隆部压痛(+),叩击痛(+),右下肢主动活动不利,被动活动疼痛加重,右下肢纵向叩击痛(+),末梢血液循环及皮肤感觉良好。

影像学检查:骨盆正位 X 线片示右股骨颈骨折。

临床诊断:右股骨颈骨折。

治则治法:化瘀消肿,续筋接骨。

(1) 手法复位与固定:患者仰卧,助手固定骨盆,术者握其腘窝,并使膝、髋均屈曲 90°,向上牵引,纠正缩短畸形。然后伸髋内旋外展以纠正成角畸形,并使骨折面紧密接触。复位后如患肢外旋畸形消失,表示已复位。用 8kg 重的皮肤牵引固定 8 周。嘱咐患者在固定期间做到三不——不盘腿,不侧卧,不下地负重。

(2) 内服方药:当归 15g、土鳖虫 15g、丹参 15g、苏木 10g、桃仁 15g、泽兰 10g、炙没药 10g、炙乳香 10g、骨碎补 15g、牛膝 15g、煅自然铜 10g、川续断 20g、延胡索 15g、三七 10g(冲服)、红花 10g、甘草 10g。12 剂,水煎服,日 1 剂,分 2 次服。

二诊:2019 年 6 月 28 日。患者右髋疼痛、肿胀减轻,活动受限,纳可,寐差,二便调,舌质暗红,苔薄白,脉弦紧。调整患肢皮肤牵引固定。自拟中药方以舒筋活络、补养气血、接骨续筋。内服方药:当归 15g、赤芍 15g、川芎 15g、生地黄 10g、杜仲 15g、川续断 10g、骨碎补 10g、五加皮 10g、红花 15g、刘寄奴 15g、牛膝 15g、陈皮 10g、紫荆藤 20g、甘草 10g。12 剂,水煎服,日 1 剂,分 2 次服。

三诊:2019 年 7 月 5 日。患者右髋疼痛、肿胀进一步减轻,纳可,夜寐一般,二便调,舌质淡红,苔薄白,脉弦。治拟补益肝肾,强壮筋骨。内服方药:党参 15g、黄芪 30g、白术 15g、当归 10g、熟地黄 15g、川续断 10g、狗脊 10g、龟甲 10g、鸡血藤 15g、红花 15g、陈皮 10g、茯苓 20g、肉桂 15g、甘草 10g。12 剂,水煎服,日 1 剂,分 2 次服。嘱患者 8 周解除牵引后,逐渐加强患侧髋、膝关节的屈伸活动,并可扶双拐不负重下床活动。

【按语】

股骨颈骨折是以老年人群为主体的病种,近几年来发病率呈逐年递增的趋势。研究表明骨质疏松是股骨颈骨折的重要原因,骨质疏松形成机制和治疗预防的研究,对于减少股骨颈骨折发病具有重要意义。其次股骨颈骨折发病的平均年龄在 60 岁以上,老年人肝肾亏虚,骨枯髓减而足不任身,是导致骨折的内在因素,而外力作用则是诱因。

临床疑似股骨颈骨折而 X 线片无明显骨折线时,应继续加拍 CT,可供鉴别。骨折愈合后应定期复查,以了解骨折愈合情况,及时发现股骨头缺血坏死的情况。髋部骨折多为老年人,固定期间应注意预防长期卧床的并发症,加强护理,防止发生压疮,并经常按胸、叩背,鼓励患者咳嗽排痰,以防发生坠积性肺炎。伤后数天疼痛减轻后,应行患肢屈伸活动,但要防止盘腿、侧卧及负重。

初诊时,患者因外伤后右髋疼痛,活动受限。治拟化瘀消肿,续筋接骨。选用骨碎补活血续伤、补肾强骨,苏木活血疗伤、祛瘀通经,川续断补益肝肾、强筋健骨、疗伤续折,共为君药;延胡索活血行气而止痛,煅自然铜散瘀止痛、接骨疗伤,三七活血定通、化瘀止血,红花活血通经、散瘀止痛,桃仁活血祛瘀,泽兰活血消肿而止痛,土鳖虫破血逐瘀、续筋接骨,丹参活血祛瘀止痛,当归补血活血止痛,牛膝活血通经、补肝肾、强筋骨,炙没药、炙乳香活血止痛、消肿生肌,共为臣药;甘草缓急止痛、调和诸药,为佐使药。二诊时,患者右髋肿胀减轻,予以调整患肢皮肤牵引固定。治拟舒筋活络,补养气血,接骨续筋。选用骨碎补活血续伤、补肾强骨,川续断补益肝肾、强筋健骨、疗伤续折,共为君药;当归补血活血止痛,赤芍活血散瘀止痛,川芎活血行气而止痛,生地黄清热凉血生津,杜仲、五加皮补肝肾、强筋骨,牛膝活血通经、补肝肾、强筋骨,红花活血通经、散瘀止痛,刘寄奴散瘀止痛、疗伤止血,陈皮理气健脾,紫荆藤舒筋活络,共为臣药;甘草缓急止痛、调和诸药,为佐使药。三诊时,患者右髋疼痛、肿胀进一步减轻。治拟补益肝肾,强壮筋骨。选用党参补脾肺气、补血生津,黄芪补中益气,白术益气健脾,川续断补益肝肾、强筋健骨、疗伤续折,共为君药;当归补血活血,熟地黄补血养阴、填精益髓,狗脊补肝肾、强腰膝,鸡血藤行血补血、舒筋活络,红花活血通经、散瘀止痛,陈皮、茯苓理气健脾,龟甲滋阴潜阳、益肾健骨,肉桂补肾助阳、温经止痛,共为臣药,甘草调和诸药,为佐使药。

医案二

活血祛瘀、续筋接骨法治疗股骨干骨折

邢某,男,21 岁,学生。

初诊:2020 年 4 月 21 日。

主诉:左大腿肿痛伴活动受限 2 小时。

症状及体格检查:高处跌落致左大腿肿胀、疼痛,活动受限,不能站立,患者表情痛苦,面色苍白,时发小声呻吟,懒言;左大腿肿胀,上 1/3 异常活动,骨擦音(+)。舌质红,苔薄白腻,脉弦紧。

影像学检查:股骨正侧位 X 线片示左股骨上 1/3 斜形骨折,重叠移位。

临床诊断:左股骨干骨折。

治则治法:活血祛瘀,续筋接骨。

(1) 手法复位结合牵引:对患者左大腿行股骨髁上骨牵引,重量为 10kg,经复位及牵引后,X 线透视下见骨折处重叠移位已纠正,仅有侧方移位。随即采用端、提、挤、按手法整复,X 线透视下见复位满意,骨折处对位对线良好。于骨折近端前、外侧各置一棉纱平垫,远端后、内侧各置一棉纱平垫,给予夹板固定,于夹板外面股骨近端断端的前、外方放一小型沙袋,左下肢置于托马氏架上,外展约 30°,屈髋角度约 60°,牵引重量用 6kg 维持。术后嘱其进行股四头肌收缩及踝关节背伸跖屈功能锻炼。

(2) 内服方药:当归尾 15g、骨碎补 20g、土鳖虫 10g、赤芍 15g、红花 15g、桃仁 10g、泽兰 15g、薏苡仁 20g、苏木 10g、川牛膝 10g、炙乳香 15g、炙没药 15g、广陈皮 10g。7 剂,水煎服,日 1 剂,分 2 次服。1 周后改服接骨丹,每次 1.8g,每日 3 次。

二诊:2020 年 5 月 6 日。经 2 周治疗,左大腿肿胀基本消退,X 线显示下见骨折对位对线良好,牵引重量改为 4kg 维持。嘱其除继续加强骨四头肌收缩锻炼外,可端坐床上,用健足蹬床、双手撑床练习抬臀,使身体离开床面,头向后仰,胸、腹、患肢成一水平线,每日锻炼不少于 3 次。继续口服接骨丹,每次 1.8g,每日 3 次。

三诊:2020 年 5 月 13 日。治疗 3 周后检查,见伤肢无肿胀、无压痛。X 线显示骨折部

已有大量骨痂形成。治疗第 24 日去掉牵引,患者出院。嘱其在床上进行功能锻炼;服壮骨伸筋胶囊,每次 6 粒,每日 3 次。

四诊:2020 年 6 月 5 日。患者骨折处无压痛、无纵向叩击痛和异常活动,肢体无短缩、无成角,髋、膝关节可屈曲 90°。嘱患者离床扶拐行走,加强功能锻炼。

【按语】

股骨上 1/3 骨折,临床上较常见,由于其损伤机制和骨折部肌肉的牵拉而造成显著移位,给手法复位和固定带来一定困难。近年来运用手法复位与牵引复位相结合、夹板及棉纱垫等局部外固定,治疗本病收到良好的效果。

本病由强大暴力所造成,骨折后断端移位明显,软组织损伤常较重。骨折移位的方向,除受外力和肢体重力的影响外,主要是受肌肉牵拉所致。过去我们单纯采用手法复位给患者带来一定痛苦,软组织损伤范围较大,骨折端出血较多,均不利于骨折的愈合。自从采用了早期大重量快速牵引复位和手法复位相结合的方法,纠正了单纯手法复位的不足。除 5 周岁以内患儿用手法复位、夹板固定配合皮牵引外,对于 6 岁以上的患儿及成年人均采用骨牵引,牵引重量根据患者的年龄、体质、肌力情况和骨折重叠移位程度而定。一般成人为 10~15kg,儿童 4~8kg。牵引后,在 48 小时内 X 线透视或摄片复查,若重叠移位已消失,而仅有侧方移位者,及时用端、提、挤、按手法;如旋转或背向移位者,则用回旋手法使之矫正。复位后仍有轻度侧方移位或成角者,于外面加用棉纱垫二点或三点加压,再以夹板做局部外固定;若固定力弱,近段断端复位不够满意时,可于骨折近段断端前、外方加沙袋迫其持续复位,待各方移位均获得矫正后,牵引重量可逐渐减轻,一般用维持量 3~5kg 即可。

患者体位与牵引方向很重要,为缓解髂腰肌、臀肌等对近段断端的牵拉,患者最好采用半卧位,屈髋 50°~70°,外展 30°,这样的体位易于矫正近段断端的向前、向外移位。在治疗过程中除髋关节高度屈曲、外展外,牵引方向要始终保持与肢体屈曲角度一致,即牵引绳角度要高,有利于骨折远段断端去对合骨折近段断端,即所谓"子骨找母骨也"。再根据 X 线片所见,若骨折仍有移位或成角者,则应随时调整牵引方向及着力点,直至取得正确的复位。

夹板、固定垫及沙袋的应用要根据骨折移位的情况,可采用形状不同的棉纱固定垫固定。若骨折近段断端向前、向外移位,远段断端向后、向内移位,即将棉纱垫放置在近段断端的前、外侧以及远段断端的后、内侧,然后捆好股骨干 4 块夹板,做不超关节的外固定。再于夹板外面即骨折近段断端的前、外侧放一小沙袋(沙袋分大、小两种,大者长 20cm、宽 10cm、重约 1 000g,小者长 15cm、宽 7.5cm、重约 500g),对于矫正骨折近段断端向前、向外成角有较好的效果。而且棉纱垫柔软、吸潮,较纸压垫有明显优势,可避免压迫性溃疡的发生。为保持其固定后的位置,再于伤肢外侧加一 30° 外展板,以加强外固定作用,并有利于骨折的愈合。

准确无损伤地复位和合理地外固定为骨折愈合创造了有利条件。但骨折能否迅速愈合,关键在于功能锻炼,只有及时、合理地进行功能锻炼,才能增强骨代谢,提高组织修复能力,促进骨折的迅速愈合和功能恢复。因此,在骨折复位固定后,即应早期积极进行合理的功能锻炼。牵引后就开始做股四头肌收缩及踝关节背伸跖屈活动,第 2 周即应端坐床上用健足蹬床,并用双手撑床练习抬臀,使身体离开床面,头向后仰,胸、腹、患肢成一水平线,反复进行锻炼,直至去掉牵引。

　　骨折在治疗期间,内服中药对纠正因损伤而引起的脏腑、经络、气血功能失调,促进骨折的愈合有良好作用。骨折局部出血形成血肿(瘀血),是损伤后的必然表现,但如果血肿过大(瘀血过多)则会阻碍全身气血的运行而影响骨折愈合。所以,根据中医学"血不活则瘀不去,瘀不去则新不生,新不生则骨不能续"即"瘀去、新生、骨合"的原理,在治疗过程中始终贯彻活血化瘀的治疗原则。早期以散瘀活血汤(当归尾、骨碎补、土鳖虫、赤芍、红花、桃仁、泽兰、薏苡仁、苏木、川牛膝、炙乳香、炙没药、广陈皮,水煎服)或活血丸内服,肿胀渐消(骨折中期)可服接骨丹,待骨痂形成。若骨痂形成缓慢则服壮骨伸筋胶囊等固本培元、补益肝肾的药物。

──── 医案三 ────

化瘀消肿、续骨息痛法治疗髌骨骨折

　　蔡某,男,46岁。建筑工人。

　　初诊:2020年3月10日。

　　主诉:左膝肿痛伴活动受限2小时。

　　症状及体格检查:伤后致左膝肿痛,活动受限。左膝部肿胀,左侧髌骨见皮肤挫伤,无破溃,髌骨压痛(+),可触及骨擦感,可闻及骨擦音,左膝屈伸活动受限,左下肢皮肤感觉、血液循环正常。

　　影像学检查:左膝关节正侧位X线片示左髌骨骨折,断端分离移位。

　　临床诊断:左髌骨骨折。

　　治则治法:化瘀消肿,续骨息痛。

　　(1) 手法复位结合抱膝圈固定:患者平卧,膝微屈曲。这样容易使关节面恢复正常解剖位置。术者站于患侧,一手拇指及示指、中指捏挤远端向上推,并固定;另一手拇指、示指及中指捏挤近端上缘的内、外两侧向下推挤,使骨折断端接近。经上述手法,骨折远、近端对位良好,即可暂时固定。整复满意后,将患膝置于托板上,左膝关节后侧及髌骨周围衬好棉垫,将抱膝圈套于髌骨周围,固定带分别捆扎在后侧托板上,保持固定4~6周。

　　(2) 内服方药:当归15g、土鳖虫15g、丹参15g、苏木10g、桃仁15g、泽兰10g、炙没药10g、炙乳香10g、骨碎补15g、牛膝15g、煅自然铜10g、川续断20g、延胡索15g、三七10g(冲服)、甘草10g。12剂,水煎服,日1剂,分2次服。

　　二诊:2020年3月22日。患者左膝肿痛减轻,活动受限,纳可,夜寐一般,二便调,舌质暗红,苔薄白,脉弦紧。患侧抱膝圈固定良好,左膝部肿胀减轻。自拟中药方以和营生新,接骨续筋。内服方药:当归15g、赤芍15g、川芎15g、生地黄10g、杜仲15g、川续断10g、骨碎补10g、五加皮10g、红花15g、牛膝15g、陈皮10g、独活20g、木香10g、香附10g、伸筋草10g、甘草10g。12剂,水煎服,日1剂,分2次服。嘱患者逐步加强股四头肌的收缩活动。

　　三诊:2020年4月5日。患者左膝肿胀、疼痛基本消失,纳可,夜寐良好,二便调,舌质淡红,苔薄白,脉迟缓。自拟中药方益气血,补肝肾,强筋骨。内服方药:锁阳15g、黄芪30g、白术15g、当归10g、熟地黄15g、川续断10g、狗脊10g、鹿角胶10g(烊化)、鸡血藤15g、红花 15g、首乌藤 10g、威灵仙 20g、甘草 10g。12 剂,水煎服,日 1 剂,分 2 次服。继续功能锻炼,加强股四头肌的收缩活动。

待解除固定后,应逐步进行膝关节的屈伸锻炼。但在骨折未达到临床愈合之前,注意避免过度屈曲,避免将骨折处重新拉开。

【按语】

髌骨又称连骸骨,俗称膝盖骨,系人体中最大的籽骨。《素问·骨空论》曰:"膝解为骸关,侠膝之骨为连骸。"明清以后,对髌骨的解剖生理和骨折后症状论说更详。《医宗金鉴·正骨心法要旨》载:"膝盖骨即连骸,亦名膑骨。形圆而扁,覆于楗骺上下两骨之端,内面有筋联属。"又说:"膝盖骨覆于楗骺二骨之端,本活动物也。若有所伤,非骨体破碎,即离位而突出于左右,虽用手法推入原位,但步履行止,必牵动于彼,故用抱膝之器以固之,庶免复离原位,而遗跛足之患也。"更进一步说明了骨折后的症状、治疗和预后。髌骨呈倒三角形,底边在上而尖端在下,后面为一较厚的软骨面,常达 7mm。股四头肌肌腱及髌韧带组成伸膝装置。髌骨有保护膝关节、增强股四头肌力量、伸直膝关节最后 10°~15° 滑车的作用。因此,除不可整复的粉碎性骨折外应尽量保留髌骨,绝不可轻易采用髌骨切除术。髌骨骨折多见于成年人和老年人,儿童少见。

髌骨骨折多由直接暴力或间接暴力所造成,以后者多见。直接暴力所致者,多呈粉碎性骨折,髌骨两侧的股四头肌筋膜以及关节囊一般尚完整,对伸膝功能影响较少;间接暴力所致者,由于膝关节在半屈曲位时跌倒,为了避免倒地,股四头肌强力收缩,髌骨与股骨滑车顶点密切接触成为支点,髌骨受到肌肉强力牵拉而骨折,骨折线多为横行。髌骨两旁的股四头肌筋膜和关节囊的破裂,两骨块分离移位,伸膝装置受到破坏,如不正确治疗,可影响伸膝功能。

不管哪一种方法治疗髌骨骨折,最终目的都是维持复位直至骨折愈合。进行早期膝关节活动锻炼,以防止术后膝关节僵直,减少致残率。髌骨骨折的固定要求必须有足够的强度以抵抗在早期术后膝关节伸屈活动中产生的弯曲力及牵张力。应用张力带原则内固定治疗髌骨骨折,一直被认为是一种较好的内固定方法。近年来外固定器的不断发展,解决了髌骨骨折治疗中的很多问题,但是对于一些粉碎性骨折等复杂性骨折还有待于继续研究更好的治疗方法。

初诊时,患者因外伤后左膝肿痛,活动受限。治拟化瘀消肿,续骨息痛。选用骨碎补活血续伤、补肾强骨,苏木活血疗伤、祛瘀通经,川续断补益肝肾、强筋健骨、疗伤续折,共为君药;延胡索活血行气而止痛,煅自然铜散瘀止痛、接骨疗伤,三七活血定通、化瘀止血,牛膝活血通经、补肝肾、强筋骨,桃仁活血祛瘀,泽兰活血消肿而止痛,土鳖虫破血逐瘀、续筋接骨,丹参活血祛瘀止痛,当归补血活血止痛,炙没药、炙乳香活血止痛、消肿生肌,共为臣药;甘草缓急止痛、调和诸药,为佐使药。二诊时,患者患膝抱膝圈固定后,左膝部肿胀减轻。治以和营生新,接骨续筋。选用骨碎补活血续伤、补肾强骨,川续断补益肝肾、强筋健骨、疗伤续折,共为君药;当归补血活血止痛,赤芍活血散瘀止痛,川芎活血行气而止痛,生地黄清热凉血生津,杜仲、五加皮补肝肾、强筋骨,红花活血通经、散瘀止痛,陈皮理气健脾,独活通络止痛,牛膝活血通经、补肝肾、强筋骨,木香行气止痛,香附理气止痛,伸筋草舒筋通络,共为臣药;甘草缓急止痛、调和诸药,为佐使药。三诊患者左膝部肿胀、疼痛基本消失。后期治拟益气血,补肝肾,强筋骨。选用黄芪补中益气,白术益气健脾,川续断补益肝肾、强筋健骨、疗伤续折，共为君药；当归补血活血止痛、熟地黄补血养阴、填精益髓，狗脊补肝肾、强腰膝，鹿角胶活血散瘀消肿，鸡血藤行血补血、舒筋活络，红花活血通经、散瘀止痛，锁阳补肾助阳，首乌藤养血通络，威灵仙通络止痛，共为臣药；甘草调和诸药，为佐使药。

—— 医案四 ——
活血祛瘀、通络止痛法治疗胫腓骨干双骨折

孙某，女，53 岁。教师。

初诊：2019 年 5 月 13 日。

主诉：右小腿疼痛伴活动不利 1 小时。

症状及体格检查：车祸后右小腿肿胀、疼痛，压痛及纵轴叩击痛均存在，可触及骨擦音，有异常活动，不能行走。

影像学检查：右侧胫腓骨正侧位 X 线片示右胫、腓骨中、上 1/3 交界处横形骨折，远端向前内侧移位。

临床诊断：右胫腓骨干双骨折。

治则治法：活血祛瘀，通络止痛。

（1）手法复位结合夹板固定：嘱患者平卧，膝关节屈曲成 150°~160°，一助手用肘关节套住患者腘窝部，另一助手握住足部，沿胫骨长轴进行对抗牵引 3~5 分钟，矫正重叠及成角畸形。因近端向前内移位，术者两手环抱小腿远端并向前端提，一助手将近端向后按压，使之对位。然后，在维持牵引下，术者两手握住骨折处，嘱助手徐徐摇摆骨折远端，使骨折端紧密相插。最后以拇指和示指沿胫骨前嵴及内侧面往返触摸骨折处，检查对位对线情况。夹板外侧板下平外踝，上达胫骨外侧髁上缘；内侧板下平内踝，上达胫骨内侧髁上缘。后侧板下端抵于跟骨结节上缘，上达腘窝下 2cm，以不妨碍膝关节屈曲 90° 为宜。两前侧板下达踝上，上平胫骨结节。需配合跟骨牵引者，穿钢针时，跟骨外侧要比内侧高 1cm（相当于 15°斜角），牵引时足跟便轻度内翻，恢复了小腿的生理弧度，骨折对位更稳定。牵引重量一般 3~5kg，牵引后 48 小时内进行 X 线检查骨折对位情况。要注意抬高患肢，下肢在中立位置，膝关节屈曲成 20°~30°，每天注意调整布带的松紧度，检查夹板、纸垫有无移位。若骨折对位良好，则 8~12 周后拍摄 X 线片复查，如有骨痂生长，则可解除牵引，单用夹板固定，直至骨折愈合。

（2）内服方药：当归尾 15g、土鳖虫 15g、丹参 15g、苏木 10g、桃仁 15g、泽兰 10g、炙没药 10g、炙乳香 10g、骨碎补 15g、枳壳 15g、煅自然铜 10g、川续断 20g、延胡索 15g、鸡血藤 15g、红花 30g、三七 10g（冲服）、甘草 10g。12 剂，水煎服，日 1 剂，分 2 次服。

二诊：患肢夹板固定，患者右小腿肿胀疼痛减轻，活动受限，纳可，夜寐一般，二便调，舌质暗红，苔薄白，脉弦紧。自拟中药方和营生新，接骨续筋。内服方药：当归 15g、赤芍 15g、川芎 15g、生地黄 10g、杜仲 15g、川续断 10g、骨碎补 10g、五加皮 10g、红花 15g、牛膝 15g、桑寄生 10g、苍术 20g、伸筋草 10g、甘草 10g。12 剂，水煎服，日 1 剂，分 2 次服。

三诊：患者右小腿肿胀疼痛进一步减轻，活动受限，纳可，夜寐一般，二便调，舌质淡红，苔薄白，脉迟缓。治拟益气血，补肝肾。内服方药：人参 15g、黄芪 30g、白术 15g、当归 10g、

熟地黄 15g、川续断 10g、狗脊 10g、制附子 10g(先煎)、补骨脂 15g、红花 15g、陈皮 10g、白芍 20g、甘草 10g。12 剂,水煎服,日 1 剂,分 2 次服。

【按语】

胫腓骨干双骨折是临床上很常见的骨折,若处理不当,可造成畸形愈合,而其下 1/3 段血液供给差,骨折后极易发生迟延愈合或不愈合,需要引起注意。当骨折整复固定后,可因患足重力的作用而使骨折远端向后及外旋移位,因此,在胫腓骨干双骨折整复固定后,应主要注意以下几个问题:①抬高患肢。伤肢小腿部垫枕或沙袋,使其抬高 30° 左右;在仰卧时,伤肢高出心脏水平,有利于静脉回流,促进肿胀消退。②观察伤肢的血液循环与功能。胫腓骨干双骨折,由于组织的损伤和部分血管断裂出血,小腿肿胀已很明显,加之整复固定的再损伤,可使肿胀进一步加重。在伤肢整复固定后,要注意观察小腿的肿胀情况和患者的反应。若发现患足肿胀、足趾青紫、发凉、麻木、不敢活动、患者反映疼痛难忍,可能为夹板捆扎过紧或石膏固定太紧所致,应立即给予松解。若发现伤肢踝关节不能上跷,常提示腓总神经可能损伤,应立即进一步检查、处理。可提醒护理人员或家属也多注意观察,一旦发现以上患肢小腿和足部出现上述某种情况,都应立即请医师查看、处理。③随时调节夹板绷带的松紧。在夹板外固定后的第 1 周,由于骨折和整复的损伤,患肢小腿继续肿胀,夹板内压不断上升,应根据小腿肿胀情况,每日调整夹板捆扎绷带 1~2 次,以防伤肢因绷带捆扎过紧而缺血坏死。伤后第 2 周,患肢小腿肿胀不断消退,夹板内压逐渐下降,也应每 1~2 日调整捆扎绷带 1 次,以免因绷带过松而使夹板失去固定效应,发生骨折再移位。第 3 周后,夹板内压趋于稳定,可每隔 2~3 日检查调整 1 次。④定期摄片检查。整复固定后的第 1 周内,应透视或摄片检查 2~3 次,以后应定期复查。若发现骨折再移位,应及时矫正。⑤观察伤肢局部情况。石膏外固定的患者,应以伤肢在石膏内舒适为度。若患者稍活动患肢便觉骨折处疼痛,甚至感觉有骨擦音或异常活动(非关节处的类似关节活动),这说明石膏处固定已无效,应告知医生更换。若家属或患者发现伤肢小腿外形有异(如骨折处向前、向内突起成角),也应请医生处理。家属也可以用两枕分别垫于骨折部的上、下方,将小腿后外侧置于两枕之上,其畸形即可逐渐矫正。⑥功能锻炼。骨折整复固定后,患者即可进行伤肢肌肉收缩活动,如股四头肌收缩(绷紧大腿,使髌骨移动)和小腿肌收缩(空蹬足后跟)等活动。同时,可活动未固定的关节,如踝关节、跖趾关节及趾间关节的屈伸活动。超膝、踝石膏外固定者,也应进行伤肢肌肉收缩,活动量可适当加大。稳定性骨折固定 2 周后,可试行抬腿屈膝练习;不稳定性骨折一般应推迟 2~3 周后方可做上述练习。应当指出,一切练习均应在无痛、无不适的前提下进行;待到骨折达临床愈合(摄 X 线片证实)后,可扶拐下地锻炼。

初诊时,患者因外伤后右小腿肿胀疼痛,诊断为胫腓骨干双骨折。治拟活血祛瘀,通络止痛。选用骨碎补活血续伤、补肾强骨,苏木活血疗伤、祛瘀通经,川续断补益肝肾、强筋健骨、疗伤续折,共为君药;延胡索活血行气而止痛,煅自然铜散瘀止痛、接骨疗伤,鸡血藤行血补血、舒筋活络,红花活血通经、散瘀止痛,三七活血定通、化瘀止血,桃仁活血祛瘀,泽兰活血消肿而止痛,土鳖虫破血逐瘀、续筋接骨,丹参活血祛瘀止痛,当归尾补血活血止痛,枳壳活血行气、通经止痛,炙没药、炙乳香活血止痛、消肿生肌,共为臣药;甘草缓急止痛、调和诸药,为佐使药。二诊时,右小腿肿胀疼痛减轻。治以和营生新,接骨续筋。治以骨碎补活血续伤、补肾强骨,川续断补益肝肾、强筋健骨、疗伤续折,共为君药;当归补血活血止痛,赤芍活血散瘀止痛,川芎活血行气而止痛,生地黄清热凉血生津,杜仲、五加皮补肝肾、强筋骨,红花活血通经、散瘀止痛,牛膝活血通经、补肝肾、强筋骨,桑寄生补肝肾、强筋骨,苍术燥湿健脾,伸筋草舒筋通络,共为臣药;甘草缓急止痛、调和诸药,为佐使药。三诊患者右小腿肿胀疼痛进一步减轻。治拟益气血,补肝肾。选用人参大补元气、补脾益肺,黄芪补中益气,白术益气健脾,川续断补益肝肾、强筋健骨、疗伤续折,共为君药;当归补血活血止痛,熟地黄补血养阴、填精益髓,狗脊补肝肾、强腰膝,制附子补火助阳止痛,红花活血通经、散瘀止痛,补骨脂助阳止痛,陈皮理气健脾,白芍散瘀止痛,共为臣药;甘草调和诸药,为佐使药。

——— 医案五 ———

化瘀消肿、续骨息痛法治疗距骨骨折

张某,女,27 岁。职员。

初诊:2019 年 6 月 12 日。

主诉:左踝部剧烈疼痛 1 小时。

症状及体格检查:外伤后左踝部肿胀,左踝关节前方及后方压痛,轻叩足跟,可有叩击痛,能触及骨擦感,闻及骨擦音。左踝关节屈伸活动受限。左踝关节后方跟腱两侧肿胀、压痛,左踝跖屈时疼痛加重。

影像学检查:左侧踝关节正侧位 X 线片示距骨可见骨皮质不连续。

临床诊断:左侧距骨骨折。

治则治法:化瘀消肿,续骨息痛。

(1) 手法复位配合夹板固定:患者仰卧,患肢屈膝 90°,助手双手握住患侧小腿上部,术者一手握小腿下端后侧,另一手握前足,顺势牵引。术者双手协同用力推拉,先使踝关节在轻度外翻位强力跖屈。然后,握前足之手向后推压,握小腿之手向前提拉,使两骨折块对位。夹板放置 4 块,分别置于踝内、外侧,踝前足背内、外侧。压垫放置内踝下方及距骨头部背侧,使踝关节保持跖屈外翻位。固定 6 周。

(2) 内服方药:当归 15g、土鳖虫 15g、丹参 15g、苏木 10g、桃仁 15g、泽兰 10g、炙没药 10g、炙乳香 10g、骨碎补 15g、牛膝 15g、煅自然铜 10g、川续断 20g、黄连 15g、防风 10g、甘草 10g。12 剂,水煎服,日 1 剂,分 2 次服。

(3) 于患侧足背、足趾用理筋、指揉、拿法,散瘀消肿。

二诊:患者左侧后踝部疼痛减轻,活动受限,纳可,夜寐一般,二便调,舌质暗红,苔薄白,脉弦紧。患肢夹板固定。自拟中药方和营生新,接骨续筋。内服方药:当归 15g、赤芍 15g、川芎 15g、生地黄 10g、杜仲 15g、川续断 10g、骨碎补 10g、五加皮 10g、红花 15g、牛膝 15g、陈皮 10g、独活 20g、炙没药 10g、炙乳香 10g、甘草 10g。12 剂,水煎服,日 1 剂,分 2 次服。

三诊:患者左侧后踝部疼痛消失,舌质淡红,苔薄白,脉迟缓。自拟中药方补气血,益肝肾。内服方药:党参 15g、黄芪 30g、白术 15g、当归 10g、熟地黄 15g、川续断 10g、狗脊 10g、鹿角胶 10g(烊化)、鸡血藤 15g、红花 15g、砂仁 10g、乌药 20g、甘草 10g。12 剂,水煎服,日 1 剂,分 2 次服。行踝关节的摇、扳手法,促进关节功能恢复。

【按语】

距骨周围无肌肉附着，距骨骨折后，不易发生继发性移位，已有的移位多由造成骨折的残余暴力所引起。距骨骨折属关节内骨折，较为少见，多发生于青壮年。距骨可分为前端的距骨头，中间凹陷的距骨颈和后端的距骨体三部分及其上、下、前、后、内、外共6个面。由于距骨周围关节囊和韧带的牵拉，以及周围肌腱的阻碍，骨折后手法整复比较困难，但骨折一经整复，再移位的可能性就很小。距骨有6个关节面，全部骨质几乎被软骨关节面所包围。发生骨折时，骨折线多经过关节面，所以距骨骨折发生创伤性关节炎的机会较多。高处跌下，足前部触地，踝关节处于过度背伸位，使距骨被挤压于胫骨下端与跟骨之间。胫骨下端前缘像凿子似的挤压距骨颈或距骨体部，引起距骨颈或距骨体部的骨折。残余暴力较大时，可合并跟距关节脱位，跟骨、距骨头连同足向前下方移位，或距骨体脱出踝穴并有旋转移位。距骨的血液供应来源于3个途径，胫前动脉的足背动脉在距骨颈前侧分出关节支，自距骨颈前侧进入距骨，是距骨血液供应的主要来源。足背动脉在跗骨窦处分支形成跗骨窦动脉弓，此弓分出动脉支沿跟骨和距骨间的骨间韧带自底部进入距骨；由胫前动脉、腓动脉和胫后动脉分支形成外踝动脉网和内踝动脉网，两动脉网发出动脉分支，沿踝关节囊及其韧带进入距骨。但是自距骨骨间韧带和踝关节囊进入距骨的血管所提供的血液非常有限，距骨骨折严重移位或距骨颈骨折常损伤自距骨颈前侧进入距骨的足背动脉分支，所以距骨骨折容易发生缺血性坏死。

早期手法整复，准确复位，坚强的固定，可以有效地恢复由于距骨骨折移位造成的血液循环减少，也避免手术治疗对血液循环的进一步破坏，从而减少距骨骨折缺血性坏死的发生。

初诊时，患者因从高处掉落，致左侧踝部剧烈疼痛。治拟化瘀消肿，续骨息痛。选用骨碎补活血续伤、补肾强骨，苏木活血疗伤、祛瘀通经，川续断补益肝肾、强筋健骨、疗伤续折，共为君药；煅自然铜散瘀止痛、接骨疗伤，桃仁活血祛瘀，泽兰活血消肿而止痛，土鳖虫破血逐瘀、续筋接骨，丹参活血祛瘀止痛，当归补血活血止痛，牛膝活血通经、补肝肾、强筋骨，黄连清热燥湿，防风祛风通络，炙没药、炙乳香活血止痛、消肿生肌，共为臣药；甘草缓急止痛、调和诸药，为佐使药。二诊患者患肢夹板固定，左侧后踝部疼痛减轻。治拟和营生新，接骨续筋。选用骨碎补活血续伤、补肾强骨，川续断补益肝肾、强筋健骨、疗伤续折，共为君药；当归补血活血止痛，赤芍活血散瘀止痛，川芎活血行气而止痛，生地黄清热凉血生津，杜仲、五加皮补肝肾、强筋骨，红花活血通经、散瘀止痛，炙没药、炙乳香活血止痛、消肿生肌，牛膝补肝肾、强筋骨，陈皮理气健脾，独活祛风止痛，共为臣药；甘草缓急止痛、调和诸药，为佐使药。三诊患者左侧后踝部剧烈疼痛消失。后期治拟益气血，补肝肾。选用党参补脾肺气、补血生津，黄芪补中益气，白术益气健脾，川续断补益肝肾、强筋健骨、疗伤续折，共为君药；当归补血活血止痛，熟地黄补血养阴、填精益髓，狗脊补肝肾、强腰膝，砂仁理气温脾，鸡血藤行血补血、舒筋活络，红花活血通经、散瘀止痛，鹿角胶活血散瘀消肿，乌药温经止痛，共为臣药；甘草调和诸药，为佐使药。

第三节　躯干骨折

医案一

活血化瘀、舒筋壮骨法治疗胸椎压缩性骨折

高某,男,62岁。退休。

初诊:2019年10月11日。

主诉:胸背部疼痛伴活动不利3天。

症状及体格检查:患者于3天前不慎摔倒致胸背部疼痛伴活动不利,伤后自行休息,疼痛症状未见明显缓解,且逐渐加重。患者平车推入诊室,胸11、12棘突旁压痛(+),胸椎前屈活动受限,四肢肌力5级,腱反射正常,四肢皮肤感觉正常,双侧霍夫曼征(-)。

影像学检查:胸椎CT示胸11椎体楔形变,椎体后缘完整。

临床诊断:胸11椎体压缩性骨折。

治则治法:活血化瘀,舒筋壮骨。

内服方药:当归10g、红花15g、骨碎补15g、川续断20g、牛膝15g、陈皮15g、桃仁15g、川芎15g、杜仲20g、水蛭5g、甘草10g。7剂,水煎服,日1剂,分2次服。

配合垫枕法。

二诊:2019年10月19日。患者自述胸背部疼痛明显减轻,偶有失眠。舌质暗,苔薄白,脉弦。调整处方:加生地黄15g,夜交藤50g。7剂,水煎服,日1剂,分2次服。口服接骨丹,每次1.8g,每日3次。

三诊:2019年10月26日。患者自述胸背部疼痛基本消失,夜寐安。舌质红,苔薄白,脉弦。调整处方:去夜交藤,加肉桂6g。7剂,水煎服,日1剂,分2次服。口服接骨丹,每次1.8g,每日3次。

四诊:2020年1月5日患者自述胸背部疼痛已完全消失。舌质暗淡,苔薄白,脉弦。继续口服接骨丹,每次1.8g,每日3次。

【按语】

胸、腰椎均是由位于前方的短圆柱形椎体和后方板状的椎弓构成。椎弓由椎弓根、椎板、棘突、横突、上下关节突等组成。椎体后壁与椎弓共同围成椎孔,各椎孔贯通,构成容纳脊髓的椎管。椎骨骨折、脱位可损伤脊髓。相邻椎弓根切迹围成椎间孔,有脊神经通过。因此,胸椎骨折所导致的症状比较严重。单纯胸椎压缩性骨折如未进行及时有效的治疗可引发诸多并发症。垫枕法被逐渐应用于单纯胸椎压缩性骨折的临床治疗中,胸腰部垫枕通过持续牵拉保证受压迫椎体逐步恢复正常位置,更利于骨折部位的愈合和恢复,从而实现最佳治疗效果,在临床重应用频率越来越高。

垫枕复位练功法治疗脊柱压缩性骨折,是根据中医学"脊柱屈曲型压缩骨折过伸复位法",即元代危亦林在《世医得效方》中记载的脊椎骨折的复位法:"背脊骨折法:凡挫脊骨,不可用手整顿,须用软绳从脚吊起,坠下身直,其骨便自然归窠。未直,则未归窠,须要坠下,待其骨直归窠。"然后用"大桑皮""杉树皮"做夹板固定,危亦林还强调"莫令屈,用药治

之",是现存文献中最早记载的脊椎骨折的复位法。后世明清时期不仅沿用,更有发展,《医宗金鉴》对腰椎骨折提出"但宜仰睡,不可俯卧侧眠,腰下以枕垫之,勿令左右移动。"实践证明"垫枕复位法"是完全可靠的。其适应证广,是脊柱压缩性骨折首选疗法。对稳定型与不稳定型胸腰段骨折以及合并附件骨折包括合并椎板骨折者,均可应用。

初诊时,患者因摔倒致胸背部疼痛,活动受限。治拟活血化瘀,舒筋壮骨。选用骨碎补活血续伤、补肾强骨,川续断补益肝肾、强筋健骨、疗伤续折,共为君药;桃仁、红花活血祛瘀,水蛭破血逐瘀,当归补血活血止痛,牛膝活血通经,杜仲补肝肾、强筋骨,川芎活血行气,陈皮理气健脾,共为臣药;甘草缓急止痛、调和诸药,为佐使药。二诊患者胸背部疼痛减轻,偶有失眠。予原方基础上,增加生地黄凉血生津,夜交藤养心安神。三诊胸背部疼痛基本消失,睡眠改善,予去夜交藤,增加肉桂温阳行气。

医案二

活血化瘀、理气祛痛法治疗腰椎压缩性骨折

王某,男,62 岁,农民。

初诊:2019 年 7 月 10 日。

主诉:腰痛伴活动不利 1 小时。

症状及体格检查:患者 1 小时前维修房屋时坠落地面,房屋距离地面约 5m,伤后腰痛伴活动不能。患者精神状态尚可,面色略白。血压:130/80mmHg。脊柱生理曲度存在,腰 1、2 棘突和棘突间压痛(+),腰椎前屈活动受限,四肢皮肤感觉正常,四肢肌力 5 级,腱反射存在,双侧霍夫曼征(−)。少腹略膨隆,无包块。

影像学检查:X 线片示腰 2 椎体屈曲型压缩性骨折,椎体压缩 Ⅱ 度,无附件骨折。腹部彩超检查未见明显异常。

临床诊断:腰 2 椎体屈曲型压缩性骨折(椎体压缩 Ⅱ 度)。

治则治法:活血化瘀,理气祛痛。

内服方药:当归尾 20g、川芎 15g、丹参 15g、赤芍 15g、杜仲 20g、桃仁 15g、北柴胡 15g、红花 15g、水蛭 7g、厚朴 15g、陈皮 15g、车前子 20g(包煎)、大黄 15g(后下)。10 剂,水煎服,日 1 剂,分 2 次服。

配合腰背部垫枕法。

二诊:2019 年 7 月 20 日。患者自述腰背部疼痛明显减轻,偶有失眠,7 天解大便 1 次,质硬色黑,小溲深黄,腰痛减轻,饮食正常。处方调整:按前方大黄减 5g,加郁李仁 15g、神曲 15g,用法服法不变。口服接骨丹,每次 1.8g,每日 3 次。

三诊:2019 年 7 月 30 日。患者自述腰背部疼痛明显减轻,饮食正常。处方调整:按前方(二诊),去大黄,余用法用量不变。口服接骨丹,每次 1.8g,每日 3 次。

四诊:2019 年 10 月 10 日。患者自述腰背部疼痛基本消失,饮食睡眠正常。摄 X 线片复查椎体已基本复位。口服接骨丹,每次 1.8g,每日 3 次。

【按语】

腰椎是人体负重较大的关节,又是胸腰椎 2 个弯曲的转折点,易在暴力作用下发生骨折。患者由高处坠下或猛力摔倒,臀部着地,产生的地面反冲外力和自身重力二者相交于

此,故发生胸腰椎骨折。

患者从证候分型上属于气滞血瘀型,自拟中药方剂加减以达到活血化瘀、理气祛痛的作用。患者平日身体状况良好,且伤及腰部后,并未见明显神经损伤症状,故该患者经过系统治疗后,预后较好。

———— 医案三 ————

活血化瘀、续筋接骨法治疗骨盆骨折

魏某,女,28岁,职员。

初诊:2020年5月13日。

主诉:双侧髋部疼痛伴活动不能1小时。

症状及体格检查:该患者于1小时前因车祸致双侧髋部疼痛伴活动不能,伤后神志清楚,语言表达流利。查体见神清语明,心率110次/min,血压80/50mmHg,四肢厥冷。双侧耻骨处压痛明显,耻骨联合处不平整,骨盆挤压及分离试验(+)。

影像学检查:骨盆CT示左侧髂骨骨折,双侧耻骨骨折,耻骨联合分离。

临床诊断:左侧髂骨骨折、双侧耻骨骨折。

治则治法:给予输血、输液、手术治疗;配合活血化瘀,续筋接骨。

内服方药:当归15g、土鳖虫15g、丹参15g、苏木10g、桃仁15g、红花10g、泽兰15g、炙没药10g、炙乳香10g、骨碎补15g、牛膝15g、煅自然铜10g、川续断20g、延胡索15g、甘草10g。10剂,水煎服,日1剂,分2次服。

二诊:2020年5月23日。患者疼痛减轻,活动受限,纳可,寐差,二便调,舌质暗红,苔薄白,脉弦紧。耻骨骨折位置轻度压痛。X线片示骨折内固定位置良好,对位对线良好。调整处方:当归15g、赤芍15g、川芎15g、生地黄10g、杜仲15g、川续断10g、骨碎补10g、五加皮10g、红花15g、牛膝15g、陈皮10g、独活20g、羌活10g、甘草10g。10剂,水煎服,日1剂,分2次服。

三诊:2020年6月3日。患者疼痛进一步减轻,活动受限,纳可,寐差,二便调,舌质淡红,苔薄白,脉迟缓。骨折部位对位良好。嘱患者适当进行下肢肌肉收缩训练。自拟补益气血、补肝肾、强筋骨中药方。调整处方:党参15g、黄芪30g、白术15g、当归10g、熟地黄15g、川续断10g、狗脊10g、补骨脂10g、鹿角胶15g(烊化)、鸡血藤15g、红花15g、没药10g、乳香10g、龟甲15g、甘草10g。12剂,水煎服,日1剂,分2次服。

四诊:6个月后复查X线片,骨折部位对位对线良好,内固定稳定,骨折线处可见模糊骨痂。

【按语】

骨盆骨折是比较常见的损伤,多由强大暴力造成。骨盆为环形,两侧为宽大的髂骨,在后面髂骨与骶骨形成骶髂关节,骨面接触大,韧带连接坚固,是保持骨盆稳定的主要结构。两髋关节的承重力通过骶髂关节向脊柱传达,前面两侧耻骨合成耻骨联合,耻骨枝最细,为前环的弱点,最容易骨折。骨盆对盆腔内的脏器,如生殖、泌尿与消化系统器官以及神经与血管组织有保护作用。骨盆严重骨折,既影响其负重功能,又会伤及盆腔内的脏器、血管和神经组织,造成大量出血而危及患者的生命。骨盆骨折多由强大暴力所致,常见的情况有:

①前后方或侧方挤压伤,如车辆碾压、房屋倒塌、矿井塌方等,骨折可发生于直接受力处和远离受力处的地方。骨盆的前后方受到挤压,将造成耻骨与髂骨联合骨折,包括耻骨联合分离合并髂骨骨折,耻骨联合分离合并骶髂关节脱位,或一侧耻骨上下支骨折合并同侧骶髂关节脱位或髂骨骨折。骨盆侧方受到挤压时,强大的外力与反作用力首先使结构薄弱的骨盆前部耻骨枝和耻骨联合处发生骨折。骨折可能包括一侧耻骨单支或上下双支骨折,随之髂骨以骶髂关节为枢纽发生向内旋转移位,骶髂关节韧带断裂,加之肌肉的牵拉,患侧骨盆向后上方移位。②肌肉强烈收缩,可引起撕脱性骨折。如缝匠肌与股直肌强烈收缩,可引起髂前上棘骨折,股二头肌强烈收缩,可引起坐骨结节骨折等。③碰撞:机械撞击或跌倒,硬物撞击骶尾骨,可引起骶髂关节以下的骶骨或尾骨骨折与脱位。骨盆骨折常因严重的伴发或合并损伤,而危及患者生命,死亡率高。及时、合理的早期救治是减轻骨盆骨折伤员疼痛、控制出血、预防继发的血管、神经损伤和脂肪栓塞综合征、凝血障碍等晚期并发症的首要环节。

　　本病例系患者因车祸后导致损伤发生,属于高能量暴力损伤,在配合手术内固定、输血、输液的基础上,治拟活血化瘀、续筋接骨。选用骨碎补活血续伤,补肾强骨,苏木活血疗伤、祛瘀通经,川续断补益肝肾、强筋健骨、疗伤续折,共为君药;延胡索活血行气而止痛,煅自然铜散瘀止痛、接骨疗伤,桃仁活血祛瘀,红花活血通经、散瘀止痛,泽兰活血消肿而止痛,土鳖虫破血逐瘀、续筋接骨,丹参活血祛瘀止痛,当归补血活血止痛,牛膝活血通经、补肝肾、强筋骨,炙没药、炙乳香活血止痛、消肿生肌,共为臣药;甘草缓急止痛、调和诸药,为佐使药。二诊患者骨盆处疼痛减轻。治拟和营生新,接骨续筋。选用骨碎补活血续伤、补肾强骨,川续断补益肝肾、强筋健骨、疗伤续折,共为君药;当归补血活血止痛,赤芍活血散瘀止痛,川芎活血行气而止痛,生地黄清热凉血生津,杜仲、五加皮补肝肾、强筋骨,红花活血通经、散瘀止痛,陈皮理气健脾,独活、羌活祛风通络止痛,牛膝活血通经、补肝肾、强筋骨,共为臣药;甘草缓急止痛、调和诸药,为佐使药。三诊患者骨盆处疼痛进一步减轻。治拟益气血,补肝肾。选用党参补脾肺气、补血生津,黄芪补中益气,白术益气健脾,川续断补益肝肾、强筋健骨、疗伤续折,共为君药;当归补血活血止痛,熟地黄补血养阴、填精益髓,狗脊补肝肾、强腰膝,鸡血藤行血补血、舒筋活络,红花活血通经、散瘀止痛,乳香、没药活血止痛、消肿生肌,鹿角胶活血散瘀消肿,补骨脂补肾壮阳,龟甲滋阴潜阳、益肾健骨,共为臣药;甘草调和诸药,为佐使药。

―――――― 医案四 ――――――

活血化瘀、消肿止痛法治疗肋骨骨折

张某,男,51岁,公务员。

初诊:2019年12月28日。

主诉:左侧肋部疼痛5小时。

症状及体格检查:患者于滑雪时不慎摔伤,伤后出现左侧肋部疼痛,遂来就诊。查体见左侧第7、8肋腋中线处压痛明显,能扪及骨擦感,局部有片状瘀斑,胸廓挤压征(+)。

影像学检查:肋骨CT示左侧第7、8肋肋骨骨折,无明显移位。

临床诊断:左侧第7、8肋骨骨折。

治则治法:活血化瘀,消肿止痛。

(1) 内服方药:桃仁 12g、红花 9g、当归 9g、生地黄 9g、牛膝 9g、川芎 4.5g、桔梗 4.5g、赤芍 6g、枳壳 6g、甘草 6g、柴胡 3g。3 剂,水煎服,日 1 剂,分 2 次服。

(2) 外敷活血散,每日 1 次,连敷 2 周。

二诊:2020 年 1 月 12 日。患者胸痛基本消失,仅患处留有压痛,嘱患者正常活动。

【按语】

肋骨骨折多见于成人,可发生于一根或多根肋骨,亦有一根肋骨同时有 2~3 处骨折者。可合并有严重的内脏损伤,必须详细检查。肋骨共有 12 对,左右对称,连续胸骨与脊椎而组成胸廓,对胸腔脏器起着保护作用。肋骨骨折多发生于第 4~7 肋。因第 1~3 肋骨较短,且受锁骨和肩胛骨保护,一般不易受伤。自第 7 肋以下肋软骨不连于胸骨而连于上一肋软骨,故弹性较大,发生骨折较少。第 11~12 肋是浮肋,发生骨折机会少。当机体遭受暴力较小时,骨折可为不全骨折、单发骨折、单肋双折、多肋单折。此时胸廓的稳定性尚可,对呼吸、循环功能影响较小。当机体遭受暴力很大时,可发生复杂性骨折,出现反常呼吸、血胸、气胸、纵隔气肿与皮下气肿,严重影响呼吸循环功能,危及生命,甚至死亡。肋骨由于血液循环丰富,骨折后愈合较快。

在治疗时,首先要注意并发症的预防和治疗,避免造成严重后果。骨折处理是次要问题。肋骨骨折多见于成人,好发于第 4~7 肋。肋骨骨折需注意肝、脾、肾损伤。肋骨骨折端易刺破胸膜、肺发生气胸、血胸,多发肋骨骨折可形成浮动胸壁,发生反常呼吸。

───── 医案五 ─────

活血祛瘀、理气化痰法治疗肋骨骨折合并血气胸

郭某,男,47 岁,工人。

初诊:2020 年 7 月 18 日。

主诉:胸胁部疼痛 4 小时。

症状及体格检查:患者于 4 小时前工作中不慎从拉土车上跌落,伤后患者疼痛难忍,时而神昏气促,心胸憋闷,立即由工友拨打"120"急救转送至我院。患者发育正常,营养中等,面色苍白,两目无神,嗜睡,呼吸不畅,气促烦闷,时以右手抚摸左上胸部,语声低微,懒言,表情痛苦,口唇干裂。呼吸 28 次/min,血压 110/80mmHg,头颈部未见明显异常,左臂因伤痛不能抬举,双下肢活动正常,脊柱无损伤,少腹部稍膨隆、拒按。小便困难,大便未解;口苦不欲饮食,咳嗽,咳时引伤处作痛,胸闷气短,心烦不适;左胁肋及背部均胀痛。损伤部皮下渗血,压痛面积较广泛,左胸第 2~5 肋骨折端有明显凸起畸形,且有明显骨擦音,第 6~11 肋压痛明显,但无畸形。

影像学检查:胸部 CT 示左侧肩胛骨粉碎性骨折;左侧第 4~7 肋骨骨折;左侧血胸;左侧胸壁软组织内积气。

临床诊断:左侧肩胛骨粉碎性骨折、左侧第 4~7 肋骨骨折合并血气胸。

治则治法:活血祛瘀,理气化痰。

内服方药:当归尾 25g、全瓜蒌 20g、白茯苓 20g、广陈皮 20g、五灵脂 15g、生蒲黄 15g、刘寄奴 15g、赤芍 15g、黄芩 15g、南红花 15g、牡丹皮 15g、北柴胡 15g、桃仁 15g、生地黄 15g、甘

草梢5g(血竭3g、三七5g共研细末分2次冲服)。12剂,水煎服,日1剂,分2次服。

二诊:2020年7月30日。患者自述患处疼痛减轻,咳嗽、胸闷气短仍存在,睡眠欠佳、多梦,少腹膨胀稍减,小便时阴茎作痛,排尿不畅,尿色黄赤量少,大便未解,食纳不香,口渴不喜饮。检查:神志清醒,答问清楚,表情苦闷,时出小声呻吟,面色萎黄、无华,口唇干裂,舌质红,苔黄糙,脉弦细而数,呼吸24次/min。局部所见:骨折处无明显变化,擦伤部无感染征象,左胸及腋下肿胀,捻发音(+),触按少腹部疼痛稍减。原方不变,继续给予12剂,水煎服,日1剂,分2次服。

三诊:2020年8月13日。患者自述伤处已不痛,咳嗽、胸闷稍减,气短仍然,睡眠不实。少腹胀满大减,小便时阴茎已不痛,尿仍赤、量略增,大便未解,饮食稍增,口干不喜饮。检查:神清语明,表情仍苦闷,面色萎黄,口唇干裂色淡,舌质淡红,苔黄腻,脉仍弦细而数,呼吸21次/min。外伤情况恢复良好,骨折处无不良变化,擦伤皮肤恢复良好,左胸及腋下肿胀渐消,捻发音(+)。按本病虽然渐趋好转,无恶化现象,但血气胸症状仍未完全消退,并数日大便未解,溲赤而涩,亦非佳兆。故其治仍应继用活血化瘀、理气化痰、疏通腑气为宜,遂于前方加火麻仁20g、麦门冬15g,再进12剂。

四诊:2020年8月25日。患者大便干燥,色黑而硬,小溲仍赤,量已增多,少腹略感轻松,胸闷气短减轻,咳嗽大减。睡眠仍不实,饮食增加,口干微渴,有时全身不适、发热。夜眠盗汗,头晕、耳鸣,伤处已不痛。检查:患者精神稍振,表情略显笑容,面黄稍透红润,唇干色淡,舌质淡红,苔薄而黄,脉细数无力,呼吸20次/min。局部所见良好,左胸及腋下肿胀已消大半,捻发音(+)。本病经治疗后,基本有所好转,病情基本稳定。虽患者素体健壮,但因伤势过重,气血津精损耗较大,故后续治疗理应补而行之,不致攻邪伤正,或补正而留邪。调整处方:人参15g、黄芪25g、当归30g、川芎15g、赤芍15g、生地黄15g、丹皮15g、石菖蒲15g、远志15g、茯神15g、苏木15g、枳壳15g、瓜蒌20g、桃仁15g、竹叶15g、大黄15g(后下)。水煎后分2次早晚服;接骨丹1.8g,每日3次。该方服至2020年9月8日(在此间略有加减)。

五诊:2020年9月9日。又经过2周的治疗调养,精神状态良好,食欲增加,二便调和,呼吸均匀,睡眠安适,全身无不适感。检查:局部大面积擦伤已痊愈,骨折处无压痛和骨擦感,左胸及腋下肿胀消失,捻发音(-)。左上肢已能抬举和外展,自动或被动活动无疼痛和障碍。经过细致检查,认为患者病情恢复良好,本着"动静结合"的治疗原则,协助患者开始做练功活动及深呼吸(15~30分钟),每日有规律地进行2次。患者除稍感气短外,无其他不良反应。继续按上方治疗(略施加减),至离床活动。除稍感心跳、气短和胁部板硬不适外,余无不良反应。后经X线检查:骨折愈合良好,血、气胸征象已消失。此后仍遵前法调治,于2020年12月1日始,患者主动做些轻微劳动,如打水、擦地板等。亦无不适感觉。

【按语】

多发肋骨骨折,同时发生肩胛骨粉碎性骨折合并严重血气胸的危重患者,有较大的治疗难度。

遵中医学"瘀在上部者,当清上瘀血"之意,以防败血蕴肺、凌心,而危笃难医,遂立"清上瘀血,理气化痰法"拟以当归之补血、活血、和血、养血,血分之要药为君;辅以瓜蒌、茯苓、陈皮之宽胸利膈、理气化痰;五灵脂、生蒲黄(失笑散)善活血行瘀,除瘀血内阻、散结止痛,为臣药；配桃仁、红花、赤芍、牡丹皮、刘寄奴等强活血化瘀之力，尤以刘寄奴善解胸腹胀闷、破血逐瘀，柴胡、黄芩、生地黄、血竭、三七凉血止血，且理胸胁之郁滞不舒，为佐使药。于此，诸药相伍有清上瘀血、理气化痰、和血止血之功。待诸症渐趋好转，继治当补而行之，壮气血、益津精，在缓补的前提下，不致补而留邪，攻而伤正之虞。故以参、芪为君药；归、芎、芍、地为臣药；益以茯神、远志、石菖蒲之安心神开心窍，醒脑镇静；配瓜蒌、枳壳以宽胸利膈，苏木、桃仁活血化瘀，竹叶淡渗利尿，大黄通腑利便，均为佐使药。同时给接骨丹以利断骨之愈合。如此，药证相合，共奏机体从速恢复之能也。

第九章

天池伤科流派治疗筋伤医案

第一节 颈肩部筋伤

—— 医案一 ——

疏风散寒、通络止痛法治疗颈型颈椎病

李某,男,39岁,职员。

初诊:2019年9月5日。

主诉:颈僵痛,肩背酸胀、麻痛2周。

症状及体格检查:2周前晨起时感觉颈僵硬,左肩及右背酸痛。有时手麻。颈活动受限,呈斜颈姿势,颈椎旁(左)肌肉紧张,左侧胸锁乳突肌压痛(+)。脉浮紧。

影像学检查:颈椎正侧位X线片示颈椎生理弯曲消失、变直,余未见明显异常。

临床诊断:颈型颈椎病(风寒湿型)。

治则治法:疏风散寒,通络止痛。

治疗:

(1) 内服方药:葛根20g、白芍20g、羌活15g、姜黄15g、红花15g、桂枝15g、麻黄10g、秦艽10g、甘草5g。10剂,水煎服,日1剂,分2次服。

(2) 推拿:理筋手法,每日1次。

患者取坐位,术者立于其背后,在颈背部及肩部行拿捏、弹拨、推、滚、按、揉等手法,仔细寻找压痛点并重点施术。然后在风池、天柱、肺俞、肩贞等穴行点压按摩。最后以叩击手法结束。

经2周治疗,诸症悉退。

【按语】

颈型颈椎病作为颈椎病的一个分型目前尚有争议,认为此型虽然不重,但临床较为常见,可能为其他型颈椎病的前期表现。多为风寒湿邪痹阻经络,营卫气血不畅为患。治宜疏风散寒、通络止痛为原则。方用葛根汤加减。葛根解肌散邪,生津通络;辅以麻黄、桂枝疏散风寒、发汗解表;白芍、甘草生津养液,缓急止痛;羌活、姜黄、红花、秦艽诸药配

伍,共奏疏风散寒、通络止痛之功效。配合推拿按摩缓解肌肉痉挛即可缓解症状。平时应纠正不良的工作姿势,调整睡枕高度,注意颈部保暖并配合颈部功能锻炼,可减轻本病的发生。

───── 医案二 ─────

疏风散寒、通络止痛法治疗颈型颈椎病

刘某,男,23岁,学生。

初诊:2019年10月22日。

主诉:因颈项反复不适半年,受凉后加重1周。

症状及体格检查:患者酷爱玩手机,长期保持低头姿势,运动较少,时感颈项酸软不适,2018年初因感寒而加重。现症:颈项酸软疼痛,转侧不利,坐卧不安,偶有头晕,喜温喜按,痛有定处,无恶寒发热,口苦咽干。颈部肌肉紧张,可触及条索状结节,有压痛,无放射痛、牵拉痛,颈项左右旋转俯仰功能轻微受限。舌淡红,苔薄白,脉沉细。

影像学检查:颈椎正侧位X线片示颈椎生理弧度变直,颈3、颈4椎体后缘轻度增生,椎间孔及椎间隙无变窄。

临床诊断:颈型颈椎病(风寒湿型)。

治则治法:疏风散寒,通络止痛。

治疗:

(1)针刺取穴:风池、风门、百会、四神聪、肩井、大椎、颈夹脊、天柱、后溪、申脉、阿是穴,留针30分钟。

(2)刮痧:取针后,用特制的药酒涂抹在颈椎两侧,用硬币替代刮痧板,力量缓慢而深透的作用在颈部周围肌肉上,以出痧为度即可,不可过久,以防皮肤破损。

(3)拔罐:在大椎、颈夹脊、肩井、肺俞、阿是穴加拔火罐,留罐10~15分钟。

(4)推拿:理筋手法。

患者取坐位,术者立于其背后,首先放松颈部肌肉;点揉风池、风门、颈夹脊、肩井、阿是穴等穴位各5分钟以疏风通络止痛;其次寻找压痛点,用拇指或肘着力该痛点向下按压,与条索、结节成垂直方向来回拨动以松解筋结;然后用轻柔和缓之力提拿颈肩部肌肉及深层筋膜,用类似捏脊的方式向上提拉以松解粘连的肌筋膜,放松紧张的肌肉以柔筋缓急。最后,用拍法拍打体表患处以宣通气血、振奋阳气。治疗结束后,患者明显感觉颈部肌肉放松,活动较之前灵活。

以上4项治疗,每日都做1次。经2周治疗,诸症悉退。嘱养成良好的作息姿势,少玩手机,工作1小时后要活动颈部或自我按摩局部,放松颈部肌肉。平时注意颈部保暖,避免风寒之邪侵袭。

【按语】

由颈椎间盘退行性病变引起颈部疼痛或反射性地引起头、颈、肩部疼痛者,称为颈型颈椎病。本病以女性多见,与职业有关,多见于刺绣、缝纫、书写、绘画等长期低头工作者。本型颈椎病易与其他颈部急慢性劳损混淆,有自愈倾向。

中医学认为,风为百病之长,寒性收引凝滞,湿性重浊。风、寒、湿三邪夹杂侵袭颈部筋

肉,使气血凝滞,筋脉痹阻。针刺取穴时,以足太阳膀胱经、督脉穴位为主,配合局部穴位,以起到疏风散寒、通络止痛之效。

─────── 医案三 ───────

温阳散寒、益气通络法治疗神经根型颈椎病

贾某,女,31 岁,职员。

初诊:2019 年 3 月 5 日。

主诉:颈、肩、臂痛,伴手麻木 3 个月余。

症状及体格检查:起初颈僵、肩痛,继之臂痛,手麻,右侧为著,每遇天气寒冷或阴雨天则症状加重,曾在某医院牵引、按摩、服药(具体不详)等不效。颈活动不受限,脊柱颈、胸段轻度压痛,压头试验(+),右侧臂丛神经牵拉试验(+)。脉沉细无力,舌苔薄白。

影像学检查:CT 检查示颈 3~6 椎体后缘增生,颈 3~6 椎间盘突出。

临床诊断:神经根型颈椎病(风寒湿型)。

治则治法:温阳散寒,益气通络。

治疗:

(1) 内服方药:黄芪桂枝五物汤加减。黄芪 25g、当归 15g、川芎 15g、白芍 20g、羌活 15g、桂枝 15g、姜黄 15g、葛根 20g、鸡血藤 25g、天麻 15g、香附 15g、甘草 10g、生姜 3 片、大枣 5 枚。6 剂,水煎服,日 1 剂,分 2 次服。

(2) 推拿:理筋手法,每日 1 次。

患者取端坐位,术者立于其身后,先以轻柔的按揉手法,或用拇、示指相对揉,或用掌根揉,以充分放松痉挛的肌肉,找到局部的痛点或筋结后,以拇指做轻重交替的按揉顶压和弹拨手法,以局部产生酸、胀感为宜。此手法不宜过重。然后点揉肩中俞,提拿肩井数次,再以拇指点按风池、风府、大杼、大椎、肩髎、肩外俞、曲池、手三里、合谷、内关、外关等穴。拿揉颈项部、三角肌及上臂、前臂肌肉数次,再以滚法在颈项肩背部大范围操作,松解粘连、解痉止痛。然后以示、中指搓揉两侧颈肌、斜角肌、胸锁乳突肌、斜方肌、肩胛提肌。最后以叩击手法结束。

二诊:2019 年 3 月 12 日。患者颈僵痛消失,肩臂酸痛减轻,唯有手麻不减。按原方加桑枝 20g、茯苓 20g,服 10 剂,同时服用壮骨伸筋胶囊每次 6 粒,每日 3 次。手法按摩,每周 5 次。

共经 3 周治疗,诸症悉退。嘱患者平时注意颈部保暖,避免风寒之邪侵袭。

【按语】

本病的发生是突出的椎间盘、骨赘、变窄的椎间孔(包括组织的肿胀)刺激或压迫颈脊神经根,使之受到牵拉及缺血,少数病例进而纤维化所致。而突出的椎间盘、钩椎关节骨质增生,并压迫相应的神经根是本病的主要原因。本案例患者虚寒内生,气血生化不足,故其治以温阳散寒、益气通络为法。药用黄芪、当归、鸡血藤以补气和血活血,尤以重用黄芪之气分要药,盖气为血帅,配川芎、姜黄活血化瘀通络之力益著。合羌活、桂枝之温经散寒。葛根虽凉,与羌活、桂枝同用,升阳解肌、解痉止痛、理项背强痛之功甚笃。用白芍、甘草调和肝脾、缓急止痛,香附、天麻理气宽中、通痹止痛,生姜、大枣补脾和胃。上述诸药配伍共

奏温阳散寒、益气通络、理气和中、解痉止痛之功效。

—————— 医案四 ——————

活血化瘀、行气止痛法治疗神经根型颈椎病

张某,女,56 岁,退休。

初诊:2019 年 5 月 7 日。

主诉:颈痛伴右侧上肢麻木 3 个月,加重 7 天。

症状及体格检查:颈部酸痛,活动受限,以旋转活动受限明显,有明显压痛点,右侧上肢麻木,夜间加重,睡眠欠佳,饮食可,二便调。无明显诱因,起初颈僵、肩痛,继之臂痛,手麻,右侧为著,每遇天气寒冷或阴雨天则症状加重。颈椎生理曲度变直,颈 5 棘突旁压痛(+),右侧臂丛牵拉试验(+),椎间孔挤压试验(+),双上肢皮肤浅感觉正常,双上肢肌力正常,生理反射存在,病理反射未引出。舌质紫暗,苔薄白,脉涩。

影像学检查:颈椎正侧位 X 线片示颈椎生理曲度变直,颈 4~6 椎体后缘骨质增生。

临床诊断:神经根型颈椎病(气滞血瘀型)。

治则治法:活血化瘀,行气止痛。

内服方药:桃红四物汤加减。桃仁 20g、红花 15g、黄芪 15g、葛根 20g、白芍 15g、丹参 15g、桂枝 15g、当归 15g、乳香 12g、没药 12g、香附 10g、川芎 15g、延胡索 10g、甘草 10g。14 剂,水煎服,日 1 剂,分 2 次服。

二诊:2019 年 5 月 22 日。患者颈部酸痛减轻,右侧上肢麻木减轻,睡眠未见明显改善,舌质淡红,苔薄白,脉涩。故于上方中加入远志 15g、茯神 15g。7 剂,水煎服,日 1 剂,分 2 次服。

三诊:2019 年 5 月 30 日,患者服药 7 剂后,颈部酸痛明显减轻,活动受限改善,右侧上肢麻木消失,睡眠尚可。嘱患者继续服药 7 剂以巩固疗效,适当增加颈背部肌肉锻炼,避免长期低头姿势,以防止颈部过度劳累,避免风寒刺激。

【按语】

本案例患者瘀血与气滞并行,故组方用药以行气活血药物为主,方选桃红四物汤加减。桃红四物汤以祛瘀为核心,辅以养血、行气。方中以强劲的破血之品桃仁、红花为主,力主活血化瘀;以当归、黄芪补气养血;白芍养血和营,以增补血之力;乳香、没药活血化瘀止痛;香附、延胡索加强通络止痛之功;桂枝温经通脉;葛根发表解肌;丹参活血消肿;川芎活血行气、调畅气血,以助活血之功,甘草调和诸药。全方配伍得当,使瘀血去、新血生、气机畅。化瘀生新是该方的显著特点。

—————— 医案五 ——————

祛风除湿、活血止痛法治疗神经根型颈椎病

周某,女,59 岁,退休。

初诊:2019 年 1 月 25 日。

主诉:颈项僵硬不适,伴左上肢酸痛、麻木 1 年,加重 3 天。

症状及体格检查:左上肢酸痛、麻木,如蚁行感,疼痛由颈根部沿上臂、前臂桡侧放射至手的背侧以及拇指、示指,伸腕及伸拇肌力减弱,前臂桡侧及手部桡侧二指感觉减退;椎间孔挤压试验(+),左侧臂丛神经牵拉试验(+)。纳眠可,小便调,大便黏,舌淡红,苔白腻,脉弦。

影像学检查:颈椎正侧位 X 线片示颈椎生理曲度变直,钩椎关节增生,颈 5~6 椎间孔狭窄。

临床诊断:神经根型颈椎病(风寒湿型)。

治则治法:祛风除湿,活血止痛。

内服方药:麻黄杏仁薏苡甘草汤加减。麻黄 10g、杏仁 5g、炙甘草 5g、薏苡仁 30g。3 剂,水煎服,日 1 剂,分 2 次服。温服,覆取微汗,避风。

二诊:2019 年 1 月 28 日。服用上药病症大减,左上肢酸痛明显减轻,麻木、如蚁行感减半,纳眠可,小便调,大便成形已利,舌淡红,白腻苔渐退,脉弦。病机与治则:风寒之邪已去,湿邪渐退,继选麻黄杏仁薏苡甘草汤内服,改麻黄为 6g,加桑枝 15g。处方:麻黄 6g、杏仁 5g、炙甘草 5g、薏苡仁 30g、桑枝 15g。5 剂,水煎服,日 1 剂,分 2 次服。温服,避风。

三诊:2019 年 2 月 2 日。患者左上肢已无酸痛及麻木感,活动自如。

【按语】

本病主要为风寒湿外邪侵袭,颈部气血闭阻,经络不畅所致。在临床中病因可有:①年老体弱,肝肾不足,颈部筋脉失于温煦濡养,此为"不荣则痛";②气滞血瘀,长期低头伏案或颈部慢性劳损,以致颈部经络阻滞,血流不畅,此乃"不通则痛";③素体虚弱,气血不足,腠理不固,风寒湿邪滞留经脉,气血运行不畅,痹阻不通,所谓"风寒湿三气杂至,合而为痹"。故组方用药以祛风除湿、活血止痛药物为主。方中麻黄取其轻扬之性,能使肌肉间郁积之邪透达皮外;杏仁宣肺降气;薏苡仁利湿除痹;炙甘草调和诸药、缓急止痛。上述诸药配伍共奏祛风除湿、活血止痛之功。

医案六

补阳壮骨、通督化瘀法治疗脊髓型颈椎病

李某,男,38 岁,职员。

初诊:2019 年 6 月 15 日。

主诉:颈部疼痛,双手指尖麻木 45 天。

症状及体格检查:45 天前因劳累导致颈部疼痛,双手指尖麻木,左腿酸软不用,右小腿麻木,右足麻木。曾在个体诊所就诊,针灸、口服汤药治疗,症状略有缓解。颈 4~7 棘突及棘旁触压痛(+),颈部活动受限:前屈 40°,后伸 30°,左右侧屈各 30°,左右旋转 30°。双上肢肌张力略增高,肌力 5 级,双上肢肱二、三头肌腱及桡骨膜反射活跃,双下肢肌力、肌张力正常,左前臂、左手尺侧皮肤触、痛觉迟钝,颈椎间孔挤压试验(+),左侧臂丛神经牵拉试验(+),双侧霍夫曼征(+)。舌苔薄白,脉沉涩。

影像学检查:自带颈椎 MRI 示颈 4~7 椎间盘突出、颈 4~5 椎管狭窄。

临床诊断:脊髓型颈椎病(肝肾不足型)。

治则治法:补阳壮骨,通督化瘀。

内服方药:生黄芪60g、当归尾20g、川芎15g、赤白芍各20g、丹参20g、桃仁15g、红花15g、土鳖虫15g、天麻15g、淫羊藿20g、肉苁蓉15g、白术20g、怀山药20g、骨碎补20g、香附15g、甘草10g。7剂,水煎服,日1剂,分2次服。

二诊:2019年6月23日。服药后,颈部疼痛减轻,双手指尖麻木减轻,腿走路略有劲,小腿麻木减轻。舌苔白厚,脉沉弦细。调整中药方:黄芪80g、当归30g、川芎15g、白芍30g、丹参20g、桃仁15g、红花15g、土鳖虫5g、天麻15g、淫羊藿30g、肉苁蓉15g、炒白术20g、山药20g、骨碎补20g、制附子7g(先煎)、桑枝20g。14剂,水煎服,日1剂,分2次服。

三诊:2019年7月8日。症状继续好转,睡觉醒来有抽筋改变。有时手麻,走路有劲。舌苔薄白,脉弦细。调整中药方:黄芪100g、当归20g、川芎15g、白芍30g、丹参20g、桃仁15g、红花15g、土鳖虫5g、淫羊藿30g、炒白术20g、山药20g、葛根20g、骨碎补30g、姜黄15g、制附子10g(先煎)、肉桂10g。14剂,水煎服,日1剂,分2次服。

四诊:2019年7月23日。症状同前,睡醒偶有抽筋,右手不麻,左手麻。走路较前有力。舌苔厚白,脉沉弦细。调整中药方:黄芪90g、当归20g、川芎15g、白芍20g、丹参20g、丝瓜络30g、薏苡仁30g、地龙20g、桃仁15g、红花15g、熟地黄30g、山药20g、炒白术20g、葛根20g、骨碎补20g、制附子10g(先煎)、肉桂10g、炙甘草10g。14剂,水煎服,日1剂,分2次服。

五诊:2019年8月7日。颈部无疼痛症状,手指尖无明显麻木,右足底略麻,双腿走路正常。脉弦细,舌苔厚白。调整中药方:黄芪40g、当归30g、川芎20g、白芍30g、葛根20g、桃仁15g、红花15g、地龙20g、丹参20g、炙乳香15g、炙没药15g、木瓜20g、天麻15g、肉桂10g、白术30g、陈皮15g、制附子6g(先煎)、桑枝20g。14剂,水煎服,日1剂,分2次服。

【按语】

脊髓型颈椎病虽较为少见但症状严重,且多以隐性侵袭的形式发展,易误诊为其他疾患而延误治疗时机,因此在诸型颈椎病中处于重要地位。由于脊髓型颈椎病起病隐匿,不同个体间差异较大,脊髓受损表现多种多样,发展速度、趋势和转归也各有差异。

脊髓型颈椎病在中医学中虽然没有此提法,但其相应症状多体现在痹证中,痹之为病多为人体气血虚弱,复感风寒湿邪。《素问·痹论》云:"风寒湿三气杂至,合而为痹也。"可因外邪不同,而有偏盛。本病的发生和发展是由各种原因引起脊髓受压、脊髓变性所致。脊髓型颈椎病是属于颈背部督脉和足太阳膀胱经两经气血运行失调,日久瘀痰互阻,正气不足,故治宜祛痰化瘀、益气通络为法。补气养血,改善局部血液循环,缓解肌肉痉挛,增强肌力,稳定椎体,恢复肢体功能。

──── 医案七 ────

化痰息风、疏肝通络法治疗椎动脉型颈椎病

宋某,男,52岁,职员。

初诊:2019年5月20日。

主诉:阵发性头晕、耳鸣,时有恶心1年,加重1个月。

症状及体格检查:1年前因劳累后出现颈部疼痛,双肩臂部疼痛,双手麻木,伴有头晕、

头痛,偶尔耳鸣,自服药物(具体不详),症状无缓解,失眠多梦。颈部外形正常,前曲、后伸活动障碍,旋转头部时头晕明显加重。颈 5~7 棘突及棘旁触压痛(+),颈椎间孔挤压试验(+),臂丛神经牵拉试验(-),双侧霍夫曼征(-)。

脉沉弦,舌苔黄腻。

影像学检查:自带颈椎正侧位 X 线片示颈椎生理曲度变直,颈 5~7 椎体骨质增生,双侧寰枢关节间隙不等宽。

临床诊断:椎动脉型颈椎病(肝阳上亢型)。

治则治法:化痰息风,疏肝通络。

内服方药:天麻钩藤饮加减。天麻 20g、钩藤 25g、姜半夏 20g、胆南星 15g、丹参 10g、木香 20g、葛根 15g、陈皮 20g、白芍 15g、甘草 10g。7 剂,水煎服,日 1 剂,分 2 次服。

二诊:2019 年 5 月 28 日。服药 1 周,头晕、耳鸣明显减轻,恶心、呕吐已除。原方加桂枝 20g。7 剂,水煎服,日 1 剂,分 2 次服。

经 2 周治疗,诸症悉退。

【按语】

椎动脉型颈椎病,临床症状较复杂,易与内科、神经科、五官科等多种疾病相混淆,误诊率在颈椎病各型中占首位。本型多合并神经根型或交感神经型,临床诊治要分清主次轻重。本病以"眩晕"为主要症状,又因常合并颈肩臂酸痛,而具有"痹证"的特点。因此,本病的眩晕与其他各科之眩晕的病理机制有着很大的区别。本例系肝阳上亢型椎动脉型颈椎病,治以化痰息风、疏肝通络之法,用天麻钩藤饮为主方随证加减,使头晕、耳鸣等症消退。

─────── 医案八 ───────

补益气血、交通心肾、镇静安神法治疗交感神经型颈椎病

李某,女,43 岁,职员。

初诊:2019 年 9 月 5 日。

主诉:颈僵、头晕、头痛、多汗、心悸半年余。

症状及体格检查:无明显诱因,半年前偶感颈部僵硬,手麻,继之头晕、头痛、目胀、视物模糊。近来全身乏力,并有心悸、胸闷,眼睑无力,遇冷两手麻胀,且刺痒不适,平时多汗,失眠多梦。虽经多方治疗,但效果不显。颈部活动不受限,无压痛,双侧霍夫曼征(+);膝反射、跟腱反射亢进,巴宾斯基征(-);心率 62 次/min。舌质淡,苔薄白,脉沉细无力。

影像学检查:颈椎侧位片示颈椎生理曲度减小,颈 4、颈 6 椎体前后缘骨质增生,颈 4、颈 5 椎体不稳;颈椎斜位片示颈 4~6 钩椎关节增生,相应椎间孔变窄。

临床诊断:交感神经型颈椎病(气血两虚,心肾不交型)。

治则治法:补益气血,交通心肾,镇静安神。

内服方药:归脾汤加减。人参 15g、当归 15g、黄芪 20g、茯神 15g、白术 15g、龙眼肉 15g、炒枣仁 15g、远志 15g、石菖蒲 15g、枸杞子 15g、菟丝子 15g、葛根 20g、全蝎 5g。10 剂,水煎服,日 1 剂,分 2 次服。

二诊:2019 年 9 月 16 日。头晕、手麻减轻,乏力、心悸亦轻,多汗、怕冷亦好转。效不

更方,原方继服 14 剂。

三诊:2019 年 9 月 30 日。经治疗,诸症悉退,患者无明显不适。

【按语】

交感神经型颈椎病,属"眩晕""心悸"以及部分五官科疾病的范畴。多为素体虚弱,气血不足,筋骨失养,发生退变;或肝肾不足,精血不充,脑为髓海,精血亏则脑府空虚,发为眩晕,血虚不荣于心则心悸;或肝郁气滞,情志不遂,不得宣泄,郁久化火,则见肝阳上亢证;又或肝木旺,脾土受克,不能运化水湿,内聚为痰,上蒙清窍,亦发眩晕,痰阻中焦则脘闷不舒。本例系气血两虚、心肾不交型交感神经型颈椎病,用归脾汤为主方随证加减,以期能健脾养心,益气补血,气旺则血生,故使颈部僵硬、头晕头痛、多汗、心悸等症消退。

———— 医案九 ————

行气解瘀、通络化痰法治疗食管压迫型颈椎病

孙某,女,56 岁,职员。

初诊:2019 年 3 月 20 日。

主诉:颈僵痛,头晕、恶心,吞咽困难,气短乏力 8 个月。

症状及体格检查:8 个月前无明显诱因出现颈部不适,继之头晕恶心,心悸乏力,胸闷胸痛。尤其吞咽困难,食管似有物梗塞,吐不出、咽不下,情绪紧张、心情不愉快则症状加重。曾按"梅核气"治疗,症状略减,但终未治愈。颈活动仰头受限,低头时症状减轻,颈肌紧张。患者痛苦面容,消瘦,舌淡,苔薄白,脉沉弦。

影像学检查:颈部侧位 X 线片可见颈 6 椎体前缘有一较大鸟嘴状骨赘;钡剂透视则见颈 5~6 椎间隙处食管受压变窄。

临床诊断:食管压迫型颈椎病(痰湿阻络型)。

治则治法:行气解瘀,通络化痰。

内服方药:化瘀散结汤加减。广橘红 20g、威灵仙 20g、三棱 15g、莪术 15g、山慈菇 15g、皂角刺 15g、丹参 15g、广郁金 15g、川厚朴 15g、姜半夏 15g、紫苏叶 15g、水蛭 7g、苦桔梗 15g。14 剂,水煎服,日 1 剂,分 2 次服。

二诊:2019 年 4 月 5 日。患者精神状态较好,自述服药后症状有些好转,气短乏力、胸闷减轻,但吞咽仍感困难。遂在前方基础上加土鳖虫 15g、山豆根 15g、威灵仙加 10g,嘱再进 10 剂。

三诊:2019 年 4 月 16 日。症状明显好转,吞咽困难缓解。效不更方,嘱继服 10 剂。

四诊:2019 年 4 月 26 日。经治疗,诸症悉退,吞咽困难基本消失,其他症状亦随之消退。

【按语】

食管型颈椎病,临床上很少见。经过运用中医学的辨证施治法则,患者可获痊愈。本病多为素体不健,肝肾不足,精血亏虚,筋骨失养,以致发生颈椎退变、增生,压迫局部;亦可因喜怒忧思,气结生痰,凝结于上焦,致气管狭窄,饮或可下,食则碍入。本病近似中医学"噎膈"或"梅核气",但此二病绝非食管狭窄型颈椎病。食管狭窄型颈椎病的体征较明显,如颈僵、头胀、手麻;X 线检查可见颈 5~6 椎体前方鸟嘴样骨赘形成。

—————— 医案十 ——————

手法治疗高血压相关寰枢椎半脱位

徐某,女性,53 岁,职员。

初诊:2019 年 3 月 20 日。

主诉:颈部疼痛伴头晕 10 天。

症状及体格检查:患者自述 10 天前因劳累后出现颈项部疼痛,劳累后加剧,伴有头晕、头痛,在家连续 3 天每天晨起测量血压分别为 165/95mmHg、168/90mmHg、165/100mmHg,自行口服降压药物(苯磺酸左旋氨氯地平片)后头晕、头痛症状有所缓解,但停药后症状反复。查体示颈项部肌肉紧张,生理曲度变直,颈椎活动度:前屈 30°,后伸 30°,左侧屈 30°,右侧屈 25°,左侧旋 35°,右侧旋 30°;颈 2~5 棘突和棘突旁开 1cm 位置触压痛(+),寰椎横突处触压痛:左(+),右(−);伊顿(Eaton)试验:左(−),右(−);压顶试验(+);霍夫曼征:左(+),右(−)巴宾斯基征(−);四肢肌力未见明显异常,肌张力未见明显异常,皮肤感觉未见异常,余未见明显异常。

影像学检查:自带 X 线片寰枢椎张口位示寰枢椎骨质未见明显异常,枢椎齿状突与寰椎左、右侧块距离不对称,左侧间隙大于右侧,左侧侧块相对向后移位。

临床诊断:寰枢椎半脱位。

治则治法:手法松解辅以复位,松解手法日 1 次,手法复位每周 2 次。

处方:

(1) 松解:患者取俯卧位,术者于患者后枕部、颈部及颈肩部采用滚法、拿法及点法,由浅至深、由中间到两侧放松头夹肌、胸锁乳突肌与斜方肌等紧张的肌肉,重点点按风池、风府、肩井等穴位,共同达到舒筋通络的作用,以松解局部痉挛的软组织,使得颈部紧张的肌肉充分放松。松解时长约为 10 分钟。

(2) 复位:患者取仰卧位,头部旋转 35°~45°,术者右手置于患者枕部下方并将其托住,以左手第 2 掌指关节顶住偏歪的寰椎横突,后用瞬间迅速推冲力,向前、向右做一个有控制的、增大幅度 0°~5°、瞬间的旋转推动,在旋转过程中可听到"咔哒"声,患者疼痛症状减轻,头颈部活动受限症状减轻,即表示整复成功。

治疗效果:入院时血压 165/95mmHg,经手法复位后,待平静时测量血压 130/85mmHg,后经住院观察,患者血压在未服用降压药物的情况下维持在 130/80mmHg 左右,颈部疼痛与头晕、头痛症状较入院时明显减轻。出院后随访 3 个月,无反复。

【按语】

寰枢关节为连接人体头部与躯干的重要连接部位,活动负荷大,肌间血管、神经分布密集。长时间的临床研究证明,手法复位治疗寰枢椎半脱位,配合软组织的松解,可通过恢复脊柱关节正常的解剖位置,解除椎旁肌肉痉挛,促使椎旁血供状态修复,缓解或解除神经、血管所受的外界影响,达到进一步缓解或治愈脊柱相关疾病的目的。

─────　医案十一　─────

手法及针刺治疗舌尖麻木相关寰枢椎半脱位

陈某,女性,59 岁,退休。

初诊:2019 年 4 月 15 日。

主诉:颈部疼痛 1 个月,加重 3 天。

症状及体格检查:患者自述 1 个月前因劳累出现颈部疼痛,其间休息后症状有所缓解,但劳累后症状易反复,3 天前无明显诱因上述症状加重,伴舌尖麻木,为进一步明确诊治,经门诊医生详细查体及鉴别诊断后以"寰枢椎半脱位"收住入院。现症:颈部疼痛伴舌尖麻木,纳差,口干口苦,睡眠欠佳。查体示颈部肌肉紧张,生理曲度变直,颈椎活动度:前屈 30°,后伸 30°,左侧屈 25°,右侧屈 30°,左侧旋 30°,右侧旋 35°;颈 2~6 棘突及棘突旁开 1cm 位置压痛(+),寰椎横突触压痛:左(-),右(+);Eaton 试验(-),压顶试验(-),双侧霍夫曼征(-),双侧巴宾斯基征(-);四肢肌力未见明显异常,肌张力未见异常,左上肢皮肤感觉稍减弱,其余未见明显异常。

影像学及理化检查:X 线片寰枢椎张口位示寰枢椎骨质未见明显异常,枢椎齿状突与寰椎左、右侧块距离不对称,左侧间隙小于右侧,右侧侧块相对向后移位。脑电图、脑 CT、血脂未见明显异常。

临床诊断:寰枢椎半脱位。

治则治法:手法松解辅以针刺及手法复位,松解手法及针刺治疗日 1 次,手法复位每周 2 次。

处方:

(1) 手法松解:患者取俯卧位,术者于患者后枕部、颈部及颈肩部采用滚法、拿法及点法,由浅至深、由中间到两侧放松头夹肌、胸锁乳突肌与斜方肌等紧张的肌肉,重点点按风池、风府、肩井等穴位,共同起到舒筋通络的作用,以松解局部痉挛的软组织,使得颈部紧张的肌肉充分放松。松解时长约为 10 分钟。

(2) 手法复位:患者取仰卧位,头部旋转 35°~45°,检查者左手置于患者枕部下方并将其托住,以右手第 2 掌指关节顶住偏歪的寰椎横突,后用瞬间迅速推冲力,向前、向左做一个有控制的、增大幅度 0°~5°、瞬间的旋转推动,在旋转过程中可听到"咔哒"声,患者疼痛症状减轻,头颈部活动受限症状减轻,即表示整复成功。

(3) 针刺:廉泉、涌泉、三阴交。采用平补平泻法,留针 30 分钟,每日 1 次。

治疗效果:通过手法治疗后,颈部疼痛症状较入院时有所缓解,舌尖麻木感在 3 次手法复位及针刺后,患者自觉舌体有蚁行感,时有轻微舌蠕动。连续治疗 10 天后,舌尖麻木感基本消除。随访 3 个月,无反复。

【按语】

在临床上能够导致舌尖麻木的疾病并不多,患者如果出现舌尖麻木,首先考虑是由于脑血管疾病所导致的,如缺血性脑卒中。这类患者会出现舌头的不灵活以及麻木,患者伸出舌头来之后舌头会偏向左侧或者右侧,发生这种情况患者应该选择到医院进一步就诊;因寰枢椎的特殊解剖位置,在半脱位时可能会影响舌神经及舌下神经,继而影响舌尖的感觉,出现舌尖麻木感。本病例采用手法配合针刺治疗。通过手法松解及复位,纠正紊乱的小关节,解除神经压迫;针刺选用廉泉穴为主穴,使任脉气血上至头面部,辅以涌泉穴、三阴交穴,推动气血运行。共同起到消除舌尖麻木症状的效果。

第二节　肘腕部筋伤

——— 医案一 ———

通络宣痹、祛风散寒法治疗肱骨外上髁炎

彭某,男,43岁,工人。

初诊:2020年5月28日。

主诉:右肘关节外侧疼痛、无力5个月,加重3天。

症状及体格检查:患者无明显诱因导致右肘部疼痛、僵硬,继之麻木、无力,每遇阴雨天则症状加重。右侧肱骨外上髁及肱桡关节间隙处压痛(+),疼痛向手臂放射,肿胀不明显,右前臂无力(肌力3级),右手握力减弱(肌力3级),屈伸范围明显受限,前臂旋转功能明显受限,握拳旋转时疼痛加重。舌淡,苔薄白,脉弦紧。

影像学检查:右肘关节X线片示骨质未见明显不连续。

临床诊断:右侧肱骨外上髁炎(风寒阻络型)。

治则治法:通络宣痹,祛风散寒。

内服方药:川乌(炙)15g、穿山龙15g、麻黄10g、豨莶草15g、当归15g、千年健12g、姜黄15g、络石藤15g、苍术15g、威灵仙15g、蜈蚣1条、桂枝15g、独活12g、延胡索(醋制)12g、马钱子(炙)5g。7剂,水煎服,日1剂,分2次服。

二诊:2020年6月5日。患者自述服药后,右肘部疼痛有所缓解,麻木、无力及活动受限有所缓解。按效不更方,嘱再服药2周。

三诊:2020年6月20日。右肘部疼痛明显好转,麻木、无力及活动受限较前有明显缓解。故治按首方川乌减为10g,麻黄改为5g,继服2周。后服小活络丹,每次1丸,每日2次,又经2周调理而愈。

【按语】

肱骨外上髁炎也称肱桡关节滑囊炎,因网球运动员较常见,故又称网球肘。多因长期劳损,腕伸肌起点反复受到牵拉刺激,引起局部滑膜增厚,骨膜下出血,形成小血肿,血肿逐渐机化,导致骨膜炎。中医认为局部筋膜劳损,瘀血阻滞,气血运行不畅,血不养筋,经络失养,久则发生疼痛及功能活动受限。

本病在大多数情况下起病缓慢,并逐渐出现方向性疼痛。也可由用力不当诱发。肱骨外上髁炎多数为成年人,男女比例为3∶1,右侧多见,主诉肘关节外侧疼痛、无力,疼痛逐渐加重。

本病在临床中的表现可有敏感性压痛,压痛点常位于外上髁、环状韧带或肱桡关节间隙处,有锐痛,患者握力减弱,前臂有无力等感觉,肱骨外上髁多不肿胀或肿胀不明显,较重时局部可有微热。肘外侧酸楚、疼痛,疼痛可向前臂或手指(除拇指外)放射。疼痛剧烈时

可影响吃饭、穿衣和睡眠。屈伸范围不受限,前臂旋转功能明显受限,握拳旋转时疼痛加重,以致不能持物,严重者细小的活动均感困难。如提热水瓶、拧毛巾,甚至扫地时感到疼痛乏力。约有 1/3 的患者可出现疼痛向上臂、前臂及腕部放射而影响肢体活动,但在静息时一般多无症状。病程长者偶有肌萎缩,肘关节伸屈旋转功能虽正常,但做抗阻力的腕关节背伸和前臂旋后动作可引起患处疼痛,提示病变在腕伸肌的起点。严重者呈现肘部高凸或夜间疼痛。

本病例系一长期户外劳动人员,察其体质虽壮硕,但由于长期处于户外,易感寒湿之邪,脉象弦紧,舌淡,苔薄白,一派邪实犯表之象,故其治以通络宣痹、祛风散寒为法。根据天池伤科经验方,药用川乌、独活、千年健祛风散寒、除湿止痛,配以桂枝、麻黄、当归温经止痛,姜黄、延胡索活血化瘀、理气止痛,豨莶草、络石藤、威灵仙、苍术搜风通络、活血止痛,马钱子、穿山龙、蜈蚣通络散结、消肿止痛。上述诸药配伍共奏通络宣痹,祛风散寒之功效。

━━━━　医案二　━━━━

活血化瘀、行气通络法治疗肱骨内上髁炎

宋某,男,50 岁,司机。

初诊:2020 年 4 月 20 日。

主诉:左肘内侧疼痛 3 天。

症状及体格检查:左肘内侧骨突部疼痛,以酸痛为主,疼痛可向上臂及前臂掌侧放射,劳累后肘内侧骨突部疼痛加剧。左肘部皮肤外观无红肿、瘀斑,左侧肱骨内上髁尖部下内侧压痛(+),Mills 征(+),屈腕抵抗试验(+),屈伸范围明显受限,前臂旋转功能明显受限,握拳旋转时疼痛加重。舌淡,苔薄白,脉弦紧。

影像学检查:左肘关节 X 线片示骨质未见明显不连续。

临床诊断:左侧肱骨内上髁炎(气血瘀滞型)。

治则治法:活血化瘀,行气通络。

内服方药:当归 15g、丹参 15g、鸡血藤 15g、炙乳香 9g、炙没药 9g、甘草 6g、香附 12g、桑枝 15g、延胡索 12g、透骨草 15g、三七粉 10g(冲服)。7 剂,水煎服,日 1 剂,分 2 次服。

二诊:2020 年 4 月 28 日。患者自述服药 1 周,左肘部疼痛有所缓解。按效不更方,嘱再服药 1 周。同时辅以针刺,穴位如下:阿是穴、曲池、手三里、外关、合谷等。每日 1 次,每次 20 分钟。

三诊:2020 年 5 月 8 日。左肘部疼痛基本消失,嘱患肢避免劳累,局部保暖。

【按语】

肱骨内上髁炎又称"高尔夫球肘""前臂屈肌总腱劳损"。与肱骨外上髁炎一样,同属劳损性病变,但发病率远较肱骨外上髁炎为低,两者之比为 1∶7。肱骨内上髁炎是因慢性损伤所致的前臂屈肌总腱处的慢性损伤性肌筋膜炎。

本病的临床表现可有:

症状:①因长期劳累引起者,起病缓慢,初始于劳累后偶感肘内侧疼痛,延久则加重。肘内侧骨突部疼痛,以酸痛为主,疼痛可向上臂及前臂掌侧放射,劳累后肘内侧骨突部疼痛

可加剧。因疼痛常影响肢体活动,患者不能提携重物。本病可自愈,也可经劳累(如屈腕、屈指频繁)而反复发作。②因外伤引起者可突然发病。除肘内侧疼痛外,前臂旋前、屈腕受限。若合并肘部创伤性尺神经炎者,表现为前臂及手尺侧疼痛及麻木,环指、小指精细动作不灵活,重者出现尺神经支配的肌肉力量减弱。

体征:①压痛。肱骨内上髁尖部下内侧有明显压痛,有时可触及变硬的肌腱及黄豆大小的痛性硬结,后者为肌腱粘连结节。皮肤外观多无红肿,但因外伤引起者局部可肿胀,甚至伴瘀斑。②前臂旋后抵抗试验。检查者握住患侧腕部,令患者前臂旋后,检查者施力对抗。若引起肱骨内上髁疼痛,则为阳性。③屈腕抵抗试验。患者在腕关节背伸状态下屈掌,检查者施力与之对抗。若诱发内上髁肌腱起始部疼痛即为阳性。④屈肌紧张试验。令患者握住检查者的示指至小指,施力伸腕握拳,检查者手指与患者握力相对抗,出现肱骨内上髁处疼痛者为阳性。

本病例系一长期劳作人员,因长期劳累损伤,导致营卫不固,风寒湿邪乘虚侵袭人体,邪气留注于肘部,且前臂因反复做拧、拉、旋转等动作而致筋脉损伤,最终导致肘部经络气血运行不畅,血脉闭阻,经络不通,不通则痛。天池伤科经验方,当归辛温,活血化瘀、行气止痛;丹参苦寒,主入血分,既能活血化瘀,又能养血补血,使祛邪而不伤正;炙乳香、炙没药辛苦温,能活血止痛、消肿生肌;鸡血藤苦泄甘缓,性质温和,既能活血通络,又能养血荣筋;香附辛香行散,能理气止痛;延胡索辛散温通,能活血行气止痛;透骨草味辛性温,能祛风除湿、舒筋活血、止痛;桑枝微苦性平,祛风湿、通利关节;三七活血消肿止痛;甘草调和诸药。

—————— 医案三 ——————

活血行气、散瘀消肿法治疗肘部扭挫伤

宋某,男,20岁,学生。

初诊:2020年5月12日。

主诉:右肘肿胀、疼痛,活动受限1天。

症状及体格检查:外伤致右肘部肿胀、疼痛,活动时疼痛明显,屈伸活动时疼痛加重,右肘关节内侧和后侧压痛,可触及摩擦感,皮下有青紫瘀斑。舌暗红,苔薄黄,脉弦紧。

影像学检查:右肘关节X线片示骨质未见明显不连续。

临床诊断:右侧肘关节扭挫伤(气滞血瘀型)。

治则治法:活血行气,散瘀消肿。

内服方药:当归15g、川芎10g、乳香6g、没药6g、枳壳10g、骨碎补15g、陈皮15g、木通6g、大黄10g、桃仁12g、土鳖虫10g。3剂,水煎服,日1剂,分2次服。

同时嘱制动、冷敷患处以消肿止痛。

二诊:2020年5月15日。患者自述服药3天,右肘部疼痛基本消除,嘱患者避免拎重物。

【按语】

人体的皮肉筋骨、气血津液、脏腑经络是互相联系的。如筋骨痿弱无力,则易受外力作用而引起皮肉筋骨损伤。本病多由间接暴力致伤,如失足滑倒或由高处坠下,手掌着地,肘关节处于过度外展、伸直位置,即可致肘关节扭伤。

肘关节正常屈曲范围为135°~150°,过伸0°~10°,伸直时稳定,微屈时相对失稳,前

臂的旋转功能由上、下尺桡关节完成,环状韧带使上尺桡关节稳定。肘关节还有内、外侧副韧带及伸肌群、屈肌群和肌腱所包裹附着。根据外力方向、防御姿势,以外侧及前侧伤筋常见,内侧次之,后侧少见。临床上以关节囊、侧副韧带、环状韧带和肌腱等不同程度的损伤较多见。伤势日久,瘀阻关节不利,伤筋束骨能力下降,血肿机化,均可致关节挛缩强直。

本病在临床中的表现可有明显的外伤史,肘关节处于半屈伸位,肘部呈弥散性肿胀疼痛,功能障碍,有时出现青紫瘀斑,压痛点往往在肘关节的内后方和内侧副韧带附着部。初起时肘部疼痛,活动无力,肿胀常因关节内积液或肱桡关节后滑囊肿胀而加重,伸肘时鹰嘴窝消失。部分严重的肘部扭伤有可能是肘关节脱位后已自动复位,只有关节明显肿胀而无脱位征,易误认为单纯扭伤。若肿胀消失,疼痛较轻,但肘关节的伸屈功能不见好转,压痛点仍在肘后内侧,局部的肌肉皮肤较硬,可通过 X 线检查,确定有无合并骨化性肌炎。严重的扭挫伤要与骨折相区别,环状韧带的断裂常使桡骨头脱位合并尺骨上段骨折。在成人,可通过 X 线片确定有无合并骨折;在儿童骨骺损伤较难区别,可与健侧同时拍片对比检查,以免漏诊。

本病例系一青壮年,体质良好,有明显的外伤史,右肘部弥散性肿胀,有青紫瘀斑,活动受限。闪挫外伤等因素,导致气滞和血瘀并见,故治以活血行气、散瘀消肿为法。天池伤科经验方,药用当归、川芎活血止痛、行气开郁配以枳壳、桃仁、大黄、陈皮活血祛瘀、行气消瘀,乳香、没药、木通、土鳖虫行气活血力强,骨碎补补肾健骨兼以续筋接骨。上述诸药配伍共奏活血行气、散瘀消肿之功效。

─────── 医案四 ───────

舒筋通络、化痰通痹法治疗肘管综合征

赵某,女,65 岁,退休。

初诊:2020 年 3 月 30 日。

主诉:右手尺侧小鱼际及小指麻木、刺痛 3 年,加重 5 天。

症状及体格检查:3 年前无明显诱因出现右手尺侧小鱼际及小指麻木、刺痛,以及肘关节内侧的酸痛。经当地医院诊治,排除颈椎病,未系统治疗,在家休养后症状有所缓解,但时常反复,5 天前因劳累症状明显加重。右手尺侧小鱼际及小指麻木、刺痛,小指对掌无力,小鱼际肌和骨间肌萎缩,夹纸试验(+),Tinel 征(+),右小指肌力 3 级。舌暗红,苔白腻,脉弦。

肌电图检查:肌电图显示尺神经传导速度减慢。

临床诊断:右侧肘管综合征(痰浊闭阻型)。

治则治法:舒筋通络,化痰通痹。

内服方药:桑枝 20g、姜黄 15g、鸡血藤 30g、生黄芪 30g、桂枝 15g、赤芍 15g、川乌 10g(先煎)、生甘草 10g、血竭 2g(冲服)。7 剂,水煎服,日 1 剂,分 2 次服。

同时嘱制动。

二诊:2020 年 4 月 7 日。患者自述服药 7 天,右手尺侧小鱼际及小指麻木、刺痛症状略有缓解。效不更方,嘱继续服用 7 天。同时辅以针刺,穴位如下:小海、支正、腕骨、养老、

后溪、中渚、阳池、阿是穴,日1次,每次留针20分钟。

三诊:2020年4月15日。患者自述服药7天,右手尺侧小鱼际及小指麻木、刺痛症状明显缓解,右手肌力有所恢复。效不更方,嘱继续服用7天。同时辅以针刺,穴位如下:小海、支正、腕骨、养老、后溪、中渚、阳池、阿是穴,日1次,每次留针20分钟。

【按语】

尺神经卡压综合征又名肘管综合征,是上肢仅次于腕管综合征常见的神经压迫症之一。从肘关节以上10cm到肘关节以下5cm,都有可能发生尺神经受到压迫,然而尺神经可能受到压迫的位置是在尺神经通过肱骨内上髁后面的沟道,即所谓的肘管,在尺侧屈腕肌的长头与短头肌腱之间,就在皮肤下面的位置。

运动场上的直接撞击可以引发急性尺神经炎,慢性的尺神经压迫则大多数是由于长期以肘关节做支撑而导致神经的压迫受损,或是由于工作的缘故经常将肘关节维持在屈曲的位置。除此之外,部分运动选手因受伤导致尺神经的不稳定征象,会一直让尺神经反复脱位摩擦肘管引发慢性神经炎。

症状视压迫的严重度而有所不同:早期的症状是小指与环指的麻痹、刺痛,以及肘关节内侧的酸痛。麻痹的感觉可以向上放射至肩膀或颈部。若持续恶化,手掌的内侧肌肉可能会萎缩无力,甚至影响日常的活动,如打开罐子或转动钥匙会有困难。

本病例系一老年女性,平素体弱,加之年轻劳作时养护不当,气血不畅,痰瘀内阻,结于肘部,故见其症。故其治以舒筋通络、化痰通痹为法。天池伤科经验方,方中桂枝、桑枝、姜黄通行上肢经络;生黄芪、鸡血藤、血竭、赤芍益气养血、活血化瘀;伍川乌以除痹止痛;生甘草调和诸药,共奏舒筋通络、化痰通痹之功。

医案五

祛风除痹、通络止痛法治疗尺骨鹰嘴滑囊炎

李某,女,17岁,学生。

初诊:2020年9月20日。

主诉:右肘后部疼痛,活动受限1个月,加重1天。

症状及体格检查:1个月前无明显诱因出现右肘后部疼痛,尤其做伸屈活动时,肘后疼痛尤甚,自行按摩及口服止痛药后疼痛有所缓解,1天前因着凉后症状反复。右肘关节背面胀痛,局部肿胀。肘关节呈半曲状态,伸肘时疼痛加剧。肘关节背面触及囊样肿物,质软,可轻度移动,有波动感,轻微压痛。舌暗红,苔白腻,脉弦紧。

影像学检查:右肘关节X线片示骨质未见明显不连续。

临床诊断:右侧尺骨鹰嘴滑囊炎(风寒痹阻证)。

治则治法:祛风除痹,通络止痛。

(1)内服方药:秦艽15g、独活12g、熟地黄10g、川芎12g、制附子6g(先煎)、乳香10g、当归12g、白术10g、党参10g、桂枝12g。7剂,水煎服,日1剂,分2次服。

同时嘱制动,保暖。

(2)推拿治疗:理筋手法,每日1次。

患者取坐位,嘱患者放松患肢,操作者一手握拿患肢的腕部,另一手用拇指依次按揉上

臂、肱桡关节周围的软组织、前臂等,以有酸胀感为度,各按揉 2 分钟左右。后使患者肩外展,微屈肘,轻柔手法按摩尺骨鹰嘴部。慢性尺骨鹰嘴滑囊炎患者可采用揉散法,再拨打指间关节,弹拨臂丛神经、腕伸肌附着点。患肢被动运动,外展和伸直到患者能忍受的最大程度,幅度由小到大,再按揉放松肘关节周围的肌群。每日 1 次,每次 20 分钟,治疗 7 日。

二诊:2020 年 9 月 27 日。患者自述服药及推拿 7 天,右肘部疼痛明显缓解。效不更方,嘱继续服用 7 天。同时辅以推拿。

三诊:2020 年 10 月 5 日。患者自述右肘部疼痛基本消失。嘱患者注意休息,适当锻炼,注意保暖。

【按语】

尺骨鹰嘴滑囊炎又称"矿工肘""矿工瘤""学生肘"等。系指肱三头肌腱附着于尺骨鹰嘴处的 2 个滑囊,因急、慢性损伤而引起的充血、水肿及囊内积液等病理改变。

正常情况下,尺骨鹰嘴皮下囊、肱三头肌腱下囊和鹰嘴腱内囊可分泌滑液,润滑肱三头肌及相关筋膜。当尺骨鹰嘴发生损伤时,滑液渗出增多,而引起尺骨鹰嘴滑囊肿痛和关节活动受限,尺骨鹰嘴滑囊壁纤维化,局部肿胀。

本病的临床表现可有:

多见于矿工,此外工人、农民、运动员等也常见。患肘伸屈时肘后疼痛,局部稍肿,若合并感染,可有红、肿、热、痛。患肢不能伸直,但半屈状态下可提物,有外伤和劳损史,肘后疼痛伸屈不便。尺骨鹰嘴后部可触及一囊性肿块,有滑动及波动感,鹰嘴两旁的沟消失。

天池伤科经验方,秦艽为君药,对本病有止痛通痹、散湿祛寒的功效;独活、熟地黄能滋阴补血、止痛祛湿;川芎能通络活血;乳香能止痛舒筋;当归除强健筋骨外,对本病还有滋阴补肾的效果;党参能补中益气,白术益气健脾,制附子温阳止痛,桂枝散风祛寒。各药物共同发挥祛风除痹、通络止痛之用。

─── 医案六 ───

理筋手法治疗腕关节扭挫伤

郭某,男,22 岁,在校大学生。

初诊:2020 年 8 月 12 日

主诉:右腕部扭挫伤 1 小时。

症状及体格检查:外伤致右腕部扭挫伤,右侧腕关节疼痛、肿胀,伴活动受限、无力。舌质淡红,苔薄,脉弦紧。

影像学检查:右腕关节正侧位 X 线片示腕关节各组成骨无异常。

临床诊断:腕关节扭挫伤(气滞血瘀型)。

治则治法:活血化瘀,消肿止痛。

处方:

推拿治疗:理筋手法,每日 1 次。

在伤处附近选相应经络上适当穴位,如尺侧掌面可选手少阴心经的少海、通里、神门等穴,桡侧掌面可选手太阴肺经的尺泽、列缺、太渊等穴,桡侧背面可选手阳明大肠经的合谷、阳溪、曲池等穴,先行穴位按摩、揉捏 1 分钟,用点按法使之得气(即有较强的酸胀感),

持续约 1 分钟;再在伤处周围上、下、左、右用揉法,施行 3~5 分钟,同时配合拿法弹筋;接着用摇腕手法,在拔伸(先使腕关节屈曲到最大限度后,再用力使腕关节背伸)状态下,使腕部被动地做绕环、背屈、掌屈、侧偏等动作,以恢复正常的活动功能;最后再用擦法,以透热为度。

注意事项:告知患者治疗期间勿用力,注意休息,避免右腕部负重,遵医嘱行功能锻炼。

二诊:2020 年 8 月 19 日。患者诉腕部疼痛明显减轻,嘱患者避免右腕部负重,继续行功能锻炼。

【按语】

由于腕部筋伤,局部初期以渗出为主,后期以恢复为主,形成慢性炎症反应。久之腱鞘壁纤维化,软骨变性、钙化,易形成骨关节炎。所以本病应尽早治疗,且需给予充分重视。本病与外伤及劳损有关,突然或反复增加手及腕部的劳动强度或偏尺动作可诱发。中年人劳动量要适当,避免劳动量及劳动强度的突然增加。推拿治疗本病应根据患者体质、疾病性质、病程长短,根据中医气血、经脉、筋骨等理论施以不同的手法进行治疗,可以松解局部阻滞的经络、肌肉、筋膜的粘连,逐渐恢复患者关节的功能活动,使其尽可能取得满意的疗效,并嘱其做好预防。

第三节 腰髋部筋伤

医案一

宣发经气、活血通经法治疗急性腰扭伤

王某,男,58 岁,职员。

初诊:2019 年 8 月 13 日。

主诉:腰痛 7 天。

症状及体格检查:7 天前因活动中不慎扭伤腰部后出现腰部疼痛,活动受限,仰俯不能,转侧不利,卧床休息后症状略有减轻。脊柱腰段生理曲度变直,且有侧弯,双侧竖脊肌明显紧张,活动受限,腰 4~5 棘间及棘旁压痛(+),叩击痛(+),放射痛(-),双侧直腿抬高试验:双 70°(-)。舌质暗红,舌苔薄白,脉弦紧。

影像学检查:X 线检查示腰椎生理曲度变直,椎体前后缘不同程度增生,腰椎退行性病变。

临床诊断:急性腰扭伤(气滞血瘀型)。

治则治法:宣发经气,活血通经。

内服方药:腰痛宣发汤。地龙 15g、苏木 10g、麻黄 4g、黄柏 12g、当归 15g、桃仁 10g、甘草 8g、肉桂 3g。7 剂,水煎服,日 1 剂,分 2 次服。

二诊:2019 年 8 月 20 日。患者自诉腰部无明显疼痛,活动度明显改善。

【按语】

急性腰扭伤是一种较常见的腰部外伤,属于中医学闪腰、岔气范畴。多由于弯腰提取重物用力过猛或弯腰转身突然闪扭,使腰部肌肉强烈收缩,而引起腰部肌肉和筋膜受到过

度牵拉、扭伤,甚至撕裂。腰部肌肉筋膜的损伤和腰部韧带的损伤相互之间有密切的联系,如韧带(主要是棘上、棘间韧带)损伤后,在屈腰过程中的支持力量势必减弱,需要由肌肉筋膜来代偿,此时肌肉筋膜亦易受到损伤;反之,肌肉筋膜损伤后,韧带有时也随之受伤。腰段脊柱介于固定的胸段和骶段之间,既承受着身体 1/2 的重量,又经常进行各种复杂的运动,而周围只有一些肌肉、筋膜、韧带等组织,无骨性结构保护。在腰部承重和运动时,过度的负重、不良的弯腰姿势所产生的强大的拉力和压力,容易引起腰部的肌肉、筋膜、韧带损伤。

腰痛宣发汤源自《医宗金鉴》,具有宣发经气、活血通络之功。主治跌打损伤留于太阳经引起的腰脊疼痛。方中麻黄、肉桂具有发越太阳经气、通调经隧之功;当归、地龙、桃仁、苏木活血祛瘀通经络,治疗腰脊留瘀;黄柏功具反佐之力,牵制麻黄之温燥;生甘草调和诸药。临证兼气滞加木香、枳壳;兼血瘀加土鳖虫、红花;兼肾虚加骨碎补、杜仲。麻黄之应用当视患者体质及气候斟酌用量,须当谨慎。

——— 医案二 ———

活血化瘀、通络止痛法治疗第三腰椎横突综合征

胡某,女,45 岁,售货员。

初诊:2020 年 5 月 27 日。

主诉:腰腿痛 3 个月。

症状及体格检查:患者自诉平日工作劳累,腰腿痛时轻时重,近因劳累加重,致腰痛加重,右大腿放射痛,行走困难。经某医院按摩、理疗、服药不见好转。腰活动受限,腰 2~4 椎体棘突旁(右)压痛(+),并向右下肢放射,右大腿外侧皮肤感觉迟钝;直腿抬高左 90°、右 50°,右跟腱反射减弱。

影像学检查:X 线检查示脊柱腰段正常,第 3 腰椎横突先天发育较长。

临床诊断:第三腰椎横突综合征。

治则治法:活血化瘀,通络止痛。

处方:

(1) 推拿治疗:①推法。术者用两手大鱼际,自患者下腰部中线向左右两侧分推。②滚法。术者用手背掌指关节的突出部,沿患者足太阳膀胱经的经线自上而下地滚动,至腰部时稍加力,直至下肢(患侧)足跟部,反复 3 次。

(2) 挑刺:局部常规消毒,于第 3 腰椎横突纤维性硬结处,用三棱针挑刺,以挑破表皮、挑断部分肌纤维为度。每周 1 次,最多 3 次。

【按语】

第三腰椎横突综合征,又称"第三腰椎横突周围炎""腰三横突滑囊炎""第三腰椎横突痛"等,是以第 3 腰椎横突部位明显压痛为特征的腰部损伤性疾患。以前对本病的认识不足,多笼统归于"慢性腰痛""腰肌纤维组织炎""风湿病"等范畴。本病好发于从事体力劳动的青壮年,多有轻重不等的腰部外伤史。第 3 腰椎是腰椎生理曲度前突的顶点,居于 5 个腰椎中间,是腰椎前屈后伸、左右旋转的活动枢纽。腰 3 横突最长,是腰肌和腰方肌的起止点,并有腹横肌、背阔肌的深部筋膜附着,故腰腹部肌肉收缩时,此处受力最大,易使

附着点处撕裂损伤,且所承受杠杆作用最大,附于其上的韧带、肌肉、筋膜所承受的应力最大,故最易损伤。

第三腰椎横突综合征临床表现多见于腰部及臀部弥散性疼痛,有时可向大腿及腘窝处扩散,但多不超过膝关节。腰部活动时或活动后疼痛加重。第3腰椎横突处有局部性压痛。腰部功能多无明显受限,直腿抬高试验可呈阳性,但多超过50°,加强试验阳性。影像学检查可显示一侧或双侧第3腰椎横突过长,有时左右两侧横突不对称,或向后倾斜。

本病应与腰椎间盘突出症及急慢性腰扭伤相鉴别:①第三腰椎横突综合征的特点是持续性的;②急性损伤者,疼痛可放射至臀、腿部,但一般不超过膝关节;③症状可不因复压增高而加重;④腰3横突端有明显压痛点,有的可触及肌肉痉挛结节;⑤X线检查:腰3横突过长,左右不对称。

对本病的治疗,先用三棱针为对其纤维硬结进行挑刺,以舒筋散结、缓解痉挛、宣通经气、活血散瘀,患者可愈。配合推揉手法促进经络的气血运行,舒缓患者急性症状,改善腰部血液循环、解除痉挛、疏通气血、调整紊乱关节,以达到镇痛的目的。

─────── 医案三 ───────

二步十法治疗腰椎间盘突出症

黄某,女,54岁,退休。

初诊:2020年3月14日。

主诉:腰部疼痛伴右下肢疼痛4年,加重10天。

症状及体格检查:该患者缘于4年前因劳累而出现腰及右下肢疼痛症状,曾去多家医院就诊,症状经物理治疗后可好转。10天前大量家务劳动后出现腰及右下肢疼痛症状加重。现患者腰及右下肢疼痛,活动受限,腰膝酸软,手脚发凉,小便无力,大便尚可,舌质紫暗,苔薄白,脉沉紧。腰椎生理曲度尚可,无左右侧弯、后凸畸形。腰3~骶1椎体棘突上及棘突旁2cm处压痛、叩击痛(+)。腰椎活动度受限:前屈40°,后伸10°,左右侧弯15°。右下肢直腿抬高试验50°(+),加强试验(+)。

影像学检查:腰椎CT示腰4/5、腰5/骶1椎间盘突出。

临床诊断:腰椎间盘突出症(气滞血瘀型)。

治则治法:滋补肝肾,活血化瘀止痛。

处方:

第一步运用按、压、揉、推、滚5个轻手法。

(1)按法:术者以两手拇指掌侧面自患者上背部沿脊柱两旁足太阳膀胱经的第2条经线,由上而下按摩至腰骶部,连续3次。

(2)压法:术者两手交叉,右手在上,左手在下,以手掌自患者第1胸椎开始沿棘突向下按压至腰骶部,左手于按压时稍向足侧用力,连续3次。

(3)揉法:术者单手张开虎口,拇指与中指分别置于患者两侧肾俞穴,轻轻颤动,逐渐用力,重复3次。

(4)推法:术者用两手大鱼际,自患者下腰部中线向左右两侧分推,重复3次。

(5)滚法:术者用手背掌指关节的突出部,沿患者足太阳膀胱经的经线自上而下滚动,至腰部时稍加力,直至下肢(患侧)足跟部,反复3次。

第二步运用摇、抖、扳、盘、运5个重手法。

(1) 摇法:术者两手掌置于患者腰臀部,推摇患者身躯,使之左右摆动,连续数次。

(2) 抖法:术者立于患者足侧,以双手握住其双踝,用力牵伸与上下抖动,使患者身体抖起呈波浪形活动,连续3次。

(3) 扳法:分为俯卧扳法和侧卧扳法,俯卧扳法又分为俯卧扳腿法和俯卧扳肩法。

1) 俯卧扳法:①俯卧扳腿法。术者一手按压患者第3、4腰椎处,一手托对侧膝关节,使关节后伸至一定程度,双手同时相对交错用力。恰当时可听到弹响声,左右各做1次。②俯卧扳肩法。术者一手按压患者第4、5腰椎处,一手扳起对侧肩部,双手同时交错用力,左右各做1次。

2) 侧卧扳法:患者侧卧,健肢在下伸直,患肢在上屈曲。术者立于患者腹侧,屈双肘,一肘放于患者髂骨后外缘,一肘放于患者肩前(与肩平),相互交错用力。然后换体位,另侧再做一次。

(4) 盘法:分为仰卧盘腰法与侧卧盘腿法。

1) 仰卧盘腰法:患者仰卧,屈膝屈髋。术者双手握其双膝,使贴近胸前,先左右旋转摇动,然后推动双膝,使腰及髋、膝过度屈曲,反复做数次;继之以左手固定患者右肩,右手向对侧下压双膝,扭转腰部;然后换右手压患者左肩,左手向相反方向下压双膝,重复1次。

2) 侧卧盘腿法:患者侧卧,健肢在下伸直,患肢在上屈曲。术者站于患者腹侧,一手从患肢下绕过按于臀部,前臂托拢患者小腿,以腹部贴靠于患者膝前方,一手握膝上方,前后移动躯干,使患者骨盆产生推拉动作,带动腰椎的活动;然后嘱患者屈髋,使膝部贴胸,术者一手向下方推屈膝部,一手拢住臀部,以前臂托高患肢小腿,在内旋的动作下,使患肢伸直。

(5) 运法:术者以左手握患者膝部,右手握其踝部,运用徐缓加提的运动手法,使患肢做屈曲伸直动作,徐缓地抬高并伸展。

【按语】

腰椎间盘突出症,又称“腰椎纤维环破裂症”,好发于20~40岁青壮年,男性多于女性;多数患者因腰扭伤或劳累而发病,少数可无明显外伤史;是一种较常见的顽固性腰腿痛病。腰椎间盘发生退行性病变,并在外力的作用下,使纤维环破裂、髓核突出,刺激或压迫神经根而引起腰痛及下肢坐骨神经放射痛等症状为特征的腰腿痛疾患。就其临床表现看,当属中医学“痹证”“腰腿痛”范畴。多因劳累过度,跌仆扭闪,外感风寒湿邪,致邪留经脉——督脉、足太阳膀胱经,两经气血运行失调所致。《诸病源候论》云:“伤损于腰而致痛也,此由损血搏于背脊所为”。故此出现“背脊强直(活动受限),腰痛似折,下延腘(放射痛)”等症。腰为肾之府,肾虚则腰痛,说明腰痛乃肾虚为本。肾主骨生髓,肾精亏损,则骨髓筋脉失养,故肾精亏损是病之本,与跌仆损伤、风寒湿邪等有关。

手法治疗本病的理论基础,是建立在营卫气血、经络学说的基础上。中医学认为,人之生存,必须依赖于气血,举凡脏腑经络、骨肉皮毛,都必须由气血来温煦濡养。经络是人体气血循行的路线,经络内连脏腑,外达肌表,贯通并网络整个机体,在人体来讲,是无处不在的。所以《素问·血气形志》说“经络不通,病生于不仁,治之以按摩醪药。”说明营卫不和,经络气血滞而不宣,故生麻木不仁,宜用推拿和药酒宣通经络,调和营卫,使气血周流,其病可愈。

就腰椎间盘突出症的临床表现来看,属于由腰背部督脉和足太阳膀胱经两经气血运行失调所致。然本病多有外伤史,伤损于腰而致痛,运用手法治疗,使经络气血得以宣通,则骨正筋柔,其痛自止。正如《医宗金鉴》所说:"按其经络,以通郁闭之气,摩其壅聚,以散瘀结之肿,其患可愈。"

又根据本病乃椎间盘突出物压迫脊髓神经根为主要因素,只行一推一拿之法,对本病之治恐有所不及,因而用摇、抖等重手法,可以改变病变椎间盘的位置,加宽椎间隙,利用纤维环外层及后纵韧带的张力,迫使突出的椎间盘还纳。再通过扳、盘等重手法,以分离粘连及受压的神经根,特别是侧扳手法,可使上、下两椎体互相旋转、扭错,将突出物带回原位或变小。此乃治其根本之法。

——— 医案四 ———

补肾通督壮腰法治疗腰椎管狭窄症

钱某,男,66岁,退休。

初诊:2019年10月16日。

主诉:腰痛伴双下肢疼痛5年,加重1年。

症状及体格检查:腰部疼痛,活动受限,双下肢疼痛,以右腿为著,走路时双侧小腿疼痛症状加重,间歇性跛行,尿急、畏冷、自汗。腰部活动后伸受限,且牵扯双下肢疼痛,下腰部广泛压痛,腰骶部为著,直腿抬高:左40°,右30°;两小腿腓肠肌压痛(+),双足趾背伸无力。舌质暗红,苔白,脉细弱。

影像学检查:CT示腰骶椎间盘变性,椎管狭窄。

临床诊断:腰椎管狭窄症(肾虚血瘀型)。

治则治法:补肾通督壮腰。

内服方药:熟地黄30g、鹿角霜20g(先煎)、肉苁蓉15g、淫羊藿15g、鸡血藤20g、制附子10g(先煎)、山茱萸20g、枸杞子15g、骨碎补15g、川杜仲20g、丹参15g、怀山药15g、广陈皮15g。12剂,水煎服,日1剂,分2次服。

二诊:2019年10月28日。患者症状减轻,唯自汗、全身乏力仍然。按前方减山药、陈皮,加以补气健脾之人参15g、白术20g,继服12天。

三诊:2019年11月10日。患者腰痛明显减轻,双下肢疼痛亦明显好转。汗少,力疲亦轻。

【按语】

《灵枢·经脉》云:"人始生,先成精,精成而脑髓生,骨为干,脉为营,筋为刚,肉为墙,皮肤坚而毛发长,谷入于胃,脉道以通,血气乃行。"以上说明骨的生长、发育等均依赖于肾之精气的充养。若禀赋不足及后天失养导致肾精亏虚,则肾不能发挥主骨生髓及主生长发育的功能,导致骨骼生长、发育紊乱,出现形态及功能上的改变。《素问·上古天真论》云:"三八,肾气平均,筋骨劲强……四八,筋骨隆盛,肌肉满壮。五八,肾气衰,发堕齿槁。六八,阳气衰竭于上……七八,肝气衰,筋不能动,天癸竭,精少,肾藏衰,形体皆极。八八,则齿发去"。以上都说明年龄及慢性劳损可导致肾气不足、肾府失养,从而出现腰腿痛等症。

腰椎管狭窄的发病原因包括2个方面。①内因:肾气亏虚;②外因:慢性劳损和急性损伤、外感风寒湿邪。随着年龄的增长,肾精肾气逐渐衰竭,因而不能发挥主骨生髓的生理功能。"腰者,肾之府,转摇不能,肾将惫矣……骨者,髓之府,不能久立,行则振掉,骨将惫矣。"《诸病源候论》也指出:"夫腰痛,皆由伤肾气所为。"腰者,一身之要也,是人体活动之枢纽,故易产生劳损,过劳则伤肾,加之外伤后延误治疗或治而不愈而成慢性劳损,造成肾虚不固,血瘀气滞,而致腰腿部经脉痹阻,不通则痛,为本虚标实之证。故治疗上应以补肾、祛瘀止痛兼以治标的原则,故其治以补肾通督为法。

在现代医学的角度来看,腰椎管狭窄症是指腰椎椎管或神经根管、椎间管因先天发育或后天各种因素(退变、外伤、失稳及其他)使骨性或纤维性结构异常,导致单处或多处管腔内直径减小而引起的马尾神经或神经根受压,出现以腰腿疼痛、间歇性跛行为主要临床症状的综合征。属中医学"痹证""腰腿痛""肾虚腰痛"的范畴。腰椎间盘突出症多见于青壮年,起病较急,有反复发作、时好时坏的病史,腰痛合并有放射性腿痛。在体征上,多显示有脊柱侧弯,生理前凸减弱或消失,在下腰部棘突旁1~2cm处有压痛,并向一侧下肢放射,直腿抬高试验和加强试验阳性。而椎管狭窄症多见于40岁以上的中年人,起病缓慢,与中央型椎间盘突出常为突然发病不同,主要症状是腰痛、腿痛和间歇性跛行。腰痛主要在下腰部及骶部,站立行走时加重,坐位及侧卧位屈髋时减轻。腿痛主要因骶神经根受压所致,常累及两侧,咳嗽时常不加重,但步行时加重,或伴有下肢感觉异常,运动乏力,特称为马尾性间歇性跛行。

本病例系一退休工人,素体较弱,积劳成疾(慢性劳损),故腰痛绵绵,腰痛不已,且自汗,身疲,尿急,脉细弱,手足不温,一派肾阳虚衰,经脉滞而不畅之象。故其治以补肾通督为法。用自拟"补肾通督壮腰汤"。方用熟地黄为君药,以其甘温滋肾以添精,此本阴阳互根、于阴中求阳之意;鹿角霜、淫羊藿、肉苁蓉、制附子温补肾阳而祛寒,山茱萸、枸杞子以养肝血,助君药滋肾养肝,鸡血藤、丹参通经活络而止痛,川杜仲、骨碎补补肝肾壮筋骨,怀山药、广陈皮补中养脾,以辅佐君药,发挥其补肝肾、养脾胃、通经活络之力。在治疗过程中,益以参术以补元气、强脾胃,于是先天之肾气得补,后天之脾气将复,自汗身疲无不瘳矣。

医案五

活血祛瘀、消肿止痛法治疗梨状肌综合征

安某,男,43岁,公务员。

初诊:2019年8月25日。

主诉:右臀部疼痛,伴右下肢麻痛1个月,加重5天。

症状及体格检查:该患者于1个月前因劳累后右臀部疼痛,伴右下肢麻痛,休息后略缓解,5天前劳累后疼痛进一步加重。现右臀部疼痛,活动不利,右下肢麻痛,纳可,寐佳,二便调。腰部无明显畸形及压痛。右侧梨状肌投影部压痛明显,向大腿后侧及小腿后外侧放射性疼痛,右侧髋内旋、内收活动受限;右侧直腿抬高试验:50°,加强试验(+),超过60°疼痛减轻;右侧梨状肌紧张试验(+)。舌质暗红,苔薄白,脉弦紧。

影像学检查:髋关节X线片未见明显异常。

临床诊断:右侧梨状肌综合征(气滞血瘀型)。

治则治法:活血祛瘀,消肿止痛。

处方:以手法治疗为主,辅以活血消肿汤。

(1) 推拿治疗:理筋手法,间日1次。

患者俯卧位,自然放松下肢,术者立于患侧,手法如下:①用揉法、滚法于梨状肌体表部位,并用拇指指腹弹拨理顺梨状肌条索状和束状隆起,松解粘连,约5分钟。②用肘尖、拇指腹、屈曲的中指指间关节点按梨状肌和环跳、殷门、承扶、委中、承山、昆仑、足三里等穴位约10分钟。③左手掌根按压住梨状肌,右手肘窝挎住患肢膝上前方,两手同时用力,向上扳动大腿3次。④抗牵伸法:一助手固定患者两侧腋部,另一助手与术者各握持踝关节上部,进行对抗性逐渐用力牵伸,重复3次。⑤屈膝屈髋按压法:患者仰卧位,术者将患者髋、膝进行强力屈曲,并用力向后外方进行顿挫性按压。⑥屈髋牵张法:将患肢进行直腿抬高达90°,助手在抬高的足底前部做背屈动作3次。⑦在梨状肌处用叩击法及掌根按压10秒,镇静收功。

(2) 内服方药:活血消肿汤。当归20g、白芷10g、桑枝10g、白芍15g、续断15g、川芎15g、丹皮10g、五加皮5g、杜仲20g、生地黄15g、桃仁10g、红花10g、牛膝15g。14剂,水煎服,日1剂,分2次服。

嘱患者卧床休息。

二诊:2019年9月11日。经上述治疗后,患者自诉右臀部无明显疼痛,肿胀消退,故停用汤药,继手法治疗1周。嘱患者适当进行臀部肌肉功能锻炼。

【按语】

梨状肌为臀部一深层肌肉,起于骶骨前方,穿过坐骨大孔,止于股骨大转子,由于该肌所处的特殊部位,故当劳动或运动时姿势不当,极易导致慢性损伤及扭伤。梨状肌综合征属中医学"痹证"范畴,多数是由于劳累闪挫,臀肌扭伤而致经络受损,气滞血瘀,或风寒湿邪侵袭患处,流注经络而致气血痹阻,不通则痛。西医学认为,梨状肌综合征或是由于扭挫,或是腰臀部的感染,或是损伤造成的肌膜破裂,或是部分肌束断裂,致局部充血、水肿、肌肉痉挛,再加上坐骨神经与梨状肌关系的变异,常可压迫、刺激坐骨神经,而引起臀部及大腿后外侧疼痛、麻痹。肌电图提示潜伏期延长,纤颤电位等神经受损表现。俯卧位时可在臀中部摸到较硬或隆起的梨状肌。梨状肌张力试验阳性。

治疗梨状肌综合征当以活血祛瘀消肿,通络止痛为主。手法治疗能够有效地缓解局部肌肉痉挛,松解粘连,使经脉之气贯通,气血平和,达到通而不痛的目的。同时,可促使神经兴奋和抑制过程达到相对平衡而起到治疗作用。局部理疗可以促进局部炎症吸收,减少组织液渗出,改善血液循环,使人体失调的状态得到调整并达到相对平衡,起到解痉镇痛、舒筋活络的作用。

本病例系损伤后引起的筋络损伤,血瘀气滞。根据"气伤痛,形伤肿""客于脉中则气不通""痛则不通"的原理,故治疗以活血祛瘀、消肿止痛为主。运用推拿手法治疗,使经络气血得以宣通,则骨正筋柔,其痛自止。方用当归活血养血,以达祛瘀养筋之效;桃仁、红花、川芎加强活血祛瘀之功;丹皮、生地黄滋阴养血活血;白芍养血柔肝、舒筋止痛;杜仲、续断补肝肾、续筋骨;白芷消肿止痛;桑枝祛风通络、消肿;五加皮祛风湿、强筋骨;牛膝活血强筋,引药下行。

─────── 医案六 ───────

拇指弹拨法治疗臀上皮神经损伤

戴某,男,49岁,职员。

初诊:2020年1月14日。

主诉:左臀部疼痛伴左下肢麻痛6个月。

症状及体格检查:左臀部疼痛伴左下肢麻痛6个月,劳累后疼痛加重,经休息后未见明显好转。左臀部疼痛伴左下肢麻痛,弯腰、转体、坐下或起立等动作时,疼痛加重。骶骨嵴中部压痛,左臀上部触及痛性皮下条索状小结节。饮食可,寐差,二便正常。舌质紫暗,苔薄白,脉弦。

影像学检查:髋关节X线片未见明显异常。

临床诊断:左侧臀上皮神经损伤(气滞血瘀型)。

治则治法:活血祛瘀,消肿止痛。

处方:推拿治疗。理筋手法,每日1次。

先用滚揉手法使紧张或痉挛的腰肌放松,然后以拇指螺纹面着力于压痛点(病灶)处,与肌纤维排列作垂直横向拨动条束状肌肉来消除压痛与条束状肌紧张。用力要刚中有柔,轻重交替、时轻时重。反复操作20次左右。

经7天治疗,患者症状体征基本消失,仅留有轻微的症状,能恢复原工作。

【按语】

臀上皮神经炎是临床上较为常见的疾病,临床以患侧臀部刺痛、酸痛、撕扯样痛,并伴有患侧大腿后部牵拉样痛但多不过膝,弯腰起坐活动受限为主要临床表现。西医学认为,本病的发生与解剖性因素、全身性因素、姿势和职业性因素、应力集中、筋膜间室内高压等有关。臀上皮神经炎患者大多有腰骶部扭伤史或有受风寒史。当外界风寒湿邪侵及腰臀区时或突然腰骶扭伤或局部直接暴力撞击,使臀上皮神经在髂嵴下的一段受到损伤,并使局部软组织损伤造成周围的肌肉筋膜等组织充血、水肿、炎症,继而导致粘连肥厚(出现条索状结节),因此压迫周围营养血管以致供血不足或直接压迫神经而产生疼痛。

腰臀部软组织发生急慢性损伤,或外感风寒时,臀上皮神经往往同时受累。急性损伤后可引起神经周围的组织充血水肿甚至出血,如果不加以及时治疗,可演变为慢性损伤。臀上皮神经经解剖证实没有沟槽结构,当背部皮肌长期紧张时,走行于髂嵴上方的部分神经或纤维束,容易受到磨损,产生水肿,神经轴突和髓鞘发生变性反应,神经束呈梭状增粗,周围组织发生无菌性炎症,从而产生慢性神经痛。

臀上皮神经在越过髂嵴进入臀部时,被坚强的竖脊肌及腰背筋膜在髂嵴上缘附着处形成的扁圆形骨纤维性管固定,神经即由此隧道穿过,神经多数先在深筋膜的夹层中斜经臀肌间沟的上部,或平行于臀肌间沟的双层筋膜中,下行一段距离后再至皮下。这种骨纤维管虽有保护神经免遭受压的作用,但如此管变形、缩窄即能压迫神经,或腰部急性扭伤时,被牢固固定的神经受到牵拉,也可引起臀上皮神经的损伤。臀上皮神经入臀后,继续在浅筋膜中走行,可达大腿后面下端,疼痛可窜至膝部。

中医学认为,本病病因包括外因及内因,病机为筋脉受损、正气内虚、气血阻滞、痰湿积聚、脉络不畅。拇指弹拨法治疗臀上皮神经损伤可放松紧张或痉挛的肌肉,减少对神经的牵拉刺激。由于肌肉筋膜的松弛,可扩大骨纤维管的容积,有利于被卡压的神经回归原位。同时局部的手法可以直接施力消除或减轻神经的水肿、肿胀,牵拉神经归位,或可"散筋结",解除对神经的压迫、刺激;还有增加血液循环促进炎症吸收等作用,总之能调理气血、通经活络,达到"通则不痛"的目的。所以只要诊断明确,施以正确的手法,多能达到立竿见影之效。

第四节 膝踝部筋伤

——— 医案一 ———

扶正壮骨法治疗膝关节创伤性滑膜炎

李某,男,48 岁,职员。

初诊:2019 年 8 月 25 日。

主诉:左膝关节疼痛伴活动不利 2 个月,加重 7 天。

症状及体格检查:患者自述 2 个月前不慎摔倒导致左膝关节损伤,左膝关节疼痛、活动不利,感寒后加重。左膝关节局部压痛、肿胀,皮温正常,皮肤色淡,左膝内、外膝眼饱满,浮髌试验(+)。舌质淡红,苔白腻,脉滑。

影像学检查:左膝关节 MRI 示髌下脂肪垫损伤、骨髓水肿,关节腔内大量积液。

临床诊断:左膝关节创伤性滑膜炎(脾肾阳虚型)。

治则治法:温阳健脾,强筋壮骨。

治疗:

(1) 内服方药:人参 15g、茯苓 15g、白术 15g、山药 15g、白扁豆(炒)12g、莲子 8g、薏苡仁(炒)8g、香粳米 50g、砂仁 8g、桔梗 8g、甘草 12g、牛膝 15g、煅龙骨 30g(先煎)、煅牡蛎 30g(先煎)。7 剂,水煎服,日 1 剂,分 2 次服。

(2) 推拿:理筋手法,每日 1 次。

先伸直膝关节,然后充分屈曲,再自然伸直,可使局限的肿胀消散,疼痛减轻,在肿胀处及其周围进行按压、揉摩、拿捏等手法,以温煦筋膜、消散肿胀。并主动练习膝关节屈伸活动,直腿抬高运动。

二诊:2019 年 9 月 24 日。经过 4 周治疗,患者疼痛、肿胀症状消失,关节活动自如,浮髌试验(-)。嘱患者进行康复性功能锻炼,先从肌肉低强度锻炼开始,开始做膝关节的屈伸运动,活动范围逐步增加。逐渐到膝关节负重下蹲练习。

【按语】

本病中医称为"膝痹病",多由风寒湿三气杂合而成,一般夹寒者为多,或肥胖之人,湿气下注于关节而发病,如不及时治疗,关节滑膜就可在长期慢性刺激和炎性的反应下逐渐增厚,出现纤维化,引起关节粘连,影响正常活动。

方剂的组成包括人参、白术、茯苓、山药、莲子、薏苡仁、白扁豆、砂仁、桔梗、甘草、煅龙骨、煅牡蛎、牛膝。其中君药为山药、莲子,臣药为人参、白术、茯苓、牛膝、煅龙骨、煅牡蛎,佐药为薏苡仁、白扁豆、砂仁,使药为桔梗、甘草。配伍特点:虚实并治、药性平和,调理脾胃的同时强筋壮骨。此方通宣三焦,提上焦,涩下焦,而以醒中焦为要者也。人参、茯苓、白术加甘草,则成四君矣。按四君以人参、茯苓为胃中通药,胃者腑也,腑以通为补也;白术、甘草为脾经守药,脾者脏也,脏以守为补也。茯苓淡渗,下达膀胱,为通中之通;人参甘苦,益肺胃之气,为通中之守;白术苦能渗湿,为守中之通;甘草纯甘,不兼他味,又为守中之守也,合四君为脾胃两补之方。加白扁豆、薏苡仁以补肺胃之体,桔梗从上焦开提清气;引以香粳米,亦以其芳香悦土,以胃所喜为补也,上下斡旋,无非冀胃气渐醒,可以转危为安也。如此,浑身脾胃之气恢复强健,则水液不再积聚,可增强患者自身运化功能,恢复效果更佳。

急性损伤后,可将膝关节进行一次充分的伸直、屈曲活动,可解除关节内组织的紊乱和滑膜嵌顿,局限的血肿消散,减轻疼痛。慢性期,手法的目的主要是疏通气血,解除粘连,滑利关节,防止肌肉萎缩。

注意要正确处理休息与活动关系。急性滑膜炎,在积液未消退前,应适当制动为主,过早活动,易导致慢性滑膜炎。在休息与制动阶段,应进行股四头肌收缩锻炼,积液消退后,再开始膝关节活动。强调股四头肌锻炼是治疗中的关键。

——— 医案二 ———

活血祛瘀、消肿止痛法治疗右膝关节创伤性滑膜炎

黄某,女,42岁,职员。

初诊:2020年5月10日。

主诉:右膝部肿痛3个月,加重10天。

症状及体格检查:3个月前因摔倒致右膝部扭伤,伤后即出现右膝部肿胀、疼痛,活动不利,近10天因劳累症状逐渐加重。现症:右膝部肿胀、疼痛,活动不利,纳可,寐佳,小便黄,大便略干。右膝关节中度肿胀,内外膝眼处压痛(+),屈伸轻度受限,右浮髌试验(+)。舌质暗红,苔黄腻,脉弦紧。

影像学检查:X线片示右膝关节间隙略增宽,未见骨质异常。

诊断:右膝关节创伤性滑膜炎(血瘀气滞型)。

治则治法:活血祛瘀,消肿止痛。

治疗:

(1)内服方药:当归尾15g、骨碎补15g、土鳖虫10g、赤芍15g、红花20g、桃仁10g、泽兰10g、薏苡仁30g、苏木10g、川牛膝15g、炙乳香5g、炙没药5g、广陈皮15g、延胡索10g、水蛭7g、王不留行20g(包煎)。5剂,水煎服,日1剂,分2次服。

(2)外用:熏洗2号熏洗右膝部,每日2次,每次30分钟以上,熏洗1周。

二诊:2020年5月17日。患者自诉右膝关节肿胀渐退,压痛减轻,屈伸活动轻度受限,浮髌试验(+)。辨证:本病仍系血瘀气滞之证,故原方不变,续服1周,熏洗2号熏洗右膝部2周。嘱患者禁食辛辣、油腻食物,适当进行膝关节功能锻炼。

三诊:2020年6月1日。经治疗后患者右膝关节肿胀基本消失,无明显压痛,屈伸活动良好。辨证:瘀血已散,气机得以行,故继用熏洗2号熏洗右膝部1周,以巩固疗效。嘱患者加强膝关节功能锻炼,避风寒,注意保暖。

随诊治疗后症状基本消失,膝关节屈伸自如。追诊 1 年未见明显症状。

【按语】

膝关节是全身关节中滑膜面积最大的关节,关节腔内除股骨下端、胫骨平台和髌骨的软骨外,其余的大部分均为关节滑膜所覆盖。滑膜内富有血管,血液循环丰富,滑膜细胞可分泌滑液,可保持关节软骨的润滑,减少摩擦,并能扩散关节活动时所产生的热量。一旦滑膜病变,不能及时有效治疗,发生滑膜功能障碍,则影响关节活动,长期不愈甚至能引发软骨受损,逐渐演变为骨关节炎。

创伤性膝关节滑膜炎的产生,主要是瘀血、水湿滞留筋肌,遏阻气血周流所致。本病因瘀而造成气血运行不畅,则见筋膜瘀滞、水肿、增厚。由于外伤引起,以邪实为主,故在治疗上应辨证施治,祛邪兼以扶正。在内服中药的同时,要积极加强股四头肌的舒缩活动,以促进残留的肿胀消退。这对维持膝关节的稳定性,巩固疗效具有积极意义。

本病例系一膝部扭伤后为病,局部出血与渗液积滞,不得流行,故为肿为痛。其治以活血祛瘀、消肿止痛为主,配以除湿化瘀、理气调中的中药口服,共奏活血祛瘀、消肿止痛之功。选用具有活血化瘀、舒经活络、祛风除湿、逐水消肿的中药外洗患肢,有利于改善局部的血液循环,减少渗出,降低炎性反应,消肿止痛,加速病理产物的吸收排泄;中药外洗的热效应和药物反应使痹阻凝滞得以温通,从而加快滑膜损伤的愈合和关节功能的恢复,对增强膝周肌力,防止肌肉萎缩起到积极的作用。

──────── 医案三 ────────

养阴祛邪,清热解毒,通利关节法治疗膝关节滑膜炎

陈某,男,65 岁,退休。

初诊:2020 年 4 月 20 日。

主诉:双膝关节肿痛 5 年,加重 12 天。

症状及体格检查:5 年前因劳累出现双膝部疼痛、肿胀,腿软无力,上下楼梯及下蹲时疼痛加重,重压时疼痛明显,疼痛难以忍受,夜间疼痛,休息后缓解。近 10 天因劳累症状逐渐加重,双膝关节周围压痛(+),双膝关节局部皮温较高,活动受限,双侧半月板挤压试验(−),双侧浮髌试验(+),双膝腱反射未见异常。双小腿部分肌肉略有萎缩。舌质红,苔薄黄,脉弦紧。

影像学检查:膝关节 X 线示双侧股骨远段、胫骨近段不同程度增生,髌骨前后缘不同程度增生,局部骨密度减低,髌骨上下骨赘形成,胫骨髁间棘变尖,膝关节间隙内侧变窄。膝关节 MRI 示膝关节间隙狭窄,胫骨髁间隆起变尖,内外侧半月板内可见条状高信号,髌上囊及关节腔内可见积液。

临床诊断:双膝关节滑膜炎(湿热内蕴型)。

治则治法:养阴祛邪,清热解毒,通利关节。

内服方药:黄芪 60g、远志 10g、牛膝 15g、石斛 15g、金银花 15g。7 剂,水煎服,日 1 剂,分 2 次服。

二诊:2020 年 4 月 27 日。患者疼痛明显减轻,上下楼梯及下蹲时偶有疼痛。原方续服 7 剂,嘱患者加强股四头肌功能锻炼。

经 2 周治疗,患者疼痛、肿胀症状消失,关节活动自如。

【按语】

膝关节滑膜炎可分为急性滑膜炎和慢性滑膜炎。

急性滑膜炎多因暴力直接打击、挫伤、创伤、关节周围骨折、外科手术的刺激、关节扭伤等导致滑膜受损伤,主要的反应表现在 2 个方面:①滑膜血管扩张,血浆、红细胞和巨噬细胞等外渗到关节液内,纤维蛋白沉积。②滑膜细胞活跃、增生,并产生大量滑液。关节内积液过多,可使关节腔内压力增加,刺激神经末梢使疼痛加剧,反射性肌痉挛。而且滑液中含有的白细胞、红细胞、胆红素、脂肪、黏液素及纤维蛋白等,使滑膜增生肥厚、纤维化,引起关节粘连、软骨萎缩,影响关节活动。

慢性滑膜炎一般是由急性创伤性滑膜炎失治转化而成,或由于膝关节的慢性劳损导致的滑膜渗出、肥厚、纤维化和粘连。

中医学认为,膝关节滑膜炎属"痹证"范畴,由外伤瘀血内停,经脉受阻;或年老肝肾亏虚,脾失健运,湿浊内生;或风、寒、湿三气杂合,凝滞膝部,内、外湿邪日久生瘀化热,而成湿热之证。四神煎出自清代鲍相璈《验方新编》,方由生黄芪半斤,远志肉、牛膝各三两,石斛四两,金银花一两组成;功能扶正养阴祛邪,清热解毒活血,通利关节。本方主治因风寒湿邪侵入而致膝肿粗大,形似鹤膝,步履维艰,日久则破溃之证。方中黄芪味甘性温,为补气圣药,又善祛大风,并可固表止汗、托疮排脓;重用黄芪,用来扶助正气以统领诸药直达病所,蠲痹除滞,祛邪外出。牛膝味苦酸性平,逐瘀通经,补肝肾,强筋骨,善治膝关节屈伸不利。石斛味甘淡性偏寒,养阴生津清热。远志味辛苦微温,补益心肾,以杜绝邪气内传之路,预安未受邪之地,又能祛痰消肿。金银花甘寒,清热解毒之功颇佳,此可消除因瘀而化热的关节肿痛,且可制约黄芪温热之性。总观诸药相伍,扶正之功甚强,祛邪之功亦具;真乃补而不滞,清而不寒,大汗而不虚。本病属本虚标实,本为肝脾肾功能失调,标为瘀血、郁热、湿邪凝滞经络,故在治疗上以扶正利湿祛邪、活血清热、通利关节为治疗原则,疗效确切,值得临床推广使用。

────── 医案四 ──────

祛风除湿法治疗膝关节滑膜炎

梁某,男,49 岁,职员。

初诊:2018 年 3 月 18 日。

主诉:双膝关节肿痛 2 年,加重 8 天。

症状及体格检查:患者 2 年前居住环境寒湿,导致双膝关节肿痛,活动不利,此后每遇寒凉后症状反复。8 天前因感受寒湿之气,疼痛加重。双膝关节轻度肿胀,局部压痛(+),皮温正常,皮肤色淡,双膝眼饱满,浮髌试验(+)。舌质红,苔白,脉弦紧。

影像学检查:双膝关节 MRI 示双膝关节退行性病变,双膝关节髌上囊及关节腔内可见积液。

临床诊断:双膝关节滑膜炎(风湿阻络型)。

治则治法:祛风除湿,消肿止痛。

治疗:

（1）内服方药：羌活 10g、独活 10g、炙甘草 15g、藁本 10g、苍术 15g、防风 10g、蔓荆子 10g、川芎 15g。7 剂，水煎服，日 1 剂，分 2 次服。

（2）推拿：理筋手法，每日 1 次。

先伸直膝关节，然后充分屈曲，再自然伸直，可使局限的肿胀消散，疼痛减轻，在肿胀处及其周围进行按压、揉摩、拿捏等手法，以温煦筋膜、消散肿胀。并主动练习膝关节屈伸活动，直腿抬高运动。

二诊：2018 年 3 月 25 日。患者双膝关节疼痛肿胀较前减轻，关节活动较前灵活，浮髌试验（+）。嘱原方续服 7 剂，配合推拿治疗。嘱患者练习膝关节屈伸活动，直腿抬高运动。

三诊：2018 年 4 月 3 日。患者双膝关节疼痛肿胀症状消失，关节活动自如，浮髌试验（-）。

【按语】

滑膜炎可分为急性期和慢性期，根据患者的情况可以辨证分型治疗，再加以利湿之药，如泽泻、猪苓、车前子、薏苡仁等。

本病例为风湿在表，其证多由汗出当风，或久居湿地，风湿之邪侵袭肌表所致。风湿之邪客于太阳经脉，经气不畅，致头痛身重或腰脊疼痛、难以转侧。风湿在表，宜从汗解，故以祛风胜湿为法。方中羌活、独活共为君药，二者皆为辛苦温燥之品，辛散祛风，味苦燥湿，性温散寒，故皆可祛风除湿、通利关节。其中羌活善祛上部风湿，独活善祛下部风湿，两药相合，能散一身上下之风湿，通利关节而止痹痛。臣以防风、藁本，入太阳经，祛风胜湿，且善止头痛。佐以川芎活血行气、祛风止痛，蔓荆子祛风止痛，又加苍术以化湿。使以甘草调和诸药。配伍特点：综合全方，以辛苦温散之品为主组方，共奏祛风胜湿之效，使客于肌表之风湿随汗而解。

—— 医案五 ——

活血舒筋、祛瘀止痛法治疗膝关节半月板损伤

杨某，男，36 岁，公务员。

初诊：2018 年 4 月 9 日。

主诉：右膝关节疼痛 8 天。

症状及体格检查：扭伤致右膝肿痛，活动不利，行走困难，外敷药膏后，症状未缓解。右膝关节轻度肿胀，内、外膝眼压痛（+），浮髌试验（+）；活动受限。舌质红，苔薄白，脉弦紧。

影像学检查：右膝 MRI 平扫示右膝外侧半月板后角撕裂。

临床诊断：右膝半月板损伤（气滞血瘀型）。

治则治法：活血舒筋，祛瘀止痛。

内服方药：鸡血藤 30g、骨碎补 30g、当归 15g、土鳖虫 15g、陈皮 15g、红花 15g、桃仁 15g、乳香 15g、没药 15g、自然铜 15g（煅）、路路通 15g、川牛膝 15g、香附 15g、薏苡仁 50g（包煎）。7 剂，水煎服，日 1 剂，分 2 次服。

二诊：2018 年 4 月 16 日。患者服药 7 剂后，症状逐渐减轻，右膝肿胀渐消，关节活动度改善。按前方加乌贼骨 30g（先煎 30 分钟）、续断 20g、淫羊藿 30g、丹参 20g，继服 7 剂。给予熏洗 2 号熨烫患处。

三诊:2018年4月23日。患膝肿胀消退,压痛(−),活动自如,麦氏征与研磨试验(−)。服用中药后效果显著。嘱原方不变,继服7剂,以巩固疗效。

【按语】

半月板位于股骨髁与胫骨平台之间,附着于胫骨内、外侧髁的边缘。半月板可分为内侧半月板与外侧半月板两部分,内侧较大,呈“C”形,外侧半月板稍小,近似“D”形。外侧半月板常有先天性盘状畸形,称为先天性盘状半月板。半月板具有缓冲作用和稳定膝关节的功能。半月板血液循环较差,除边缘性损伤有部分可愈合外,一般不易治愈。青年人发病多见。

本病的特有症状是膝关节交锁,多发生在膝关节伸直为130°~140°时,是诊断半月板损伤最可靠的证据之一;失力症状是半月板损伤的常见症状,特别是陈旧性损伤,多发生在患者上下楼梯、跳跃或其他相似的运动时失力;还有关节肿胀、积液、股四头肌萎缩等症状;麦氏征和研磨试验均为阳性。诊断有疑难时可进一步行影像学检查。

治疗本病,选用中药有一定优势。骨碎补对骨关节软骨有刺激细胞代偿性增生的作用,并能部分改善由于力学应力线改变造成关节软骨的退行性病变,为君药;配伍红花、桃仁、鸡血藤、土鳖虫、自然铜、当归、乳香、没药及薏苡仁等活血化瘀、祛湿药,为之臣;香附、陈皮理气和中,合川牛膝、路路通引经直达病所,同为佐使药。诸药相伍,发挥其活血舒筋、祛瘀止痛的作用。

────── 医案六 ──────

活血化瘀、消肿止痛法治疗膝关节内侧副韧带撕裂伤

林某,女,28岁,教师。

初诊:2020年6月5日。

主诉:左膝关节疼痛、肿胀5天。

症状及体格检查:扭伤致左膝疼痛、肿胀,以内侧为著,经休息后未见明显缓解,且逐渐加重,并伴活动不利。左膝关节轻度肿胀,局部压痛(+),以内侧为著,侧方应力试验(+)。舌质暗红,苔薄黄,脉弦紧。

影像学检查:左膝关节MRI示左膝关节内侧副韧带局部撕裂。

临床诊断:左膝关节内侧副韧带撕裂伤(血瘀气滞型)。

治则治法:活血化瘀,消肿止痛。

内服方药:当归20g、白芷10g、桑枝10g、白芍15g、续断15g、川芎15g、丹皮10g、五加皮5g、杜仲20g、生地黄15g、桃仁10g、红花10g、牛膝15g。10剂,水煎服,日1剂,分2次服。

嘱患者卧床休息,应用石膏托外固定膝关节于功能位。

二诊:2020年6月15日。经服药后,患者自诉左膝部无明显疼痛,肿胀消退,故停用汤药,解除石膏外固定。行微波治疗,每次15分钟,每日1次,治疗1周,嘱患者适当进行膝关节功能锻炼。

【按语】

膝关节侧副韧带损伤属于中医学的“筋痹”范畴,指肢体关节间接遭受外力后,出现经脉、筋膜、肌肉等损伤的一种外伤疾病。膝关节的内侧及外侧各有坚固的副韧带所附着,是

维持膝关节稳定的重要结构;临床上内侧损伤较外侧常见。内侧副韧带起于股骨内上髁结节,下止于胫骨近端内侧面,分深、浅两层,上窄下宽呈扇状,深部纤维与关节囊及内侧半月板相连。内侧副韧带具有限制膝关节外翻和外旋的作用。外侧副韧带起于股骨外上髁结节,下止于腓骨头,为束状纤维束。外侧副韧带具有限制膝关节内翻的作用。若膝关节侧副韧带损伤则患者多有小腿急骤外展或内收的外伤史。临床表现为膝关节内侧或外侧副韧带处肿胀疼痛,皮下瘀斑,局部压痛明显,膝关节屈伸功能障碍。膝居轻度屈曲位,主、被动活动均受限。内侧副韧带损伤时,压痛点在股骨内上髁;外侧副韧带损伤时,压痛点在腓骨头或股骨外上髁。膝关节侧方挤压试验阳性。

本病例系损伤后引起的筋络损伤,血瘀气滞。根据"气伤痛,形伤肿""客于脉中则气不通""痛则不通"的原理,故治疗以活血化瘀、消肿止痛为主。方中采用当归活血养血之品为主,以达祛瘀养筋之效,桃仁、红花、川芎加强活血祛瘀之功,丹皮、生地黄滋阴养血活血,白芍养血柔肝、舒筋止痛,杜仲、续断补肝肾、续筋骨,白芷消肿止痛,桑枝祛风通络、消肿,五加皮祛风湿、强筋骨,牛膝活血强筋,引药下行。后期辅以微波治疗,促进药物渗透吸收,直达病所,两者合用使肌筋舒畅,活血通络,从而达到治疗目的。

医案七

通经祛瘀,散结消肿法治疗膝腘窝囊肿

陈某,女,48岁,售货员。

初诊:2019年9月5日。

主诉:右膝关节疼痛伴右下肢乏力5个月。

症状及体格检查:劳累后出现右膝关节疼痛,之后出现右侧腘窝小结节如杏核大,肿块质韧,无压痛,边界清,活动差,表面无红肿破溃,未予重视,未就诊。后此处逐渐变大,肿块质韧,无压痛,边界清,活动差,表面无红肿破溃。自行服用"滑膜炎冲剂"和"壮骨关节丸"亦无好转。最近5个月出现右腿乏力症状。右膝眼饱满,压痛(+),右侧腘窝部可触及张力性的波动性肿物,如鸡蛋大,表面光滑,质地较软,压痛(+),且和皮下组织不粘连。关节活动略受限。舌质红,苔白腻,脉弦滑。

影像学检查:X线检查示右膝关节间隙存在,基本正常,胫骨髁间隆起变尖,内髁部骨质增生,膝关节退行性病变。彩超示右侧腘窝内探及2.8cm×2cm囊性包块,内见絮状物,边界清楚。

临床诊断:右膝关节滑膜炎、腘窝囊肿(气滞湿阻型)。

治则治法:通经祛瘀,散结消肿。

内服方药:皂角刺20g、三棱15g、莪术15g、丹参15g、泽兰叶15g、泽泻15g、水蛭7g、山慈菇15g、怀山药20g、炒白术20g、白茯苓20g、牛膝15g、薏苡仁50g(包煎)、王不留行20g(包煎)。7剂,水煎服,日1剂,分2次服。

二诊:2019年9月13日。患者膝眼饱满已逐渐消散,压痛减轻;腘窝部囊肿缩小,压痛(-)。膝关节活动度有所改善。患者自觉腿仍乏力。前方加党参15g。再服10剂。

三诊:2019年9月23日。患者膝眼饱满已完全消失,压痛(-);腘窝部囊肿缩小大半,压痛(-),膝关节活动度进一步改善。患腿力量增加。舌、脉同前。效不更方,继服10剂。

四诊:2019 年 10 月 3 日。患膝腘窝囊肿基本消散,嘱按原方继服 7 天,以巩固疗效。

【按语】

腘窝囊肿,是腘窝内滑液囊肿胀的总称。腘窝内的滑液囊很多,尤其内侧的半膜肌滑囊、腓肠半膜肌滑囊肿胀发炎者最多见。此病成年人较多见,可使膝部无力、疼痛,甚至功能障碍。发生膝盖腘窝部位囊肿,治疗方法有很多。如果囊肿不大,可以及时采取保守治疗。首先减少膝关节屈曲活动,在腘窝部位,可以应用跌打损伤的外用膏药,辅助推拿、理疗、针刺、艾灸等,用小针刀撬拨松解,可以促使腘窝部位囊肿尽快吸收。如果腘窝部位囊肿较大,压迫周围的神经、血管,或者是与周围肌腱有粘连。在治疗时,可以考虑采取手术治疗,进行切开,做囊肿的摘除术。在术中,需要将囊壁摘除干净,保护周围的神经、血管,避免发生损伤。术后可以早期活动膝关节。

治疗本病首选中药,以通经祛瘀,散结消肿为治。方中以薏苡仁、王不留行之渗湿通经化瘀为君药,配皂角刺、水蛭、山慈菇、三棱、莪术以攻坚、散结、化瘀为臣药;用丹参、泽兰叶、泽泻、牛膝以及怀山药、白术、白茯苓为佐使药,以期祛邪而不伤正,并促肢体功能的恢复。

——— 医案八 ———

手法治疗踝关节扭伤

黄某,男,18 岁,学生。

初诊:2019 年 7 月 18 日。

主诉:左踝关节疼痛伴活动不利 1 小时。

症状及体格检查:扭伤致左踝关节疼痛,活动受限。左踝关节前外侧疼痛,左踝关节活动受限,局部肿胀,压痛明显,局部皮下见紫色瘀斑。足不敢着地,跛行步态。

影像学检查:X 线检查示左踝关节骨质未见明显异常。

临床诊断:左踝关节扭伤(气滞血瘀型)。

治则治法:活血祛瘀,消肿止痛。

处方:推拿,理筋手法。

患者坐位,患肢伸直。术者立于患侧,用拇指或中指推拿太冲、中封、丘墟、商丘、解溪、内庭、申脉、照海等穴位,每穴 1~2 分钟,使穴位产生酸、胀、麻等感觉,起到解痉镇痛的作用。如患者仍较疼痛,可在合谷、委中以针刺泻法操作 1 分钟;待患者疼痛感减轻后,沿损伤韧带的走向做纵向抹法操作 2 分钟;然后立于患者正面,用左手握住患者足跟,右手拇指在下,其余四指相对握住足背趾处,从外上方向内下方做轻度旋转手法,然后再做相反方向旋转,反复 3~5 遍;再沿患者小腿纵轴方向进行相对均衡的拔伸、牵引,力量由轻至重,牵引2~3 分钟。在旋转和牵引过程中,或可听到轻微挫动声,提示移位肌腱、韧带、关节均已复位。再用抹法在受伤关节周围轻柔操作 2~3 分钟,最后再轻拔伸踝关节。嘱患者制动,禁止负重活动。

二诊:2019 年 7 月 21 日。患者自诉 7 月 18 日治疗后,踝关节损伤部位周围明显消肿,紫色瘀斑面积扩大。现偶有疼痛,踝关节无肿胀,无皮下瘀斑。给予针刺合谷、委中、丘墟,以针刺泻法操作 1 分钟。嘱患者制动,禁止负重活动。

三诊：2019 年 7 月 23 日。由于个人原因未休息制动，左踝关节再次出现疼痛、活动受限。检查左踝关节局部发现丘墟穴有压痛，其余位置疼痛不明显，遂针刺丘墟穴，针后患者疼痛感完全消除，左踝关节活动自如。随诊半个月，未再次出现踝关节疼痛、肿胀症状。

【按语】

踝关节由胫骨、腓骨下端夹骑于距骨之上形成，四周有韧带加强，是维持踝关节稳定的重要结构。运动员在训练或比赛过程中，踩踏在不平地面上，或失足踩空、突然摔倒，容易造成踝关节突然过度内翻或外翻，伤及局部关节和韧带从而产生疼痛。踝关节扭伤属于中医学"筋伤"范畴。其病理特征为"骨错缝、筋出槽"，即指骨关节正常的间隙或相对位置以及筋的形态结构、空间位置发生异常改变，并引起相应关节活动范围受限的一种病理状态。其临床特征包括筋、骨、关节等结构解剖位置关系异常（结构异常）和骨关节生理活动功能异常（功能异常）两方面的内容。《医宗金鉴·正骨心法要旨》指出："或因跌扑闪失，以致骨缝开错，气血郁滞，为肿为痛，宜用按摩法，按其经络，以通郁闭之气，摩其壅聚，以散瘀结之肿，其患可愈。"又云："手法者，诚正骨之首务哉。"强调手法是治疗"骨错缝、筋出槽"的首选方法。

在正常情况下，人体的骨骼、肌肉和韧带等软组织处于正常的生理位置，并通过软组织，即"筋"的"束骨"作用维持骨关节及其与周围组织的正常结构关系，完成生理范围内的各种功能活动。但如果此种平衡被打破，骨关节的间隙或相对位置发生异常改变，由解剖结构的改变影响正常的生理功能，由"骨错缝、筋出槽"而引起筋伤、气损、血溢，从而导致"气血不通、筋骨失和"，临床上表现为患者患肢肿胀、疼痛、关节活动范围受限等症状。此为踝关节扭挫伤的关键病机。针对"骨错缝、筋出槽，气血不通、筋骨失和"这一关键病机，其一，采用松解类手法，针对损伤周围的软组织（筋）进行治疗，目的是消除筋粗、筋卷、筋挛、筋转、筋离等，纠正"筋出槽"，使筋复原位；同时点按诸穴行气活血，通络止痛。其二，采用调整关节类手法，针对踝关节本身进行治疗，以调整踝关节的位置关系，纠正"骨错缝"，解除关节间隙的软组织嵌顿；同时，通过较大的瞬间牵拉力，可使深部"筋结"和"筋挛"得以松解。该手法可直接纠正"骨错缝"，还可通过松解"筋结"和"筋挛"等而改善筋骨功能，使骨关节位置恢复正常，以疏通经络、引血归经、调和气血，最终使踝关节达到"骨正筋柔"的和谐状态。

第十章

天池伤科流派治疗骨病医案

第一节 骨性关节炎

────── 医案一 ──────

益肾壮骨、通络除痹止痛法治疗膝关节骨性关节炎

患者,女,58岁,工人。

初诊:2017年12月16日。

主诉:患者左膝疼痛6个月,加重15天。

症状及体格检查:6个月前无明显诱因出现左膝疼痛,行走、上下楼梯时疼痛加重,遇寒加重,休息后症状缓解。15天前再次因劳累致症状加重,休息后症状无缓解。膝关节周围轻度肿胀,局部压痛,挤压髌骨时有压痛和摩擦感。舌淡红,苔薄白,脉沉弦无力。

影像学检查:X线片示左膝关节面硬化,髁间隆起变尖,左膝关节间隙变窄。

临床诊断:左膝关节骨性关节炎(肝肾亏虚型)。

治则治法:益肾壮骨,通络除痹止痛。

内服方药:鹿角霜20g(先煎)、熟地黄50g、当归10g、薏苡仁50g、鸡血藤20g、伸筋草15g、骨碎补20g、狗脊20g、北黄芪10g、五灵脂15g、乌梢蛇12g、延胡索(醋炙)15g、地龙15g、乳香15g、龙骨20g、牡蛎20g、牛膝15g、蜈蚣2条、桃仁10g、红花10g、熟附片5g、威灵仙10g。10剂,水煎服,日1剂,分2次服。

二诊:2017年12月25日。患者左膝稍痛,活动不利,行走、上下楼梯时仍疼痛明显,畏寒减轻,纳差,寐可,二便调。舌淡红,苔薄白,脉沉弦。前方加莱菔子15g、炒白术15g以理脾行气,嘱连服10剂。

三诊:2018年1月4日。患者疼痛症状明显好转,左膝酸痛,关节活动自如,无畏寒症状,行走、上下楼梯时稍感疼痛。舌质红,苔薄白,脉缓。按初诊方再服10剂。嘱患者加强膝关节无负重锻炼,以巩固疗效。

四诊:2018年1月15日。患者膝部症状基本消失,饮食及睡眠基本正常,日常生活劳作尚可。嘱患者继续服用三诊方药。

1个月后随访,患者已无明显症状。

【按语】

膝关节骨性关节炎多以膝关节周围疼痛、酸麻、沉重、僵硬,甚至关节伸屈不利为主要临床表现。55岁以上人群多见,被称为"头号致残疾病",严重影响患者的日常生活。属于中医"膝痹病"范畴,分为气滞血瘀证、风寒湿痹证、肝肾亏虚证、湿热蕴结证。

本病例系一长期体力劳动老年患者,肾精亏虚,致膝之骨骼失于濡养,日积月累,筋骨受损,营卫失调,气血受阻,经脉凝滞,加之过度劳累,而生本病。故其治以益肾壮骨、通络除痹止痛之法,予以"腰腿痛宁方"加减。以鹿角霜配熟地黄,调益肾中阴阳,益髓壮骨;骨碎补伍黄芪温补脾胃升阳,行血益肾;当归辅熟地黄补血填精强骨,行血止痛;当归辅黄芪调气血养筋骨;薏苡仁通利筋骨而除痹;地龙、蜈蚣、乌梢蛇三味相配,增强走窜之力,活血通络、止痛除痹,内通脏腑,外达经络;桃仁、红花以加强化瘀通络止痛之效;熟附片、威灵仙增强驱寒止痛之效。二诊患者疼痛症状减轻,因活血后易致脾气失调症状,故加入莱菔子、炒白术理脾行气。三诊患者诸症减轻,仍伴有肾精不足、瘀痹之象,故续服初诊方,并加以锻炼。四诊患者疼痛症状不显,生活质量明显改善,故嘱患者继服三诊方以巩固疗效,症状得消。

本病为慢性关节退行性病变,本虚标实(正虚邪实)为其发病的主要因素之一,治疗应以扶正祛邪为主,益肾、活血、除痹,即补肾壮骨,活血止痛,通络除痹,益肾填精,骨骼强健,血液得以运行,经脉通畅,筋骨得之所养而痹除。辨证分为两大类,血瘀阻痹、风寒湿侵袭,以邪实为主;肾精亏虚,骨骼痿软,则以正虚为主。因发病因素的不同,可在"腰腿痛宁方"基础上随症加减。若因肾中精血不足,骨失所养而出现膝部周围疼痛,站立、行走困难。出现舌质红或淡红,苔白或薄白,脉沉细或沉细无力,应益肾填精壮骨,兼以活血通络。偏于肾阴虚者,加枸杞子、菟丝子、女贞子补阴益精;气虚甚者,加党参以强正气,气足则血行;伴有寒邪入侵者,加制附片、桂枝以祛寒止痛;伴有热者,加金银花、忍冬藤、虎杖、生地黄以清热解毒凉血;痰瘀互阻者,加木瓜、白芥子、薏苡仁(加量)以化痰除湿,通络散结。

若因经络不通,瘀血阻痹而发,则出现膝部周围疼痛的症状,甚至疼痛如针刺,关节的屈伸活动不利,或僵硬,舌质淡红或暗红,苔白或厚腻,脉弦紧或弦细。故应活血化瘀除痹,兼以祛风除湿散寒。痛较剧烈者,可酌加桃仁、红花、水蛭以加强化瘀通络止痛之效;寒邪偏胜者,加威灵仙、姜黄、桂枝增强祛寒之效;湿邪偏胜者,加泽泻、茯苓、白术、苍术以除湿;寒湿转热者,加黄芩、黄柏以加强清热凉血燥湿之效。

—————— 医案二 ——————

补肝肾、强筋骨、活血通络法治疗膝关节骨性关节炎

王某,男,54岁,职员。

初诊:2020年12月16日。

主诉:右膝疼痛1年,加重1个月。

症状及体格检查:1年前无明显诱因出现右膝疼痛,行走、上下楼梯时疼痛加重,遇寒加重,尤其晨僵较明显。1个月前因徒步旅行加重,休息后症状无缓解。右膝关节肿胀,肌

肉萎缩,关节被动活动有软骨摩擦感,浮髌试验(+),研磨挤压试验(+)。舌淡红,苔薄白,脉沉弦无力。

影像学检查:X线片示右膝关节边缘有骨赘形成,关节间隙变窄,关节面凹凸不平,骨端变形。

临床诊断:右膝关节骨性关节炎(肝肾亏虚型)

治则治法:补肝肾,强筋骨,活血通络。

内服方药:熟地黄30g、淫羊藿20g、肉苁蓉20g、骨碎补20g、鸡血藤20g、鹿衔草20g、鹿角霜20g(先煎)、五加皮15g、女贞子15g、菟丝子15g、莱菔子15g、川杜仲20g。10剂,水煎服,日1剂,分2次服。

二诊:2020年12月26日。患者自述膝痛减轻,晨僵缓解,嘱原方再服2周。

三诊:2021年1月15日。患者自述膝已不痛,有时酸楚,但活动自如,晨僵明显好转。嘱继服骨质增生止痛丸4周,诸症悉退。

【按语】

本病与肝肾亏虚有密切关系。肝藏血、主筋,肾藏精、主骨。肝血亏虚则筋失所养,不能"束骨利节",可致膝关节稳定性降低。肾精充足则骨骼坚强有力,肾精亏虚则不能生髓充骨,而发生退行性病变。肝肾亏虚,筋骨不坚,膝关节活动不灵活,且不耐劳作,易受外界因素的影响,如长期过度膝关节伸屈活动,或上下楼、蹲起均可导致膝关节部筋骨受损,出现气血瘀积、经络阻滞的病理状态而发生膝关节肿胀、疼痛。

骨性关节炎即退行性骨关节病,可以产生骨刺,既是生理性的,又是病理性的。其致病性除与其生长的部位和程度有关外,与体内外各种因素的综合作用有密切关系,因此,治疗的目的并不是将骨刺消除掉,也不能以骨刺的消失与否作为疗效的判定标准。本病治疗的目的主要是消除症状,改善功能和防止病情加重及复发。要消除人们对骨质增生的种种误解,正确理解骨刺与腰腿痛之间的关系,树立战胜疾病的信心。本病的治疗,医患合作尤为重要。患者应注意调整日常生活和工作时的姿势、体位和劳动强度,这些对于骨关节病的预防和治疗都有利。

医案三

滋阴补肾、活血通络、除痹止痛法治疗膝关节骨性关节炎

吕某,女,52岁,干部。

初诊:2018年11月10日。

主诉:左膝关节疼痛3个月,加重2天。

症状及体格检查:3个月前无明显诱因出现左膝疼痛,尤其是久坐站起迈步时较甚,步履艰难,遇寒加重,需服止痛药物疼痛才能减轻。2天前因劳累致上述症状加重,休息后症状无缓解。左膝关节略肿胀,两膝眼处明显,左膝关节环形压痛,浮髌试验(+)。面色少华,腰酸乏力,夜寐欠安,胃纳尚可,二便尚可。舌质暗红,苔薄黄,脉濡细。

影像学检查:X线片示左膝关节退行性病变,关节间隙狭窄。

临床诊断:左膝关节骨性关节炎(肝肾阴虚型)。

治则治法:滋阴补肾,活血通络。

内服方药:煅龙骨 20g、煅牡蛎 20g、熟地黄 25g、鸡血藤 20g、盐杜仲 10g、牛膝 30g、赤芍 15g、莪术 15g、骨碎补 15g、木通 10g、地龙 10g、茯苓 10g、薏苡仁 15g、醋鳖甲 15g、全蝎 3g、甘草 10g。7 剂,水煎服,日 1 剂,分 2 次服。

二诊:2018 年 11 月 17 日。患者自述膝痛减轻,晨僵缓解,嘱原方再服 2 周。

【按语】

膝关节炎是比较常见的一种中老年疾病,是随着年龄增长,膝关节周围发生骨质增生,关节软骨磨损等情况导致的以关节疼痛、肿胀、畸形为临床症状的一种疾病。

本案患者正值绝经期,因天癸耗竭,肝肾亏虚,膝之骨骼失于濡养,同时因阴虚血滞,瘀血阻络,不通则痛。瘀血日久,气血不能荣于骨骼,使筋骨受损,营卫失调,经脉凝滞,加之劳累,而生本病。故本案治以滋阴补肾,活血通络,除痹止痛。

本病为慢性关节退行性病变,本虚标实(正虚邪实)为其发病的主要因素之一,治疗应以扶正祛邪并重,滋阴补肾、活血通络、除痹止痛,予天池伤科验方治疗。方中重用牛膝为君,苦酸性平,归肝、肾经,引血下行,折其阳亢,并有补益肝肾之效。臣以煅龙骨、煅牡蛎、骨碎补、熟地黄、鸡血藤、赤芍、莪术以舒筋壮骨,配合盐杜仲、牛膝补肝肾、强筋骨,引药下行;薏苡仁能渗湿,且能舒筋缓急;熟地黄滋阴补肾,益精填髓;赤芍清热凉血,与鸡血藤、莪术合用共起活血祛瘀之效,且莪术行气破血之效力强。佐以木通、地龙、茯苓、醋鳖甲、全蝎:醋鳖甲咸寒,直入阴分,滋阴退热;地龙、全蝎走窜性强,破血通络止痛;木通消肿解毒、活血通痹;茯苓利水消肿。使以甘草,调和诸药,避免清热消肿之力过盛而伤及正气。

临床应用时,若疼痛较甚者,加乳香、没药、延胡索;对天气变化敏感者,加独活、细辛、秦艽;局部红肿者,加忍冬藤、虎杖根;伴有关节积水者,加防己、泽泻;病程较长者,加黄芪、肉苁蓉、淫羊藿等。在治疗时需要注意两点:一是坚持服药,一般需服 2~3 个月,要求患者有耐心、信心;二是注意休息,停止不适当的锻炼,尤其是下蹲负重锻炼。坚持服药与避免劳损才能保证最佳的疗效。

─── 医案四 ───

补益肝肾、祛风除湿、通络止痛法治疗膝关节骨性关节炎

秦某,女,66 岁,退休。

初诊:2020 年 4 月 15 日。

主诉:右膝关节酸软疼痛 1 年,加重 1 天。

症状及体格检查:患者 1 年前因劳累致右膝关节酸软疼痛,活动不利,上下楼梯时加重,经休息后,症状稍有减轻,但经常反复。1 天前因劳累致上述症状复现。现症:右膝关节酸软疼痛,活动不利,上下楼梯时加重,下蹲困难,站起时疼痛如刺,膝关节活动时有骨擦音,不能久站或久行,运动及遇冷时症状加重,伴头晕耳鸣。舌淡,苔薄白,脉沉涩。

影像学检查:X 线片示右膝关节退行性病变,关节间隙狭窄,髁间隆起变锐。

临床诊断:右膝关节骨性关节炎(肝肾亏虚型)。

治则治法:补益肝肾,祛风除湿,通络止痛。

内服方药:狗脊 20g、熟地黄 15g、当归 15g、党参 15g、土鳖虫 10g、鳖甲 12g、独活 12g、威灵仙 12g、川牛膝 15g、秦艽 15g、赤芍 15g、枸杞子 15g、淫羊藿 12g。7 剂,水煎服,日 1 剂,

分 2 次服。

二诊:2020 年 4 月 22 日。患者右膝关节酸软疼痛症状有所减轻,双膝酸软乏力及头晕、耳鸣有所改善,患膝关节肿胀基本消失,上下楼梯时仍疼痛尤甚,久行及遇冷时症状加重,下蹲起身仍困难。续服前方 5 剂,用法同前。嘱注意休息,调节情志,避风寒,配合膝关节适宜功能锻炼。

三诊:2020 年 4 月 27 日。患者右膝关节疼痛症状明显减轻,双膝酸软乏力明显改善,头晕、耳鸣基本消失,上下楼梯时疼痛仍甚,已注意膝部保暖,未久行、久站。续服前方 5 剂。

四诊:2020 年 5 月 2 日。患者症状基本消失,上下楼梯及下蹲起身时偶感右膝关节轻度疼痛,近日胃部嘈杂感,不思饮食。原方加陈皮 15g、木香 12g、茯苓 15g、炒白术 15g。5 剂,用法同前。

五诊:2020 年 5 月 7 日。患者诸症基本消失。

嘱患者加强患膝关节适宜功能锻炼,随访 1 年病情未复发。

【按语】

膝关节骨性关节炎的患病率与患者的年龄、性别、民族及地理因素有关,西医学认为膝关节骨性关节炎是多种因素综合作用的结果,主要因素有软骨基质合成和分解代谢失调、软骨下骨板损害使软骨失去缓冲作用、关节内局限性炎症等。

本案治以天池伤科验方。方中狗脊为君药,补肝肾、强筋骨;当归、熟地黄、党参为臣药,益气血、补精髓,并助君药以补益肾气;佐以土鳖虫、鳖甲、赤芍散瘀止痛、疏通经络、软坚散结;独活、威灵仙、秦艽通下肢经络,除下肢风寒湿邪;枸杞子、淫羊藿滋补肝肾;川牛膝为使药,既能引药下行,又有增强逐瘀通经、强壮筋骨之效。

———— 医案五 ————

祛风散寒、除湿通络、除痹止痛法治疗膝关节骨性关节炎

陈某,男,66 岁,退休。

初诊:2020 年 2 月 21 日。

主诉:双膝关节酸痛、屈伸不利 15 年。

症状及体格检查:患者 15 年前因劳累致双侧膝关节持续钝痛,负重时疼痛加重,休息后缓解,曾服用吲哚美辛及硫酸葡糖胺,病情稳定,停药不久,症状复现且逐渐加重。现症:双侧膝关节屈伸不利,活动时疼痛加重,关节摩擦音(+),局部皮色不红,疼痛遇寒加重、得热减轻。舌质淡,苔薄白,脉弦紧。

影像学检查:X 线可见双侧膝关节软骨下骨质硬化及囊性变。

临床诊断:双膝关节骨性关节炎(风湿痹阻型)。

治则治法:祛风散寒,除湿通络,除痹止痛。

内服方药:独活 15g、细辛 3g、制附子 10g(先煎)、桂枝 10g、狗脊 15g、秦艽 15g、牛膝 15g、北沙参 10g、当归 10g、土茯苓 15g、炙甘草 5g。7 剂,水煎服,日 1 剂,分 2 次服。

二诊:2020 年 2 月 28 日。患者诉关节疼痛减轻,寒象渐除。予初诊方去细辛,加延胡索 10g、木香 10g,7 剂,水煎服,日 1 剂,分 2 次服。

三诊:2020 年 3 月 7 日。患者诉关节疼痛轻微,寒象除。予二诊方去附子,续服 7 剂。

四诊:2020 年 3 月 14 日。患者诉疼痛基本消失,负重后关节稍有疼痛。予三诊方加麦芽 10g、白术 10g,续服 14 剂,巩固疗效。

【按语】

年老体弱,正气不足,腠理不密,卫外不固,感受风寒湿邪,痹阻肌肉、关节、经络形成痹证。《素问·痹论》曰:"风寒湿三气杂至,合而为痹也。"《济生方·痹》亦曰:"皆因体虚,腠理空疏,受风寒湿气而成痹也。"治宜祛风散寒,除湿通络。

本案治以天池伤科验方。方中独活辛散苦燥,气香温通,功善祛风湿、止痹痛,为治风湿痹痛主药,因主入肾经,性善下行,尤以腰膝、腿足关节疼痛属寒湿者为宜;细辛辛温发散,芳香透达,长于解表散寒,祛风止痛;附子气雄性悍,走而不守,能温经通络,逐经络中风、寒、湿邪,有较强的散寒止痛作用,凡风寒湿痹周身骨节疼痛均可应用,尤善治寒痹痛剧者;桂枝辛散温通,具有温通经脉、散寒止痛之效;狗脊温散风寒湿邪,甘温以补肝肾、强腰膝、坚筋骨,能行能补;秦艽辛散苦泄,质偏润而不燥,为风药中之润剂,治疗风湿痹痛、筋脉拘挛、骨节酸痛,无问寒热新久均可伍用;牛膝既能活血祛瘀,又能补益肝肾、强筋健骨,兼能祛除风湿;北沙参生津润燥;当归甘温质润,长于补血,为补血之圣药;土茯苓解毒,除湿,通利关节;甘草解毒和中,调和诸药。全方共奏祛风散寒、除湿通络止痛之功。

第二节 股骨头坏死

医案一

活血行气、化瘀止痛法治疗股骨头坏死

赵某,女,66 岁,退休。

初诊:2020 年 11 月 16 日。

主诉:右髋关节疼痛 1 个月。

症状及体格检查:患者于 1 年前因外伤致右股骨颈骨折,Garden 分型 Ⅲ型,在完全麻醉下行右股骨头空心螺钉固定术,术后 1 个月恢复正常行走功能。1 个月前因摔倒后出现右髋关节疼痛,行走时疼痛加重。自述空心螺钉固定术 1 个月后,时有因天气原因出现右髋关节疼痛,未予以重视。右下肢跛行步入诊室,右髋部及腹股沟区形态、肤色、皮温正常,无肿胀;右髋关节活动受限,屈曲 60°、外旋 10°、内旋 5°、后伸 5°、内收 10°、外展 10°;右腹股沟韧带中点下方压痛(+),右大粗隆部叩痛(+),双下肢等长,右膝关节形态及屈伸功能正常,下肢无痛觉减退区,双侧跟腱反射对称,病理反射未引出。舌暗红,苔薄白,脉弦。

影像学检查:X 线检查示右股骨头骨折术后;右股骨头内硬化、囊变,股骨头塌陷 >2mm,有"新月征",髋关节间隙正常。

临床诊断:右股骨头缺血性坏死(气滞血瘀型)。

治则治法:活血行气,化瘀止痛。

内服方药:全蝎 5g、水蛭 5g、当归 20g、丹参 15g、鸡血藤 15g、白僵蚕 10g、蜈蚣 4 条、牛膝 15g、骨碎补 15g、续断 15g、生地黄 20g、山药 15g、三七 3g(冲服)、川芎 15g、杜仲 20g、薏

苡仁 15g、血竭 1g(冲服)。水煎服,日 1 剂,分 2 次服,共 4 个月。

二诊:2021 年 3 月 16 日。患者自述服药 1 个月,右髋关节疼痛有所缓解,服药 4 个月右髋关节疼痛明显减轻。复查:在休息状态下,髋关节疼痛症状消失或短距离行走时疼痛症状消失或减轻;X 线片示股骨头未继续塌陷,硬化性骨质部分吸收。前方去三七、血竭、全蝎、蜈蚣,继续口服 1 个月。

三诊:2021 年 4 月 20 日。患者自述右髋关节疼痛较二诊减轻,行走时无疼痛。髋关节活动度:屈曲 90°、外旋 20°、内旋 15°、后伸 15°、内收 20°、外展 20°。X 线片示骨质破坏变形修复尚好。予二诊方续服 1 个月,嘱患者行髋部功能锻炼。

【按语】

气滞血瘀型股骨头坏死常见于中老年女性,因其绝经后骨质疏松,加以外伤,导致气血瘀滞而失养,因此在治疗过程中,选用活血行气、化瘀止痛的治法。

本病例系一年长老人,有外伤及手术史,外伤可致气血瘀滞,加之患者年老体弱,气血不足,故致本病。因此治疗应以活血行气、化瘀止痛为主。处方中运用活血化瘀药物可祛腐生新,健骨药物可促进新骨生成,补肝肾药物可补充营养。众药合用,达到治疗目的。

──── 医案二 ────

活血行气、化瘀止痛法治疗股骨头坏死

张某,男,45 岁。农民

初诊:2020 年 3 月 10 日。

主诉:右髋关节疼痛 2 个月。

症状及体格检查:患者 2 个月前无明显诱因出现右髋关节疼痛,不能走路,夜间不能入睡,于当地用膏药及口服药物治疗效果不佳,现被人搀扶来门诊就诊。有大量饮酒史 10 余年,每天约 500g,有吸烟史,无其他疾病史。患者表情痛苦,面色正常,身材高大,体重约 80kg,饮食二便正常;查体合作,双侧直腿抬高试验(-),但右侧"4"字试验(+),不能盘腿,腰部不痛,无下肢放射痛。舌暗,苔厚,脉弦紧。

影像学检查:髋关节 X 线检查示右侧股骨头密度不均,有"新月征",股骨头高度基本正常。

临床诊断:右股骨头坏死(气滞血瘀型)。

治则治法:活血行气,化瘀止痛。

内服方药:全蝎 5g、水蛭 5g、当归 20g、丹参 15g、鸡血藤 15g、白僵蚕 10g、蜈蚣 4 条、牛膝 15g、骨碎补 15g、续断 15g、生地黄 20g、山药 15g、三七 3g(冲服)、川芎 15g、杜仲 20g、薏苡仁 15g、血竭 1g(冲服)。7 剂,水煎服,日 1 剂,分 2 次服。

嘱患者戒掉烟酒,注意休息,减少负重,于双侧腹股沟处热敷,每日 2 次,每次 1 小时。

二诊:2020 年 3 月 18 日。患者服药后疼痛减轻,病有好转,无不良反应。效不更方,继服 15 剂。

三诊:2020 年 4 月 3 日。患者诉髋部疼痛减轻,走路不用搀扶,但仍有跛行,夜间能入睡,饮食二便正常。继服 15 剂。

四诊:2020 年 4 月 18 日。病情稳定,疼痛感明显减轻,经拍片复查,股骨头坏死区无

扩大,股骨头高度正常,未出现塌陷。续服上方 1 个月,嘱患者行髋部功能锻炼。

【按语】

股骨头坏死属中医"骨蚀"范畴,致病原因与不良的生活方式、过食肥甘、宿酒蓄毒、劳倦伤损等不无关系。其病机公认两点:一是血瘀;一是不通。不论什么原因引起的股骨头坏死,其病机核心是瘀血阻络、筋骨失养。

本病为慢性难治病,需长期服药,否则难以治愈。本案患者为壮年男性,所以方中未添加滋补肝肾药物,而重点以活血化瘀生新为主。

——— 医案三 ———

补肾益气、强筋壮骨法治疗股骨头坏死

刘某,男,61 岁,退休。

初诊:2020 年 7 月 20 日。

主诉:左髋部及腹股沟区疼痛 6 个月。

症状及体格检查:患者 1 年前曾因他病服用 2 个月激素,6 个月前感觉左髋部疼痛,走路困难,劳累活动后加重,休息后减轻。现症:左髋部及腹股沟区疼痛,并伴有左下肢大腿前外侧放射痛至膝关节,下蹲受限,饮食及二便正常。双侧直腿抬高试验(-),左侧"4"字试验(+)。舌淡,苔薄白,脉弦。

影像学检查:X 线检查示左侧股骨头密度不均,上缘见骨质增生;左髋关节间隙变窄。MRI 示左侧股骨头囊性改变异常信号。

临床诊断:左股骨头坏死(肝肾亏虚型)。

治则治法:补肾益气,强筋壮骨。

内服方药:当归 15g、熟地黄 15g、续断 15g、鸡血藤 15g、川牛膝 15g、穿山龙 15g、狗脊 15g、淫羊藿 20g、杜仲 20g、骨碎补 15g、地龙 9g、全蝎 6g、巴戟天 15g、延胡索 9g、生黄芪 20g。7 剂,水煎服,日 1 剂,分 2 次服。

嘱患者注意保暖,少站立,少行走,减轻负重。

二诊:2020 年 7 月 27 日。服药平妥,无不良反应,继服 7 剂观察。

三诊:2020 年 8 月 6 日。患者自述髋部疼痛略轻,别无异常。上药继服 15 剂。

四诊:2020 年 8 月 20 日。患者自述髋部疼痛减轻,病情逐渐好转,精神振奋,面色红润,服药无其他不良反应,饮食及二便正常。再服 15 剂。

连续服药半年后,疼痛逐渐减轻,走路不痛,下肢放射痛也消失,拍髋部 X 线片显示坏死区没有发展扩大。患者身体强壮,面色红润,饮食二便正常,间断服药 1 年,病情稳定。后又行 X 线检查,负重区略有塌陷,但无症状。后期患者要求服骨痿胶囊以巩固疗效,随访亦无复发。

【按语】

肝肾亏虚型股骨头坏死是典型的无菌性股骨头坏死,主要原因是日久劳损,长期工作与身体亏虚使股骨头不能得到充分濡养。

该患者病属中期,就诊及时,服药量足,所以效果满意。内服中药能改变全身及局部血液循环,促进骨细胞再生,增强机体免疫力。若病情发展至晚期则治疗困难。

─────── 医案四 ───────

滋补肝肾、益气补血法治疗股骨头坏死

蔡某,男,44 岁,农民。

初诊:2020 年 9 月 12 日。

主诉:右髋部伴腹股沟区疼痛 1 年,加重 3 个月。

症状及体格检查:患者 1 年前出现右髋、臀及大腿疼痛,疼痛呈间歇性、渐进性,常因长久站立、活动而加重。在当地医院拍摄 CT 片示:①腰 4~5 椎间盘右侧突出;②腰 5~骶 1 椎间盘膨出。服用止痛剂、卧床休息后可以减轻。3 个月前患者出现疼痛加重,髋关节活动受限,以外展和内旋受限为主,不能盘腿,上下自行车时行动困难,但骑自行车尚可,下蹲不利。在当地医院诊断为腰椎间盘突出症。给予对症治疗后症状无缓解,转我院就诊。症见:右髋、臀及大腿疼痛,疼痛呈间歇性,遇劳加重,头晕耳鸣,夜寐不安,少气乏力。右腹股沟中点压痛,屈髋及外旋受限。舌质红,苔薄,脉沉细。

影像学检查:骨盆正位片和双侧髋关节 MRI 示右股骨头坏死Ⅱ期。

临床诊断:右股骨头坏死(肝肾亏虚型)。

治则治法:滋补肝肾,益气补血。

内服方药:黄芪 30g、党参 15g、三七 20g(冲服)、狗脊 10g、当归 15g、续断 15g、淫羊藿 15g、杜仲 15g、巴戟天 15g、骨碎补 15g、水蛭 3g、土鳖虫 10g、肉苁蓉 15g、菟丝子 10g、龟甲 15g、鳖甲 15g。14 剂,水煎服,日 1 剂,分 2 次服。

嘱患者注意保暖,少站立,少行走,减轻负重。

二诊:2020 年 9 月 26 日。患者疼痛缓解,精神渐好,夜寐欠安,纳差。上方加酸枣仁 15g、夜交藤 15g,服 14 剂。

三诊:2020 年 10 月 12 日。患者疼痛缓解,精神渐好,夜寐安,纳可。上方去酸枣仁,加木香 10g,服 14 剂。

四诊:2020 年 10 月 25 日。患者疼痛缓解,精神渐好,夜寐安,纳可。上方加山药 12g、枸杞子 12g、山萸肉 12g,服 14 剂。

五诊:2020 年 11 月 10 日。患者诸恙已解,夜寐安,纳可。守前方,再服 14 剂巩固治疗。

【按语】

股骨头坏死,中医称"骨蚀"。本病有多种病因,包括意外的创伤、慢性劳损、六淫之邪侵袭、七情内郁、饮食不节所致内损、用伐损之药等。这些原因均可损伤气血,造成气血运行紊乱而出现瘀滞,加之体质虚弱,抗病能力低下,肝肾精血不足,肌肉筋骨失荣而发生痹痛、骨质疏松,也是股骨头缺血坏死的潜在原因。病变涉及肝、脾、肾。肾为先天之本,主骨生髓,肾健则髓生,髓满则骨坚;反之,则髓枯骨痿,失去应有的再生能力。肝主筋藏血,与肾同源,二者荣衰与共,若肝脏受累,藏血失司,不能正常调节血量,血液营运不周,营养难济,是造成股骨头坏死的重要病机。脾主运化,脾失健运,则筋骨肌肉皆无气血以生。

临床多采用具有补血活血祛瘀、疏经通络、补气止痛、强筋壮骨等作用的中药对股骨头坏死进行治疗。黄芪、党参补中益气、升阳固表;当归、三七、土鳖虫、水蛭活血化瘀、通络祛痹,可改善局部血液循环,有活血行气、祛瘀止痛、温散开郁之作用;肉苁蓉、淫羊藿、巴戟

天、菟丝子、龟甲、鳖甲益肾生髓、祛风散结、滋肾养阴,可促进毛细血管再生,激活骨细胞分化增殖;骨碎补、杜仲、狗脊、续断补肾益精,主骨生髓,可提高自身免疫能力;木香健脾行气;酸枣仁养心安神。全方具有促进患病部位血液循环,促进炎性渗出物吸收,营养软骨,增加关节滑液分泌,修复病变关节及周围软组织,促进新骨生理功能的作用。

—— 医案五 ——

益气补血填精法治疗股骨头坏死

蔡某,男,15 岁。学生

初诊:2020 年 8 月 19 日。

主诉:左髋部及腹股沟区疼痛 2 年,加重半年。

症状及体格检查:患者 2 年前左侧髋部及腹股沟区疼痛,经当地治疗未效。近半年来疼痛加重,左腿无力,走路跛行,大腿向外侧活动受限。左腹股沟中点压痛,屈髋及外旋受限。患者体格瘦弱,面色苍白,舌质淡,苔薄白,脉弦细。

影像学检查:骨盆正位片和双侧髋关节 MRI 示左股骨头坏死 II 期。

临床诊断:左侧股骨头无菌性坏死(肝肾不足,血虚精亏型)。

治则治法:益气补血填精。

内服方药:当归 15g、白芍 15g、熟地黄 30g、川芎 10g、党参 12g、茯苓 20g、白术 10g、炙甘草 10g、肉桂 3g、黄芪 20g、鹿角胶 10g(烊化)、续断 15g、淫羊藿 15g、杜仲 15g、巴戟天 15g、骨碎补 15g。7 剂,水煎服,日 1 剂,分 2 次服。

嘱患者注意保暖,少站立,少行走,减轻负重。

二诊:2020 年 8 月 27 日。患者髋关节疼痛减轻,遂用上方加补骨脂 10g、枸杞子 10g。续服 20 剂,嘱服完后复诊。

三诊:2020 年 10 月 27 日。患者现行走正常,髋关节已不痛;X 线检查左侧股骨头未见异常。

【按语】

股骨头坏死属临床疑难病,综观本案脉证,实由气血双亏、肾精不足所致。肾藏精,主骨,生髓;脾主四肢,为气血生化之源。盖骨骼之生长发育,一赖先天肾精之充盛,二借后天气血之供养。若肾精不足,气血亏损,先、后天俱亏,则可使骨骼发育迟缓痿软、易折、畸形或坏死。气血因虚而运行迟滞,故可见疼痛。治当益气养血,填精补髓。益气首推"四君",养血莫如"四物"。本案用十全大补汤治之,乃"奇之不去则偶之"之意。加鹿角胶以补肾中之精髓。待气血渐盛,精髓充盈,骨骼得养,则其病自能渐愈。

—— 医案六 ——

柔肝益肾、益气养血、祛瘀止痛法治疗股骨头坏死

曾某,女,41 岁,个体经营者。

初诊:2020 年 9 月 5 日。

主诉:双侧髋关节反复疼痛 1 年余。

症状及体格检查:患者双侧髋关节反复疼痛1年余,疼痛间歇性发作,呈进行性加重,劳累及受凉后疼痛易发作及加重,服用消炎止痛药可稍缓解疼痛。近期患者无明显诱因情况下再发双侧髋关节疼痛,左侧为甚,感夜间疼痛明显,髋关节活动受限,轻度跛行。双侧髋关节局部深部压痛,关节活动内旋25°及外展15°,活动受限,双侧"4"字试验(+)。胃纳及夜寐尚可,大便可,小便频数,舌红,苔薄黄,脉细弦。

影像学检查:双侧髋关节MRI示双侧股骨头坏死Ⅱ期。

临床诊断:双侧股骨头无菌性坏死(肝肾亏虚,气滞血瘀型)。

治则治法:柔肝益肾,益气养血,祛瘀止痛。

内服方药:柴胡15g、防风15g、三棱15g、莪术15g、延胡索15g、太子参20g、茯苓20g、炒白术20g、黄芩20g、丹参20g、益智仁20g、沙苑子20g、怀牛膝20g、制川乌9g(先煎)、炒谷芽15g、生甘草5g。7剂,水煎服,日1剂,分2次服。

同时嘱患者服药后,将药渣加热后用纱布包裹外敷于患处,进行局部治疗。避风寒,注意双侧髋关节保暖,避免长时间负重,适当进行功能锻炼。

二诊:2020年9月12日。患者双侧髋关节疼痛较前有所减轻,步行时双侧髋关节局部疼痛较明显,关节活动仍受限;小便仍频数,夜寐及胃纳可,大便可;舌稍红,苔薄黄,脉细弦。处方:原方去三棱、莪术,加仙茅、巴戟天各15g。7剂,水煎服,日1剂,分2次服。

三诊:2020年9月19日。患者双侧髋关节疼痛较前好转,现偶感疼痛,疼痛程度较前明显减轻;小便频多仍存,但较前有所改善;舌略红,苔薄黄,脉细弦。处方:原方去黄芩、怀牛膝,加炒白芍15g、葛根20g。7剂,水煎服,日1剂,分2次服。

四诊:2020年9月25日。患者双侧髋关节疼痛较前明显减轻,休息时无明显疼痛感,步行时偶有隐痛;小便频多;舌稍红,苔薄黄,脉稍濡弦。处方:原方去沙苑子,加覆盆子15g。7剂,水煎服,日1剂,分2次服。

五诊:2020年10月2日。患者双侧髋关节局部疼痛好转,近日夜寐欠佳易醒,胃脘部时有作胀,小便频多;舌质红,苔薄黄,脉稍数。处方:柴胡10g、防风10g、延胡索10g、黄芩10g、枳壳10g、太子参15g、茯苓15g、炒白术15g、覆盆子15g、仙茅15g、制川乌9g(先煎)、益智仁20g、炒谷芽20g、葛根20g、炒麦芽20g、生甘草5g。7剂,水煎服,日1剂,分2次服。

六诊:2020年10月10日。患者双侧髋关节疼痛明显缓解,胃脘部不舒缓解。每逢月经期时双腿有疼痛感。小便频多仍存,舌稍红,苔薄黄,脉弦。处方:原方去炒谷芽,加芡实20g。7剂,水煎服,日1剂,分2次服。

七诊:2020年10月17日。患者双侧髋关节无明显疼痛,活动无明显受限。随访1年无复发。

【按语】

本病属中医学"骨蚀"范畴,除《灵枢·刺节真邪》记载外,《华佗中医秘传》中有"骨痹者乃嗜欲不节,劳伤于肾"之说。《医宗金鉴》亦有"受风寒湿气,再遇跌打损伤,瘀血凝结,肿硬筋翻,足不能直行,筋短者脚尖著地,骨错者臀努斜行"。此病多为肝肾不足、气血亏虚,又受风湿寒气、跌打损伤、邪毒外侵以致气机紊乱或脉络损伤而血瘀,同时进一步阻碍气机,凝血而不散,聚液为痰,气血亏虚不能濡养筋骨而筋骨不坚,再者痰郁日久可侵蚀骨骼。故此以患者应为肝肾气血亏虚为本,痰瘀互阻为标。患病日久正邪相争,耗伤正气,正气不能御邪而常反复发作,此次再次发病,为正不能抵邪。若单补肝肾而不祛痰瘀为治,则邪恋稽滞,脉络阻塞而不通,气机不畅,精微物质被阻而不能达筋骨,使得筋骨得不到濡养,此外,气机郁滞而加重痰瘀之邪。故应标本兼治,以柔肝益肾、益气养血、祛瘀止痛为治。

脾胃为后天之本,《素问·太阴阳明论》云:"四肢皆禀气于胃,而不得至经,必因于脾,乃得禀也。今脾病不能为胃行其津液,四肢不得禀水谷气,气日以衰,脉道不利,筋骨肌肉,皆无气以生,故不用焉。"故伤科治病则应重脾胃之功,使得气血津液化生有源。本案治疗予以天池伤科验方。方中采用太子参而非党参,是因其性平,补脾、心、肺之气阴,兼能生津,作用平和,力量较缓而不助热。患者气血损伤,气机紊乱,瘀血内停,血行失度,积血内瘀不散而髋关节疼痛不利。瘀血致病常痛有定处且拒按,痰邪致病则病广泛,常变化多端。痰瘀互结而不通则痛,痰瘀互结而重在瘀,故方用丹参味苦性微寒,能凉血活血祛瘀,作用平和,能祛瘀生新,活血不伤正,前人亦有"一味丹参,功同四物"之说,用于瘀血所致的各种病证。配伍黄芩清热以助制其痰瘀郁久而化热。配伍三棱、莪术破血行气、消积止痛,相须为用,既入血分破血逐瘀,又入气分行气止痛。丹参、黄芩、三棱、莪术四药共用则重在治瘀以治标,痰由瘀生,瘀祛则痰自灭。方中选用制川乌、防风及延胡索祛风行气、通滞止痛,可缓解髋关节疼痛,并通利关节,改善功能活动。怀牛膝活血祛瘀、补肝肾、强筋骨,引火(血)下行,擅治肝肾不足痹痛日久。患者本虚,小便频多为肾气不固,气不能固摄津液,配伍益智仁及沙苑子温肾助阳,益肾固精缩尿,补涩兼顾。为防药物伤胃佐以炒谷芽以护胃。服药后将药渣用纱布包裹后局部温敷,可起到局部治疗的效果,间接增加局部药效而对症治疗,一定程度上可舒缓局部症状。

─────── 医案七 ───────

温补肾阳、强筋壮骨、化痰祛瘀通络法治疗股骨头坏死

丁某,男,38岁。工人

初诊:2021年5月9日。

主诉:双侧髋关节疼痛不适3年。

症状及体格检查:3年前患者无明显外伤双侧髋关节隐痛、酸痛,关节活动稍受限,未予以重视,现症状较前加重。患者既往有长期大量饮酒史。症见:右侧膝关节内侧疼痛,双侧髋关节疼痛不适及活动受限。双下肢"4"字试验(+),双侧腹股沟中点压痛。舌淡红,苔白滑,脉弦涩。

影像学检查:髋关节MRI示双侧股骨头无菌性坏死,右侧稍显著。

临床诊断:双侧股骨头无菌性坏死(肾阳亏虚,痰瘀阻络型)。

治则治法:温补肾阳,强筋壮骨,化痰祛瘀通络。

内服方药:熟地黄30g、鹿角胶6g(烊化)、水蛭5g、续断15g、肉桂10g、肉苁蓉15g、生麻黄3g、炒白芥子3g、甘草6g、土鳖虫8g、烫骨碎补10g。7剂,水煎服,日1剂,分2次服。

嘱患者戒酒。

二诊:2021年5月15日。患者自诉服用中药后,双侧髋关节疼痛减轻,活动度稍有好转,但长时间行走及劳累后疼痛明显,舌脉同前,未见任何不良反应。治疗初见其效,续以原方15剂,改为隔日1剂,分早晚温服;同时单独给予鹿茸15g,每剂磨粉1g,黄酒冲服。

三诊：2021年6月15日。患者自诉双侧髋关节疼痛较前好转,长时间行走未见疼痛明显加重,但口角溃烂,自觉上火,已戒酒,舌红苔黄,脉弦数。患者因长期服用温阳补肾药物,使其体质偏阳,口舌生疮,原方基础上加黄柏10g、忍冬藤15g、盐知母20g,15剂,隔日1剂;以韭菜根为药引(新鲜韭菜根4~5根去泥洗净,切成小段,一起放入中草药中煎熬),水煎取汁分早晚温服。

四诊：2021年7月14日。患者自诉双侧髋关节未见明显疼痛,已正常上班,口角溃烂已痊愈,舌淡红,苔腻,脉沉有力。复查髋关节MRI：双侧股骨头无菌性坏死,与原髋关节MRI比较病灶变小查生化:肝肾功能未见明显异常。药已对证,予三诊方续服15剂,隔日1剂,以韭菜根(4~5根)为药引(方法同前),水煎取汁分早晚温服。根据MRI显示及应用Mimics三维重建计算股骨头坏死区MRI图像体积,其治疗前、后结果对比显示坏死区体积明显减小。

五诊：2021年8月20日。患者述服药后,髋关节无明显疼痛,仅久站、久行后右侧髋关节偶有轻微疼痛,双侧髋关节活动度基本正常,生活、工作不受影响,双侧"4"字试验(-),舌质淡,苔薄白,脉沉缓有力。为巩固疗效,予四诊方去知母,加地龙10g、僵蚕6g,15剂,隔日1剂,水煎取汁分早晚温服。

3个月后续随访,患者双侧髋关节未见疼痛,活动度可,生活、工作自如。

【按语】

本案例在温补肝肾、强筋壮骨、化痰通络组方原则下,以阳和汤为主方,将温补肝肾、化痰通络贯穿全程治疗。方中重用熟地黄温补营血,填精益髓;鹿角胶温补肝肾,益精养血补髓,强壮筋骨;两药相配,益精补血助阳以扶其本,共为君药。土鳖虫、烫水蛭破血通经;肉苁蓉、续断、烫骨碎补补益肝肾;肉桂性辛热,入血分,温通血脉,共为臣药。白芥子辛温,可达皮里膜外,温中化痰,散结通络;用少量麻黄宣通毛窍,开腠肌理,散寒凝,合为佐药。甘草调和诸药为使药。二诊时,患者疼痛症状减轻,无其他不适,故原方不变,加用鹿茸磨粉黄酒送服,增强原方补肾健骨、生精益血之功效。三诊时,患者疼痛症状进一步好转,但出现口舌生疮,舌红苔黄,脉弦数。其前期服用鹿角胶、肉桂、鹿茸等温补之品,使体内阳气过旺,故在原方中加黄柏、盐知母、忍冬藤等清热解毒,加用韭菜根为药引,温中行气通阳,具有升发作用,引药达筋,疏通经络,直达病所。四诊时,患者症状明显好转,复查髋关节MRI示股骨头坏死区域较初诊时变小,应用Mimics三维重建计算股骨头坏死区MRI图像较初诊时变小,说明药已对证,故原方不变,用法改为隔日1剂,巩固治疗。五诊时,患者症状基本消失,舌脉正常,原方去清润之知母,加地龙、僵蚕,两药合用活血止痛、化痰通络,巩固疗效。

第三节　骨质疏松症

———— 医案一 ————

健脾益肾法治疗骨质疏松症

徐某,女,63岁。农民。

初诊：2020年11月28日。

主诉:腰腿酸软疼痛 7 年,加重 2 天。

症状及体格检查:患者腰腿酸痛 7 年,2 天前不慎扭伤腰部,致疼痛增加。症见:行走困难,夜间疼痛尤甚,腰部有压痛,面色苍白,舌质淡胖有齿痕,边有少许瘀点,脉虚细。

影像学检查:X 线片示骨质疏松。

临床诊断:骨质疏松症(脾肾阳虚型)。

治则治法:健脾益肾。

内服方药:熟地黄 25g、山药 20g、淫羊藿 15g、枸杞子 15g、骨碎补 12g、自然铜 12g、菟丝子 12g、党参 12g、白术 12g、当归 10g、川芎 10g、茯苓 10g、地龙 6g、甘草 6g、肉桂 8g、杜仲 12g、赤芍 12g。15 剂,水煎服,日 1 剂,分 2 次服。

二诊:2020 年 12 月 13 日。15 剂后患者腰部疼痛减轻,活动能力明显改善。续治 1 个月生活可自理,3 个月后诸症悉除。

【按语】

骨质疏松症是以全身骨量明显减少、骨的脆性显著增加为特征,导致骨折危险性增加的一种骨性疾病。临床又分为原发性骨质疏松症和继发性骨质疏松症,前者多见,多发生于老年人。骨质疏松症目前位于世界常见病、多发病的第 7 位,患病总人数已超过 2 亿,在我国已达到 8 700 万人,约占我国人口总数的 6%。

中医学在防治骨质疏松症方面,主要原则是"辨证施治,整体调节,防治结合",改善整体症状,延缓骨丢失或增加骨量,降低骨折风险,改善患者生活质量。骨痿以肾虚为本,血脉瘀阻为标,肝郁、脾虚皆为发病因素,在治疗的过程中,应根据患者的不同情况辨证施治,不可一味地补益,应当注意补泻兼施,急则治其标,缓则治其本。中医学强调"防患于未然",骨质疏松症的早期症状不明显且不易被发现,因此应更加注重预防,注重调节情志、均衡饮食、有氧运动、戒烟酒等,做到"未病先防"。

本病例系一老年人,临床表现为四肢关节疼痛,故应以补益为主。方中熟地黄、淫羊藿补肾中真阴真阳;菟丝子、枸杞子入肝肾,益精填髓;山药合党参、白术、茯苓、甘草四君益气健脾;自然铜、骨碎补入骨补骨;当归、川芎、地龙、赤芍活血通络;杜仲补肝肾、强筋骨;肉桂温阳、理气、止痛。诸药合用,使肾气充盈而骨得滋养坚实,脾气健旺则气血生化有源,充养先天之精,濡养筋脉及滑利关节,使血脉和畅,通则不痛。

--- 医案二 ---

补肾化瘀法治疗骨质疏松症

唐某,男,57 岁。公务员。

初诊:2020 年 12 月 1 日。

主诉:腰背疼痛伴四肢酸痛半年。

症状及体格检查:腰背疼痛,四肢乏力酸痛,不能持重,劳累后加重,近半年来时有四肢抽筋,夜尿较前增多,每晚 4~5 次,每次小便量少,大便正常,夜寐尚可,舌质暗,苔薄白,脉沉细。平素曾自行口服碳酸钙 D_3 片效果不佳,且从事室内工作,每日户外活动时间较少。

影像学及理化检查:双能 X 射线吸收法(DEXA)骨密度检查提示脊柱及髋关节骨密度 T 值分别为 −2.6 和−3.8,检测 25-羟维生素 D_3 含量为 7.4ng/ml。

临床诊断:骨质疏松症(肾虚血瘀型)。

治则治法:补肾化瘀。

内服方药:鹿角霜15g(先煎)、狗脊12g、阿胶9g(烊化)、熟地黄15g、黄柏12g、六神曲10g、云茯苓15g、三七9g(冲服)、全当归15g。14剂,水煎服,日1剂,分2次服。

嘱患者加强户外运动,多晒太阳,合理饮食。

二诊:2020年12月15日。服药2周后患者觉腰背疼痛较前好转,四肢抽筋未作,仍感四肢乏力,夜尿频。原方加炒白术10g、生黄芪10g、何首乌10g、菟丝子15g、淫羊藿15g,14剂继服。配合针灸治疗,取肾俞、命门、足三里、关元及局部取穴治疗。

三诊:2020年12月29日,患者诸症较前均明显好转,二诊方续服14剂。并嘱患者加强锻炼,调节饮食,可配合太极拳、八段锦等运动方式以疏通经络、调畅气血。1年后随诊,复查骨密度:脊柱及髋关节骨密度T值分别为-2.0和-2.8,25-羟维生素D_3为19.84ng/ml,腰腿酸痛乏力等症状不显。

【按语】

本例患者为中老年男性,随着年龄的增长,肾精逐渐亏耗,且患者长期从事室内工作,户外运动较少,维生素D的合成不足。结合患者的症状、舌苔脉象,辨证当属肾虚血瘀证。选方为自拟益肾健骨方加减。方中鹿角霜温肾阳、强筋骨;狗脊补肝肾、强腰膝;鹿角霜、狗脊共为君药,温肾强筋健骨。阿胶补血养阴;熟地黄滋阴、益精填髓;阿胶、熟地黄共为臣药,补肝肾之阴,滋阴养血,滋养先天之精。佐以黄柏味苦性寒,苦寒之品可坚肾阴,并清药味之热,制约温燥之性,以防耗损阴液。三七活血止痛,当归补血活血,与阿胶共同发挥补血活血、通络止痛之功效;茯苓健脾宁心,神曲健脾和胃、消食调中,健脾以固后天之本,水谷之精充足,则肾中之精亦得充养。诸药合用,达到补肾健脾、填精益髓、活络定痛之效。大量研究表明,运动可以维护和提高骨骼矿物质密度,适当的运动可以增强肌肉力量,提高平衡能力,减少跌倒的危险性,从而降低骨质疏松骨折的发生率。

─────── 医案三 ───────

补气健脾、益肾填髓法治疗骨质疏松症

赵某,女,65岁。退休。

初诊:2020年12月1日。

主诉:腰背酸痛伴胃脘不适半年余。

症状及体格检查:患者半年前开始无明显诱因出现下腰背部酸痛,时有胃脘部不适,现患者症状较前加重,前来就诊。目前患者面色萎黄,腹胀不适,食欲不佳,腰背酸痛乏力,夜寐欠佳,小便正常,大便质软不成形,舌质淡,边有齿痕,苔薄白,脉细弱。

影像学及理化检查:DEXA骨密度检查提示骨量减少,测25-羟维生素D_3为12.6ng/ml。类风湿因子阴性,血沉未见异常。为排除消化道器质性疾病,查电子胃镜示慢性萎缩性胃炎。

临床诊断:骨质疏松症(脾肾两虚型)。

治则治法:补气健脾,益肾填髓。

内服方药:党参20g、炒白术10g、云茯苓15g、白扁豆10g、桔梗6g、莲子心3g、砂仁3g

（后下）、怀山药 15g、生薏苡仁 15g、炒谷芽 30g、炒麦芽 30g、鹿茸 6g、龟甲 20g、枸杞子 10g、厚杜仲 10g、川续断 15g。14 剂，水煎服，日 1 剂，分 2 次服。

二诊：2020 年 12 月 15 日。服药 14 剂后，患者腹胀较前好转，食欲渐增，腰背酸痛减轻。原方继服。嘱患者多晒太阳，加强户外运动，早睡早起。

三诊：2020 年 12 月 30 日。患者腹胀不显，夜寐安，稍有腰背酸痛。原方继服，给予健骨胶囊配合治疗。嘱患者适当服用补脾益肾药膳，组成及用法如下：当归、山药、枸杞子、何首乌、淫羊藿各 10g，磨粉后与粳米 50g 煮粥温服。

【按语】

本例患者为老年女性，平素脾胃功能较差。现代医学研究表明，构成骨骼的矿物质与微量元素，调节骨代谢的维生素，食物中的蛋白质与氨基酸等，在骨代谢中起着重要的作用。食物摄入和吸收不足，使微量元素及矿物质吸收减少，无以维持骨代谢的正常需求，这与中医的脾为气血生化之源不谋而合。结合患者的症状、舌苔脉象，辨证当属脾肾两虚证。选方为补中益气汤合龟鹿二仙汤加减。方中党参、炒白术、云茯苓健脾渗湿为君药；白扁豆、生薏苡仁、怀山药助君药之功；桔梗宣肺气、通水道，莲子心、砂仁宁心安神；炒谷芽、炒麦芽消食和胃、除胀满；龟甲、鹿茸为血肉有情之品，一阴一阳，填精补髓，大补元气；枸杞子、川续断、厚杜仲补肾壮腰。诸药合用，共奏补气健脾、益肾填髓之功。本病早期当健脾益气，调和脾胃，使气血得以化生，四肢百骸得以濡养；后期当着重补肾填髓，肾精充足才能从根本上改善骨质疏松症的症状。同时使用药膳调理，方中当归、山药、粳米健脾活血；枸杞子、何首乌、淫羊藿补肾益精强筋骨。中医食疗历史悠久，所谓药食同源、药食同功，食疗保健可贯穿于日常生活中。

医案四

滋阴降火、强筋壮骨法治疗骨质疏松症

李某，女，48 岁，职员

初诊：2021 年 3 月 1 日。

主诉：腰背部疼痛伴活动受限 1 年余，加重半个月。

症状及体格检查：患者 1 年前无明显诱因出现腰部疼痛伴腰椎屈伸活动受限，劳累及受寒后加重，卧床休息后些许好转。症见：腰背部疼痛，下肢酸软乏力，活动受限，两目干涩，精神一般，纳可，失眠多梦，二便调；舌质红绛，少苔，脉弦细数。绝经 1 年有余。腰椎生理曲度尚可，腰背部压痛、叩击痛(+)，腰椎活动度：前屈 35°、后伸 23°、左侧弯 14°、右侧弯 16°，直腿抬高试验(-)，生理反射存在，病理反射未引出。

影像学检查：DEXA 骨密度检查提示脊柱及髋关节骨密度 T 值分别为-3.0 和-2.4。

临床诊断：骨质疏松症（肝肾阴虚型）。

治则治法：滋阴降火，强筋壮骨。

内服方药：黄柏 20g、酸枣仁 20g、夜交藤 20g、狗骨 20g、龟甲 15g、延胡索 15g、牛膝 15g、地龙 15g、干姜 10g、乳香 9g、没药 9g、锁阳 8g、知母 5g、熟地黄 5g、独活 5g、陈皮 5g、白芍 5g。14 剂，水煎服，日 1 剂，分 2 次服。

嘱患者加强腰背肌锻炼，补充钙剂及维生素 D。

二诊:2021年3月15日。患者腰背部疼痛明显缓解,下肢乏力感明显减退,纳可,夜寐安,二便调,两目已无干涩感;舌淡红,少苔,脉弦细。初诊方去延胡索、酸枣仁、夜交藤。继服1个月。

三诊:2021年4月15日。患者腰背部疼痛基本消失,下肢已无痿软感,神清,纳可,夜寐可,二便调;舌淡红,苔薄白,脉弦。体格检查:腰部活动度前屈60°,后伸30°,左侧弯25°,右侧弯25°。辅助检查:DEXA骨密度检查提示腰椎 T 值为-2.5,髋关节 T 值为-2.1。嘱患者继续加强腰背肌功能锻炼,规律服用钙剂及维生素D,并定期复查骨密度。

半年后随诊,复查骨密度:脊柱及髋关节骨密度 T 值分别为-2.0和-1.8,腰背部疼痛及下肢乏力等症状轻微。

【按语】

绝经后妇女卵巢功能减退,内分泌系统中雌激素分泌锐减,骨吸收和骨形成发生障碍,是骨质疏松症的高发人群。患者随着年龄增长,脏腑功能减退,肝肾亏虚,筋骨失其濡养而发病。治疗予以滋阴降火,强壮筋骨。方选虎潜丸加减,标本同治,临床效果较好。骨质疏松症属于中医"骨痿"范畴,肾虚为致病之本。《素问·痿论》谓:"肾气热,则腰脊不举,骨枯而髓减,发为骨痿"。王冰指出:"腰为肾府,又肾脉上股内贯脊属肾,故肾气热则腰脊不举也。肾主骨生髓,故热则骨枯而髓减,发则为骨痿"。肾乃先天之本,主藏精,精可生髓,髓可养骨。故认为肾为该病的主要病位,肾枯髓空为其主要病机。现代医学表明,肾虚患者多见下丘脑-垂体-性腺轴功能衰退,女性患者雌激素分泌减少,成骨功能下降,易导致女性绝经后骨质疏松症的发生。

───── 医案五 ─────

温补肾阳、散寒宣痹、除湿止痛法治疗骨质疏松症

王某,男,64岁。农民。

初诊:2021年3月10日。

主诉:腰背酸痛反复10余年。

症状及体格检查:患者自述平素家务及农活繁忙,日久成疾,致腰背酸痛多年,现稍做家务即感腰背部疼痛加重,乃至卧床不起,自服止痛药无效。触之腰背部冰冷,手足不温,每年冬、春二季尤甚,病情逐年加重,背部渐驼,四肢乏力,纳食无味,喜饮热水。舌质淡胖,边有齿痕,脉象沉迟而涩。

影像学检查:胸腰椎正侧位X线片示胸腰椎广泛性退变,多个椎体呈楔形改变,骨纹理稀疏;DEXA骨密度测定提示严重骨质疏松。

临床诊断:骨质疏松症(肾阳亏虚型)。

治则治法:温补肾阳,散寒宣痹,除湿止痛。

内服方药:淡附片15g、北细辛5g、制狗脊15g、山萸肉15g、川桂枝15g、泽泻15g、茯苓12g、薏苡仁15g、炒白术15g、木香9g、天麻10g、生甘草10g、独活10g、川芎10g。14剂,水煎服,日1剂,分2次服。

二诊:2021年3月25日。患者来诉腰背痛症状稍有减轻,腰背似有暖流经过,手足渐温。此为肾阳之气渐复、内寒渐消之征,考虑到患者疼痛感仍较甚,故原方加用全蝎3g,继

进 10 剂。嘱其注意保暖,多用热水足浴。

三诊:2021 年 4 月 5 日。患者腰背痛明显缓解,自觉腰膝渐渐有力,已能起床活动,手足活动仍不顺畅,纳食一般。上方加山药 12g、木瓜 10g,再进 10 剂。

四诊:2021 年 4 月 15 日。患者诉食欲有增,腰背痛症状明显缓解,自觉精力充沛,面色红润,手足温暖,活动自如,每天可正常料理家务。DEXA 骨密度测定提示骨密度较前明显提高。继以此方服 1 个月,巩固疗效。

【按语】

本案患者以腰背部冷痛不适伴活动不利就诊,临证察觉该患者平素体健,因体力劳动负担较重并外邪侵袭致病。腰背部疼痛剧烈伴活动受限,结合舌苔脉象,辨证为外邪侵袭,久病正气受累,以致肾阳亏虚。故首诊标本兼顾,拟定宣痹散寒、除湿以祛除外邪并止痛,温阳补虚以固肾之元阳。方用温肾宣痹汤原方加独活、川芎。方中取淡附片、桂枝以助阳化气,温经散寒止痛;狗脊祛风除湿,补益肝肾;独活、泽泻渗湿宣痹;茯苓、薏苡仁健脾利湿;白术、天麻益气健脾,祛风通络;木香、川芎行气止痛;山萸肉滋肾填精;细辛加强止痛之效力;甘草调和诸药,缓急止痛。全方共奏温补肾阳、宣痹通络、除湿散寒止痛之功。二诊,患者腰背部冷痛感渐消,阳气复来,但疼痛感仍明显,遂以上方加用全蝎以增强搜风通络止痛之功,并嘱热水泡脚增强散寒通痹之效。三诊,患者疼痛明显缓解,腰背渐渐有力,但手足活动仍受限,且纳食一般,故在前方基础上加用山药以健脾和胃,木瓜舒筋活络。四诊,患者腰背痛症状明显好转,食欲增加,活动良好,嘱守方再进汤药巩固药效,患者病情向愈。

医案六

补肾、益脾、壮骨法治疗骨质疏松症

李某,女,55 岁,职员。

初诊:2020 年 8 月 15 日。

主诉:腰背痛 2 年余,加重 1 个月。

症状及体格检查:患者自述 2 年前无明显诱因出现晨僵现象,四肢沉重,乏力,腰背酸痛,时轻时重,近 1 个月症状加重。50 岁绝经。自诉服过大量"高钙片"等补钙剂,未见明显效果。轻度驼背,活动轻度受限,脊柱广泛压痛,直腿抬高试验(-)。舌质淡,苔薄白,脉沉弦。

影像学检查:X 线片示脊柱(胸腰段)后凸变形,各椎体呈鱼尾状改变,骨质疏松。

临床诊断:骨质疏松症(脾肾两虚型)。

治则治法:补肾,益脾,壮骨。

内服方药:淫羊藿 25g、肉苁蓉 20g、鹿角霜 20g(先煎)、熟地黄 20g、骨碎补 15g、鹿衔草 15g、当归 15g、生黄芪 20g、生牡蛎 50g、川杜仲 15g、鸡血藤 15g、广陈皮 15g、制黄精 15g、白术 10g。14 剂,水煎服,日 1 剂,分 2 次服。

二诊:2020 年 8 月 29 日。服上药 2 周,患者症状逐渐减轻,唯睡眠欠佳。拟前方加夜交藤 25g、生龙齿 25g,嘱再服 14 剂。

三诊:2020 年 9 月 13 日。患者晨僵、腰酸背痛明显减轻,步履较前轻松、有力,睡眠好转。嘱仍按前方继续治疗月余,后服健骨胶囊而收功。

【按语】

骨质疏松症多见于老年人或绝经后的妇女,是腰背痛较常见的原因之一。国外文献报道,凡年龄大于 50 岁的男性和大于 40 岁的女性都有不同程度的骨质疏松。因此,本病又有增龄性骨质疏松症、老年性骨质疏松症等称谓。中医学对本病虽无系统的论述,但从其临床表现及骨结构改变上看,当属"骨痿""腰背痛"等范畴。

《素问·痿论》云"肾气热,则腰脊不举,骨枯而髓减,发为骨痿"。腰脊不举,就是腰部不能挺直过伸,与骨质疏松症主要特征"驼背"畸形、腰背不能挺直是一致的。本病的病因是以肾虚等内在因素为根本,外伤及风寒湿邪侵袭为外因。然本病虽属先天之肾气虚,本在先天,日久势必影响后天之脾胃,运化失职,营养补给不充,出现气血虚衰等。故其治当在补肾益精的同时,须兼理脾胃,以求全功,是治法之大要也。

本病例系一绝经后妇女,病证乃属肾脾俱虚之候。故治以自拟方补肾壮骨羊藿汤。药用淫羊藿入肝肾经,补命门,兴肾阳,益精气,以"坚筋骨"也,主腰膝酸软无力、肢麻、痹痛,为君药;合臣药肉苁蓉、鹿角霜入肾充髓、补精、养血益阳,与君药相配伍,强筋健骨之力益著;配熟地黄以滋肾健骨;骨碎补、鹿衔草入肾补骨镇痛;当归补血;黄芪、牡蛎、杜仲益气敛精,概有形之血赖无形之气而生;鸡血藤活血补血,通经活络,止痛,以取"通则不痛"之功;黄精、白术、陈皮益气补精,健脾和胃,且可拮抗本方滋腻之弊,皆为佐使药。以上诸药相伍,有补命门、壮肾阳、滋阴血、填精髓、通经络、健脾胃、坚筋骨之功效。

本方药临床应用 30 多年,疗效可靠,无任何毒副作用。但在辨证、审因、论治的基础上,加减变通甚为重要。本方经动物实验结果表明,能够明显抑制肾虚模型动物性器官和肾上腺的重量减少,并有增加动物自主活动和抑制体重下降的作用。

─────　医案七　─────

温补脾肾、活血化瘀法治疗骨质疏松症

李某,女,65 岁,退休。

初诊:2021 年 4 月 10 日。

主诉:周身骨痛 5 年。

症状及体格检查:周身骨痛 5 年,经系统检查确诊为骨质疏松症,长期服用"补钙药物"治疗,周身骨痛症状略缓解,但因引起胃区疼痛、便秘等不良反应而停用。现周身骨痛明显,体位改变时加重,畏寒肢冷,下肢痿软无力,久立、行走不足 300m 后即感下肢酸软无力,倦怠乏力,时有眩晕耳鸣,大便秘结,舌质略暗,苔薄白,脉沉。

影像学检查:DEXA 骨密度仪检测腰椎骨密度 T 值为−3.5。

临床诊断:骨质疏松症(阳虚寒凝型)。

治则治法:温补脾肾,活血化瘀。

内服方药:龟甲胶 20g、党参 20g、苍术 20g、川芎 20g、鹿角胶 15g(烊化)、桃仁 15g、当归 15g、红花 15g、地龙 15g、牛膝 15g、骨碎补 15g、淫羊藿 15g、补骨脂 15g、羌活 15g、杜仲 15g、甘草 15g、没药 10g。14 剂,水煎服,日 1 剂,分 2 次服。

二诊:2021 年 4 月 25 日。患者诉周身骨痛略减轻,畏寒肢冷症状明显减轻,下肢痿软症状好转,行走 300~1 000m 后才感下肢酸软无力,但便秘仍明显,舌脉同前。遂在原方基

础上加麦芽、香附、火麻仁、郁李仁、肉苁蓉各 10g，14 剂，水煎服，日 1 剂，分 2 次服。

三诊：2021 年 5 月 10 日。患者诉治疗后诸症减轻，原方续服 6 个月以巩固疗效。

四诊：2021 年 11 月 13 日。患者诉周身骨痛、畏寒肢冷等症状明显减轻，遂继服前方。1 年后复查骨密度 T 值为-2.5，周身骨痛症状消失。

【按语】

老年性骨质疏松症是临床较为常见的一种虚劳性疾病，中医认为其归属于"骨痹""骨痿""虚劳"等范畴，病位在骨，病因在肾。清代张志聪在《黄帝内经素问集注》中写道"阳气虚，则为偏枯。阳虚而不能养筋，则为痿"，指明肾阳温养经筋，助力筋骨生长发育；肾阳虚损，则筋脉失养，髓海枯竭，痿证多发。老年人脏腑功能减弱，正气不足，寒湿之邪更易于侵入脏腑、骨髓，而出现畏寒肢冷等症状，因此老年性骨质疏松症患者多数发病之本为肾、脾阳气的虚损。运用甘温扶阳、健脾益肾法，以右归丸为基础方，酌加温补脾肾之品，治疗老年骨质疏松症疗效颇佳。方中加入龟甲胶、鹿角胶，可补肾益髓；党参大补元气，与鹿、龟二胶相伍可补气生精。且老年性骨质疏松症的主要临床表现为周身骨痛，需要大量使用具有活血、化瘀、止痛作用的药物方能奏效。方中加入红花、桃仁可活血化瘀；当归、川芎善治气血亏虚引起的"不荣则痛"，当归用于血虚、血滞、风湿痹阻的痛证，川芎善"旁通络脉"而治疗风湿痹证、肢体疼痛麻木等；牛膝善治肾虚导致的久痹腰膝酸痛乏力；苍术、地龙、没药可治风寒湿痹；羌活可祛除风寒湿邪，善治肩背关节疼痛；淫羊藿用于肾阳虚衰之筋骨痹痛痿软，拘挛麻木，步履艰难；杜仲可补益肝肾、壮筋骨、强腰膝；骨碎补可散瘀止痛、接骨续筋；补骨脂补脾健胃、补肾壮阳。此外，脾为后天之本，运化功能减弱，补血药不能充分发挥作用，故适当配伍健运脾胃、疏肝解郁之药，故可加麦芽顾护胃气；香附可疏肝理气、调经止痛；甘草和中、调和诸药；而火麻仁、郁李仁、肉苁蓉可治肠燥便秘。纵观本方，既补生发之本（肾精、脾肾之阳），又调生发之机（气血），诸药合用，共奏补肾健脾、填精生髓、温阳散寒、阴阳并补之功效。

因老年人脏腑功能减弱，正气不足，久病之后极易感受寒邪，寒湿之邪更易于侵入脏腑、骨髓，或久病耗损脾肾之阳气，导致患者极易出现畏寒怕冷等症状。而寒凝之邪需用扶阳益火之法，以消退阴盛。因此，需酌加配伍温补肾阳之品。